3分から始める

シンプルヨーガ

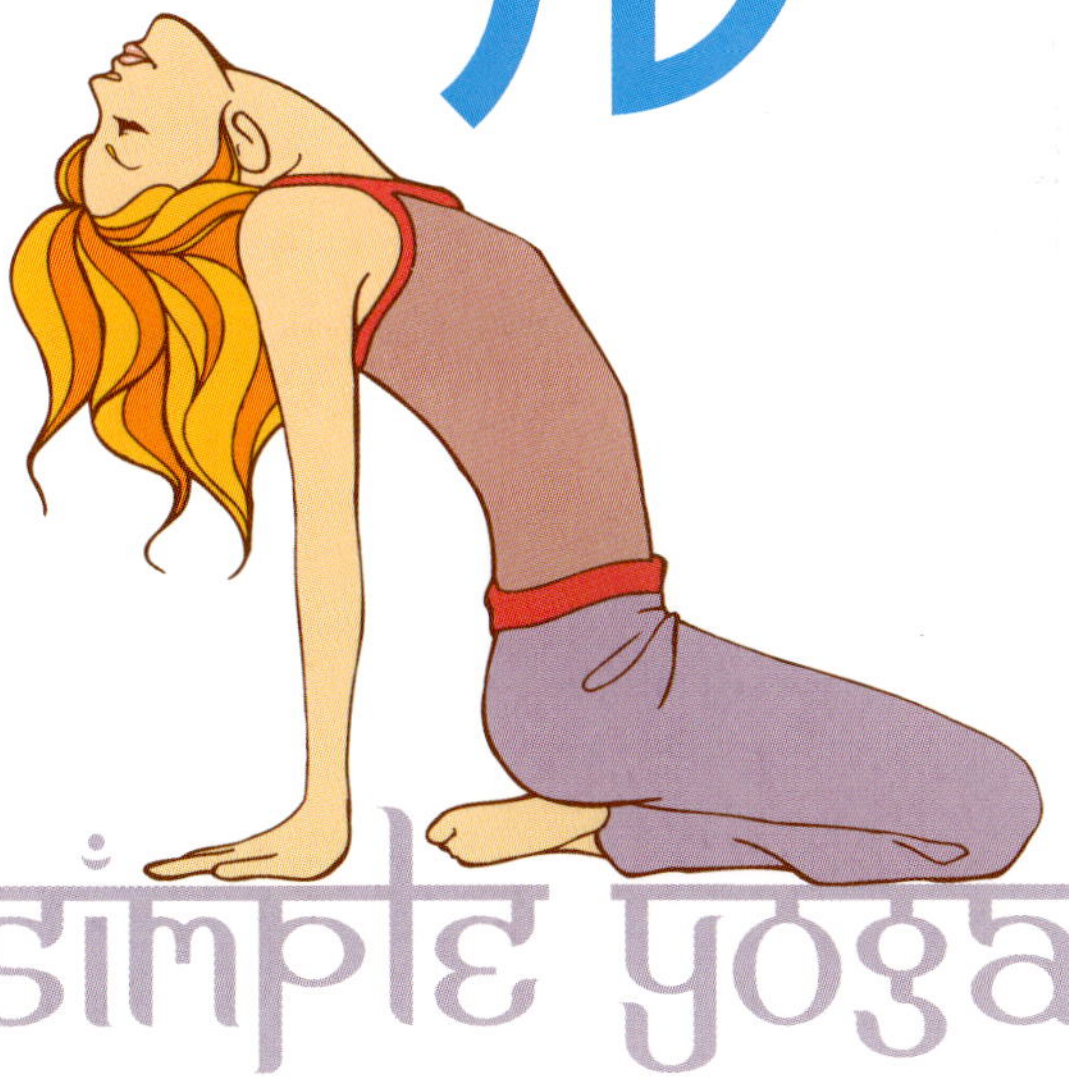

simple yoga

はじめに

　近年、日本だけではなく、世界中でヨーガが大ブレイクしています。今やヨーガ大国ともいえるアメリカを筆頭に、イギリスやフランス、ドイツ、オーストラリア、韓国、そして日本と、これまでと比較にならないほどのヨーガブームが、全世界に到来しています。

　国境を越え、世代を超え、そして時代を超えて愛されるヨーガの多様な魅力。その筆頭にあげられるのが素晴らしいボディメイク効果です。美しいボディラインのハリウッド女優が、体型維持のためにヨーガを実践していることから、その効果のほどは簡単に察することができます。

　さらにヨーガの魅力としてあげたいのが、他のメソッドでは手にしがたい本物のストレス解消効果。本来ヨーガは精神をコントロールするための方法ですから、メンタル調整、ストレス解消は最も得意とする分野なのです。特

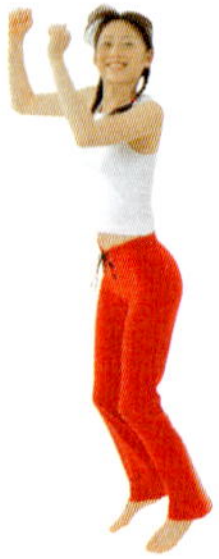
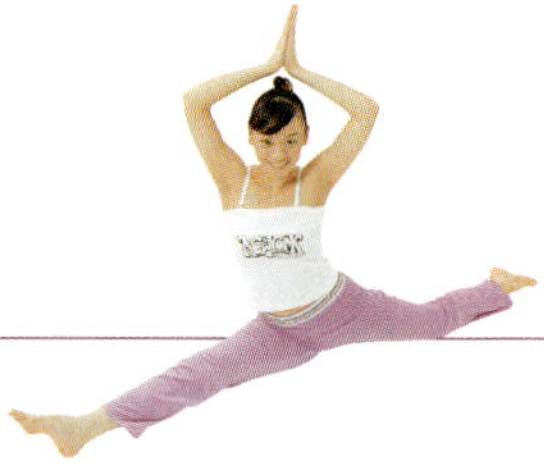
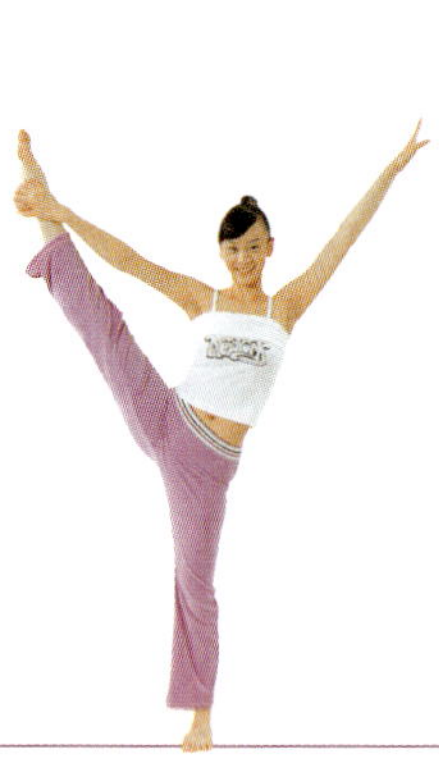

にヨーガがストレスフルな社会で愛されることを考えると、ヨーガは自分でできる、理想的なストレス解消法、自己コントロール法といえるでしょう。

　そして何よりも、ヨーガ最大の魅力は、実践すればするほどに惹かれてしまう奥の深さにあります。薄っぺらなテクニックでは実感できない、東洋思想の源流ともいえるインド哲学をベースに持つ、本物の手ごたえと奥の深さがヨーガには秘められているのです。

　本書では、そんな魅力いっぱいのヨーガを、少しでも多く、そして深く知っていただくために、入門的な内容から少しステップアップした方向けの内容まで限られたスペースに盛りだくさんの内容を詰め込んでみました。本書が読者の方々の、ヨーガ入門のお役に立てることを願っています。

綿本 彰

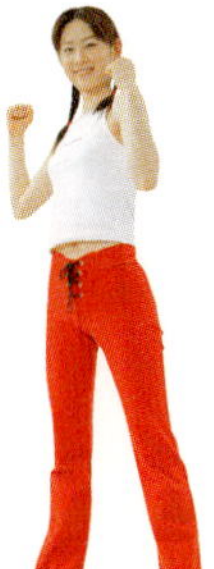
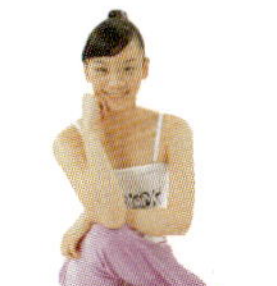
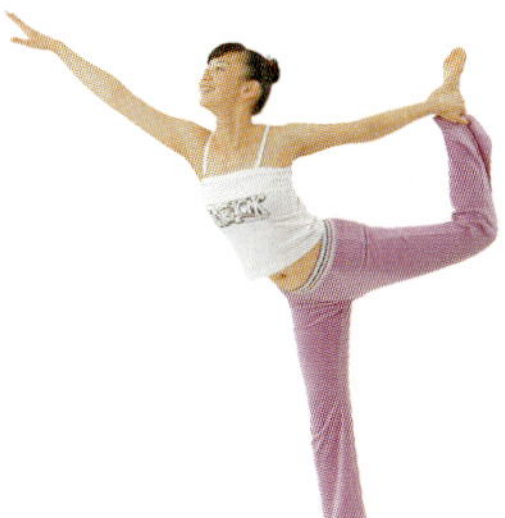

「シンプルヨーガ」CDの構成と使い方

「シンプルヨーガ」CDには、本書Part2「CDで実践！ ビューティー・プログラム」P38〜59の内容が収録されています。身体のコンディションや時間的な余裕に合わせて使いやすく構成されています。

CDの活用のしかた

はじめて行うときは

●1 準備運動
身体の各部をストレッチしましょう。

▼

●2〜8のポーズ
無理のない範囲で、数ポーズ行ってみましょう。2から順に行っても、特に関心のあるポーズから先に行ってもかまいません。

▼

●9 完全呼吸法
深い呼吸によって代謝をアップし、気分をスッキリさせましょう。

▼

●10・11 無空から覚醒へ
心身をリラックスさせ、11のナレーションでスッキリと覚醒しましょう。

「時間がない！」ときは

●8 月＋やしの木
3分間で行えて全身がスッキリするポーズ。朝の起きぬけなど、時間がないときに特におすすめです。仕事の合間など、気分をスッキリさせたいときにもおすすめ。

おやすみ前には

●10 無空
トラック10の「無空」でCD再生が終了するようにセットしておけば、リラックスした気持ちのまま、熟睡へ。翌朝、スッキリと爽やかに目覚めることができるでしょう。

余裕のある休日には

●1〜11まで
約1時間10分のヨーガレッスン。実行してみれば、それほど長くは感じられないもの。終了後は、身体も心もスッキリ軽くなります。

CDの構成

1　38ページ

身体を温める

［準備運動］

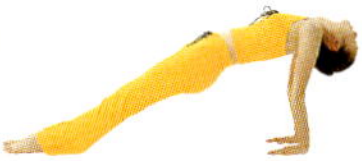

2　42ページ

美しいシルエットをつくる

［立ち木］

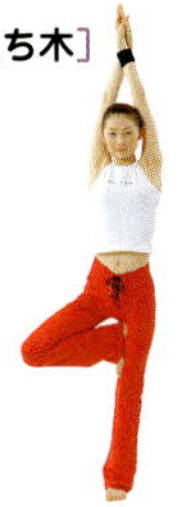

3　44ページ

太ももを引き締める

［腰かけ］

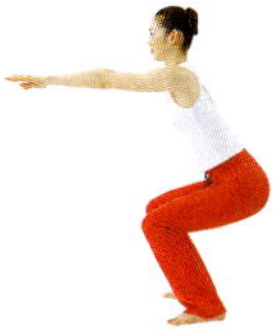

4　46ページ

ウエストを細くする

［三角］

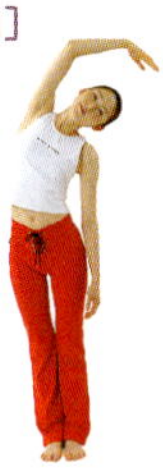

5　48ページ

レッグラインを美しくする

［足と手］

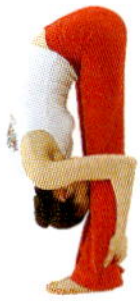

6　50ページ

下半身をスッキリさせる

［ねじり］

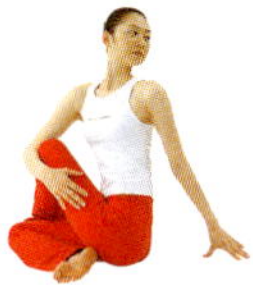

7　52ページ

首すじを細くする

［うさぎ＋首回し］

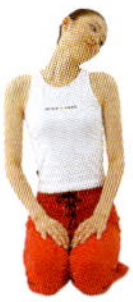

8　54ページ

全身を引き締める

［月＋やしの木］

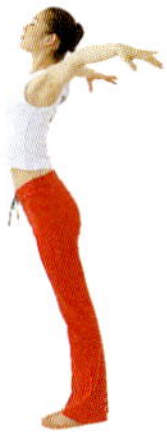

9　56ページ

美しいお肌をつくる

［完全呼吸法］

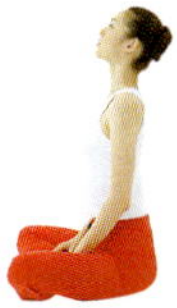

10　58ページ

完全にリラックスする

［無空］

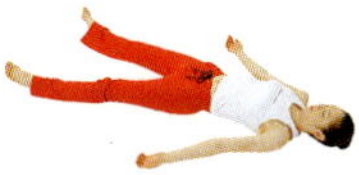

11

覚醒へのナレーション

あなたの身体と心、疲れていませんか？

心身の疲れが慢性化すると、それが本人にとっては当たり前の状態になってしまい、必要なケアを怠りがち。その結果、不調はますます深刻に。毎日を気持ちよく過ごすためにはまず、身体と心が発するシグナルをきちんとキャッチすることが大切です。

身体のゆがみをチェック

- □鼻筋がまっすぐでない。あごがゆがんでいる。頬骨の高さが違う。
- □首の付け根、肩、股関節、ひざ、アキレス腱など、痛みの出やすい箇所がある。
- □肩こり、目の疲れ、頭痛が起こりやすい。
- □ときどき腰の重さや腰痛に悩まされる。
- □冷え性である。手足が冷たい。
- □ボディラインにメリハリがない。プロポーションが整っていない。

↓

2つ以上あてはまるなら

骨格がゆがんでいるおそれがあります。背骨のゆがみは、顔など身体の各部の骨格までおよび、内臓や自律神経の機能を衰えさせ、さまざまな不調の原因になります。ヨーガのポーズで骨格を正しい位置へと戻しましょう。

柔軟性をチェック

- □両足をそろえて起立し、足を伸ばしたまま前かがみになったとき、手のひらが床につかない。
- □両足をそろえて起立し、正面を向いたまま、上体を右（もしくは左）へ傾けようとししても、わき腹が硬くてほとんど曲がらない。
- □ひざ立ちになり、上体を後ろへ反らしたとき、手が足のかかとにつかない。
- □両足を伸ばして床に座り、手のひらを足の右（左）側について上体を左へねじろうとしたとき、顔を十分に後方へ向けることができない。
- □両足を伸ばして床に座り、開脚したとき、90度以上開かない。

↓

2つ以上あてはまるなら

運動不足で筋肉や腱が硬く、弱くなっているおそれがあります。このような状態では、心臓や肺の機能も落ち、血管は細くなり、成人病にかかりやすく、また老化が早まる傾向があります。ヨーガで全身の血流を促し、身体を柔軟に保ち、自然治癒力を高めて、若々しさを取り戻しましょう

内臓機能チェック

□便秘がちである。
□胃がもたれる。
□食欲がない。
□体脂肪がつきやすい。太っている。
□顔色が悪い。肌荒れが気になる。
□むくみやすい。
□だるい。
□風邪をひきやすい。

→

3つ以上あてはまるなら

自律神経の働きやホルモンの分泌がアンバランスになり、内臓機能が衰えて、身体の調和が保たれなくなっているおそれがあります。免疫の働きも低下して、少しの環境の変化でも体調がダウンし、ますます悪循環に陥るおそれが。ヨーガのポーズは内臓や自律神経の機能を高め、身体を最高の状態へと導きます。さっそく始めましょう。

ストレス度をチェック

□胃がギューッと引きつることがある。
□首の後ろがこわばっている。
□夜、よく眠れない。
□なんだかやる気が起こらない。
□必要以上に食べてしまうことがある。
□息苦しく感じることがある。
□イライラする。
□気分が落ち込みやすい。

↓

2つ以上あてはまるなら

精神的なストレスをため込んでいるおそれがあります。ストレスは血糖値、血圧、血中コレステロールなどを上げるので、高血圧や糖尿病などの誘因にも。ヨーガのポーズはストレスを発散させ、気分を爽やかにするのに有効です。また、ストレスに負けない心をつくり、集中力や創造性、柔軟性を高めます。

もくじ

Part 3

目的別プログラム

本文デザイン　アチワデザイン室
撮影　石山勝敏
モデル　四十澤美葵／アイル
笹川美樹／ギュラ
ヘア＆メイク　村上まどか
イラスト　大木桂
編集協力　リュクス
勝又さゆり
撮影協力　ダンスキン（株・ゴールドウイン）
http://www.goldwin.co.jp/danskin/
㈱ミカランセ
http://www.mikalance.com/

ヨーガの基礎知識

Part 1

［ヨーガってどんなもの？］

ヨーガで疲れた心と身体のケアをはじめましょう

病気じゃないのに、調子が悪い…。そんな症状がある人は要注意。あなたの身体と心が赤信号を出しているのです。疲れた心と身体をそのままにしてはダメ。しっかりとケアしてあげることが大切です。

心の緊張が身体をゆがませることに

さまざまな仕事で大活躍する女性たちが増えるにつれて、その心と身体の疲れが注目されることが多くなってきました。大きなプロジェクトをまかされるぶん、自分の能力との闘いになり、胃がギューッと引きつったり、腹の立つことがあるたびに首の後ろが緊張してしまう──。

そんな状態を繰り返していると、心の緊張が身体の緊張をよび、慢性的な緊張が身体を支配するようになります。

また、わずかの距離でも車を使ったり、階段よりエレベーターという生活も問題です。確実に運動不足になり、筋肉は衰えて骨格はゆがみ、腰痛、肩こり、頭痛、それに伴う不眠症など、さまざまな症状が出てきます。

たかが運動不足と軽く考えていると、鼻筋やあごなど顔面のゆがみにまで及び、足の長さまで違ってきてしまうことになります。そして、背骨のゆがみに関しては自律神経の働きをにぶらせ、精神的な障害を生むことにもなります。

自律神経を正常に保つことが大切

自律神経とは、自分の意志に関係なく、働いてくれる神経のことです。たとえば、心配事があると食欲がなくなるというように、心と内臓を結びつけて内臓の働きをコントロールする働きがあります。

自律神経は、自分の思い通りにならないことがあると、相手を攻撃するためのエネルギーを身体に充填しはじめます。心臓は高鳴り、血糖値が上がり、全身の筋肉や内臓が硬くなっていくのです。そして、そのエネルギーがいつまでも放出されないと、悪いことにはそれを普通の状態だと認識してしまうのです。そうなると、大変です。身体の各機能が正常に働かなくなり、各部位に不調が表れることになります。

内臓はどこも悪くないはずなのに、何だか調子が悪い…。気分も晴れないし、やる気も起こらなくなってしまった…。そんな症状に心当たりがある人は要注意。

また、感情を抑え込んでしまうことが最近多くありませんか？　無理をしていませんか？　身体にこりがある状態が普通になっていませんか？

このようなマイナスのエネルギーはまず、発散させることが大事です。その後、リラックスして自律神経の働きを正常化させましょう。

ヨーガはこの二つのステップを行えるメソッドです。自分の身体が要求しているポーズを知って、心も身体も健やかに保っていきましょう。

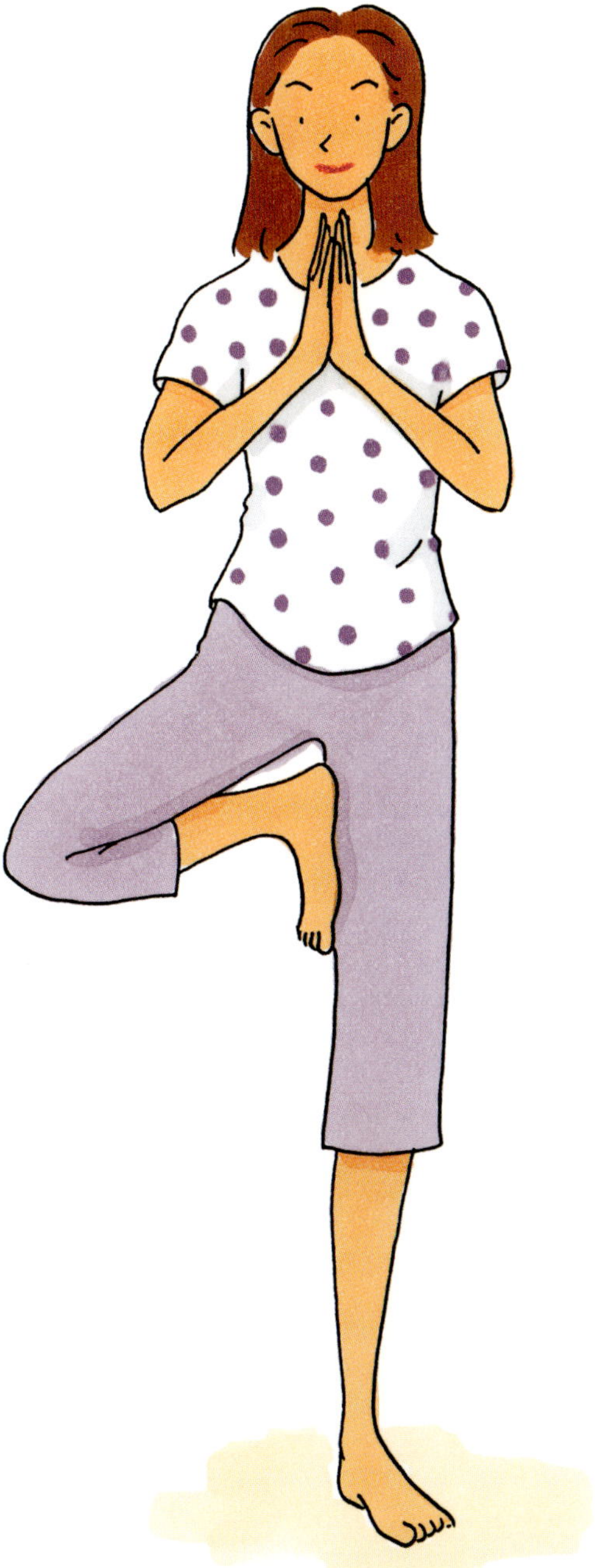

［ヨーガは何のためにするの］

心と身体を一つにしてベストコンディションに！

こった筋肉をほぐしてくれる、脚を組んで瞑想する…。
フィジカル面とメンタル面からアプローチしてくれる
すぐれたヨーガの世界へようこそ。

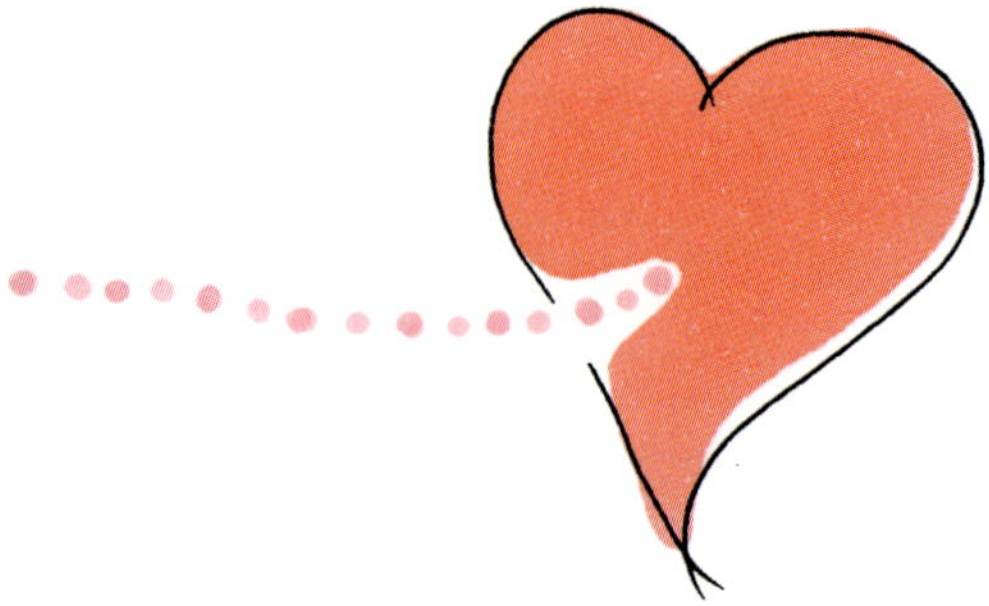

ファッショナブルにより親しみやすく

シェイプアップ、あるいはこった筋肉をほぐすという身体面だけでなく、「呼吸法」を取り入れて精神面の調整を行うことができるのがヨーガの大きな魅力です。

特有のポーズをとって瞑想する、というどちらかといえば堅苦しいイメージが強かったヨーガですが、最近ではマドンナやメグ・ライアン、グヴィネス・パルトロウといった海外のトップセレブたちがカラフルなヨガマットを敷き、気持ちよく汗を流しながらエクササイズするという、洒落たイメージも浸透してきました。

ヨーガのルーツはインダス文明にある

ヨーガとはいったい何を目的とし、何を行うものなのでしょうか。そのルーツは、今から四、五千年ほど前、紀元前二千五百年のインダス文明にあるといわれています。

古代遺跡の中から、古典的なヨー

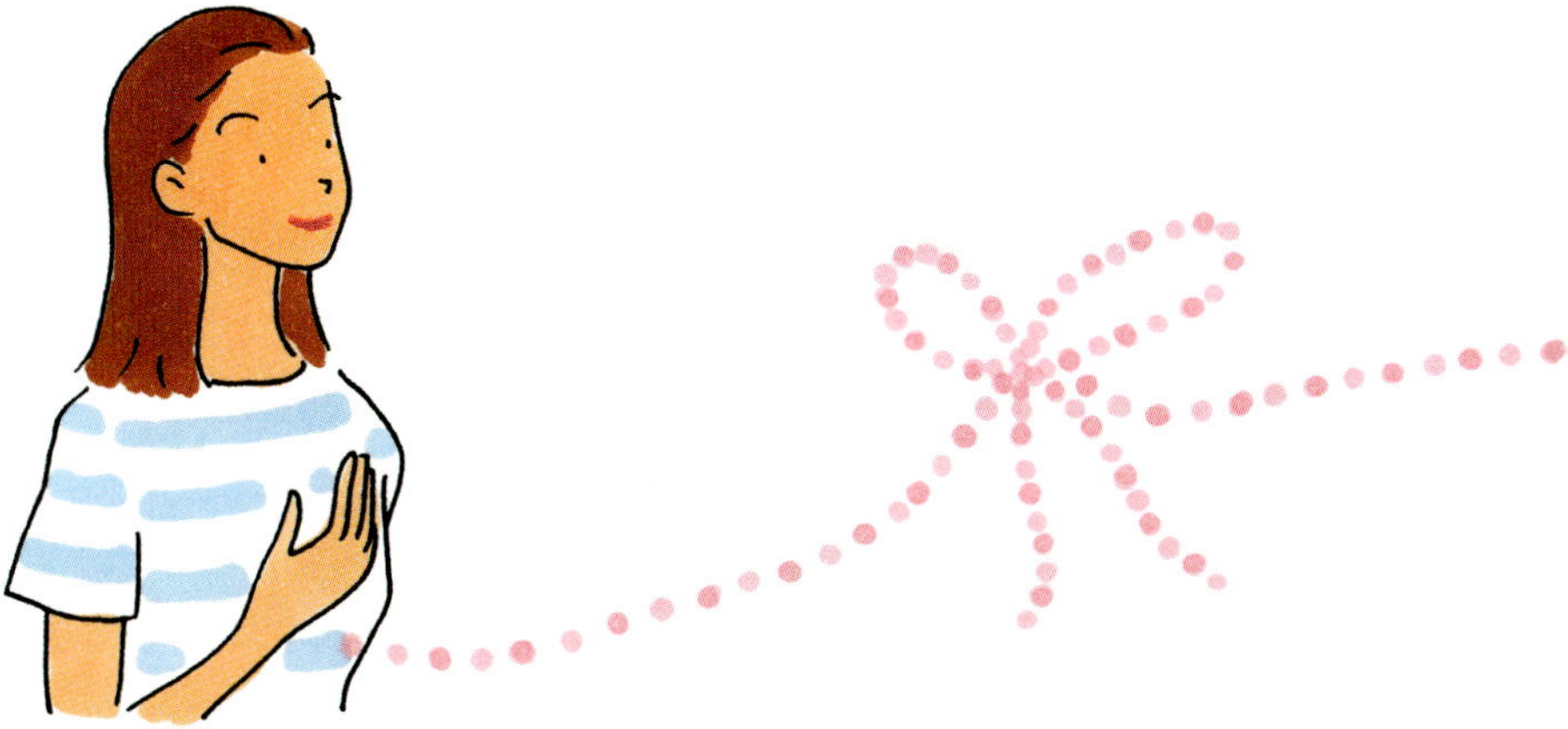

ガの象徴ともいえる坐法で瞑想する行者の印章が発掘されたことから、これがヨーガのルーツであるのではないかと考えられています。

ヨーガとは「くびきをつける」という意味をもつ古代インド語（サンスクリット語）。くびきとは、馬を馬車に結びつけるための馬具―暴れ馬を人間が制御するための道具のことです。つまり、ヨーガにおきかえると、人の揺れ動く心を自分でコントロールするという意味なのです。そして、「心と身体を結びつける」、「心を一点に結びつける」、「小宇宙である自己を大宇宙の本質へと結びつける」ということを意味します。

バラバラな心と身体を結びつける

「心と身体がバラバラになっている」と言う表現をときどき耳にしますが、実際にはどういうことを表しているのでしょうか。

たとえば、身体のどこかにこりや疲れ、痛みを感じたとき、あなたは何を思いますか？ できることならば、その不快な感じがすぐにでも消えてくれたらいい、と願うことでしょう。

身体の要求や訴えに耳を傾けず、そのじゃまな叫び声を消したいと思う、そういう状態が「心と身体がバラバラ」ということなのです。

身体は様々な要求をもっています。ただ私たちは多くの場合、仕事などの事情で身体の声に耳を傾けず、無視してしまっているのが現状です。身体にムチ打って生活をしてしまっているのです。

このような身体の言い分と心の言い分がバラバラな状態を調和させて、心身ともに良好な状態に導くようにする。それがヨーガの目指すゴールなのです。

［ヨーガはどうして効くの］

背筋を気持ちよく伸ばし、ラク〜に呼吸してみましょう

楽しいときには身体がリラックスし、怖いことがあると身体はこわばります。ということは、身体をベスト・ポジション——いい姿勢に保てば、心もいい状態でいられる？ そう、身体と心はつながっているのです。

“心”で感じたことは100％“からだ”に現れる

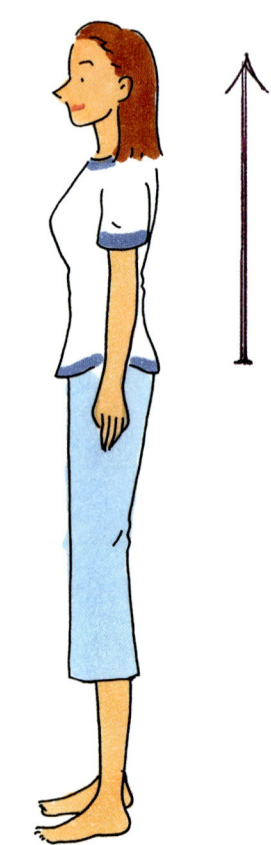

普段、私たちは心と身体を別々のものとしてとらえがちですが、ヨーガでは「心身一如」という考え方に基づいて、心と身体を一つのものとして考えます。心の変化は身体に反映され、身体の状態は心に影響を与えます。

心の緊張は、自律神経などを介して心臓や内臓、呼吸器官に変化を及ぼし、逆に身体の影響は感覚器官な

どを通して大脳に伝えられ、心に影響を与えます。

たとえば、嫌悪感があれば胸がムカムカして何かを吐き出したいという生理的な反応が起こり、不安感を覚えれば呼吸が浅くなります。

ささいな気分の変化にも身体は素早く反応し、その身体の変化がさらに気分に影響を与えているといえるのです。

理想的な心と身体の状態を手に入れる

少し深いレベルで「ヨーガ」という言葉をとらえると、それは「心を一点に結びつける」＝精神統一ということになります。

ここでいう精神統一とは、「心身の調和」と同じことを意味し、それができたとき、私たちは理想的な心と身体の状態を手にすることができると考えられています。

このように精神統一を通して心身を理想的な状態へと導いていくことがヨーガのエッセンスなのですが、そもそも暴れ馬にたとえられるような心をコントロールし一点に集中させるのはとても困難なことです。人の心はとてもあまのじゃくで、考えまいと思うと考えてしまい、我慢しようと思うと欲してしまうもの。たとえば、一時的にダイエットで我慢できたとしても、その反動でリバウンドをしたということも少なくはないはずです。

そんなコントロールしにくい心を統制するために、紀元前の行者たちが着目したのが「姿勢」です。精神統一の際に、意識して姿勢を整えることで集中が飛躍的に深まっていくということ。つまり心の状態と姿勢の関係に着目し、姿勢をコントロールすることで心の状態を調整することを知ったのです。

集中のために背筋を伸ばす

では、ヨーガで理想的に集中しているときの身体は、どういう状態にあるのでしょう。それは、一つの対象に向かって興味や意欲などの精神的なエネルギーを注ぐことができている状態です。

そして、このエネルギーは、背骨の中を通って上昇すると考えられています。つまり、尾てい骨に始まる背骨が気持ちよく伸びていて、身体のほかのところに余分な力が入っていない、という姿勢。これが集中のために不可欠な要素であると考えるのです。実際のところ、背骨の伸びには関係がないはずののどや肩に力が入っていると、呼吸が乱れ、集中状態をキープしにくくなります。

この理論に基づいて、姿勢を理想的な状態へと調整し呼吸を解放していくことがヨーガのポイントとなります。

［ヨーガを行うステップって?］

ヨーガを極めるための8ステップを頭に入れておきましょう

ヨーガの起源から三千年ほど過ぎた紀元前二　二百年ごろ、世界中のヨーガ愛好家がバイブルとする教本「ヨーガスートラ」が編さんされました。

ヨーガの教本、アシュタンガ

「ヨーガスートラ」（ヨーガの教本）には、ヨーガの具体的な手順「アシュタンガ」が詳しく紹介されています。アシュタンガとは直訳すると「八本の枝」という意味で、実際には「八支則」といわれるヨーガの行い方を意味します。

八支則は、「禁戒」「勧戒」、「坐法」「呼吸法」「感覚制御」、「集中」「瞑想」「三昧」という八つの階梯からなり、これらを順番に、あるいはいずれかの行に重点をおいて行います。

① 禁戒　ヤマ

理想的な心身をつくり出すのに、日常生活であまり行わない方がよいこと。禁戒は、「非暴力」「正直」「不盗」「禁欲」「不貪」の五つからなります。それぞれ、暴力はふるわない、嘘はつかない、盗まない、心身のエネルギーの無駄使いはしない、むさぼらないという意味。

心の不調を解消する行動療法と同様、心を変えるにはまず習慣や行動から変えていく、つまり生活習慣や行動を調整することで心身を理想的な状態へと調整していくのが禁戒です。ただし、ただ欲求を抑圧するだけというのは何の解決をもたらさないので、この行だけに偏ると逆に心身を病むことになります。

② 勧戒　ニヤマ

理想的な心身をつくり出すうえで、日常生活の中で率先して行った方がよいものが勧戒で、禁戒と同様五つあり、「清浄」「知足」「苦行」「読誦」「祈念」からなります。

それぞれ、心身を常にきれいにしておく、満足する心を持つ、苦しさを受け入れる強さを培う、心身をよい状態へと導く書物を読む、お祈りを通して心を清浄化する、という意味をもっています。

これも禁戒同様、形から入るだけにとっつきやすい反面、形だけに終わってしまい、内面が伴わないケースもあるため、次からのステップの行を並行して行うことが理想です。

③坐法　アーサナ

瞑想を行うための姿勢のこと。快適で安定感があることが重要なポイントとなります。初期のヨーガでは単なる足の組み方と背骨の伸ばし方が重要だったアーサナも、後に身体を調整するという要素が加わり、様々なポーズへと進化していくことになります。

④呼吸法　プラーナーヤマ

瞑想を行うための呼吸のこと。ゆったりとした深い呼吸を行うことが大切で、最終的には息をしているのかしていないのかわからないくらいスローダウンしていくことが目標です。「ウジャイ呼吸法」などテクニックとしての呼吸法は、アーサナが十分に正しく行えるようになってから始めることが理想なので、あまり先を急がないほうがよいでしょう。この呼吸法については、Part4で詳しく紹介します。

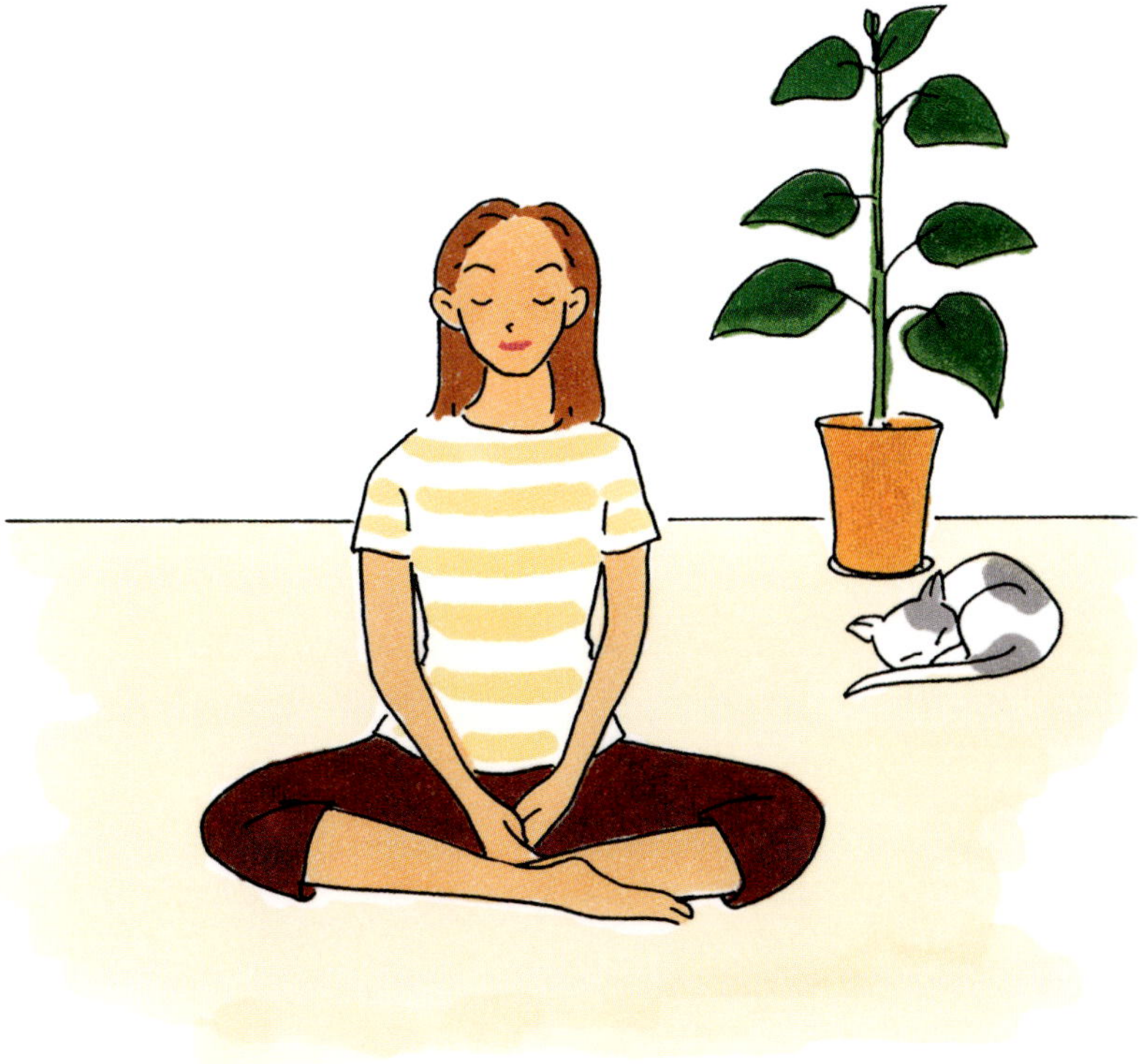

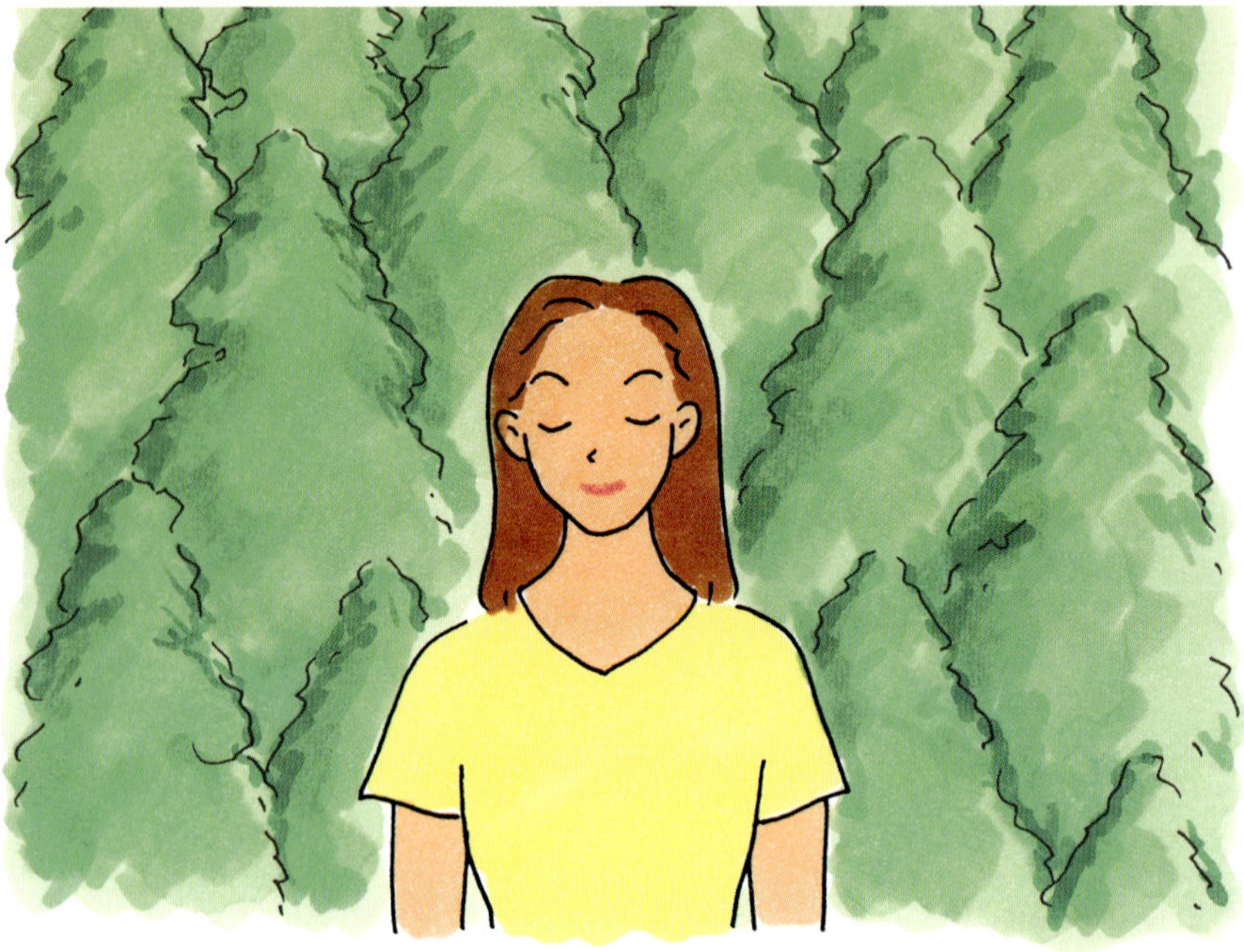

❺感覚制御　プラティヤハーラ

感覚を理解し、五感を意のままに制御すること。こう聞くと人間離れした技のような気がしますが、本質さえつかめば、そう無理なことでもないのです。

統制と聞くと、傲慢な印象を受けますが、本来は力任せに強引に制御できるものなど、ほとんど存在しません。本当に意のままに何かをコントロールするには、その対象をよく感じ、理解し、一体感を培っていくことが不可欠です。

対人関係にあてはめて考えると、傲慢な気持ちでは誰も制御できませんし、心を開いてはくれません。逆に相手を心底思いやり、心を開いてもらって一体感を築けば、結果としてその人は自分の力となってくれるものです。

同様にこの行は、感覚に意識を集中させ、感じられる感覚を心静かに感じることから始まります。

❻集中　ダラナ

意識を一つの対象に集中させること。意識的に集中しようとしている段階がダラナです。

感覚制御と同じように、心を統制するためには、心をよく理解することが必要です。心の動きは実は五感で成り立っており、考えごとは必ず心の中での音声(言葉)、または視覚的なイメージで行っているのです。感情的な思考の場合はこれに触覚的な感覚が加わる場合が多くあります。「集中」とは、心の中の感覚を制御すること。大切なのは、集中の対象をよく見守り、感じ、理解し、一体感を築くことです。

❼瞑想 ディアナ

集中が深く安定してきた状態が瞑想です。この瞑想や三昧は、努力して意識的に行うものではなく、集中が進むことによって自然に起こる状態をいいます。努力し意識をすればするほどこの状態からは遠ざかります。

また、このディアナという行法は中国に渡って"禅那"と音訳され、「禅」と略されて日本に入ってきました。

❽三昧 サマディ

集中がさらに深まって、自分と集中の対象との完全な一体感が築けた状態を表します。ヨーガの語源となる状態がこのサマディです。

たとえば、対人関係で考えると、相手と自分を分離した考え方、つまり自分のメリットで物事を考えると他人との間に完全なる信頼関係は築けません。ところが、相手の気持ちを理解し、相手の立場で物事を考えると、その人は自分に対して心を開き、自分と他人との間に隔たりがなくなるのです。この関係を集中の対象との間に築けた状態がサマディです。

主客合一、無私の境地、悟りの境地などといわれますが、その本質は集中する対象物を感じること、理解することにあります。

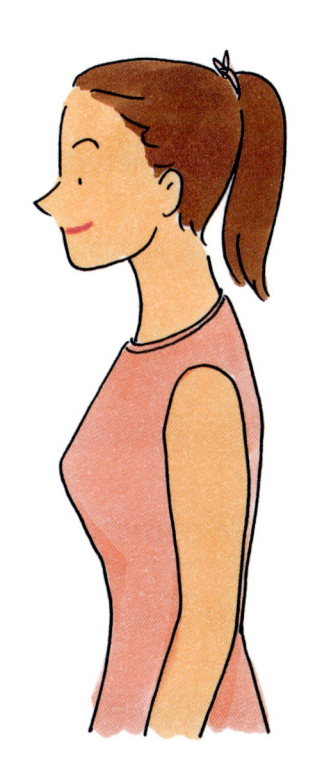

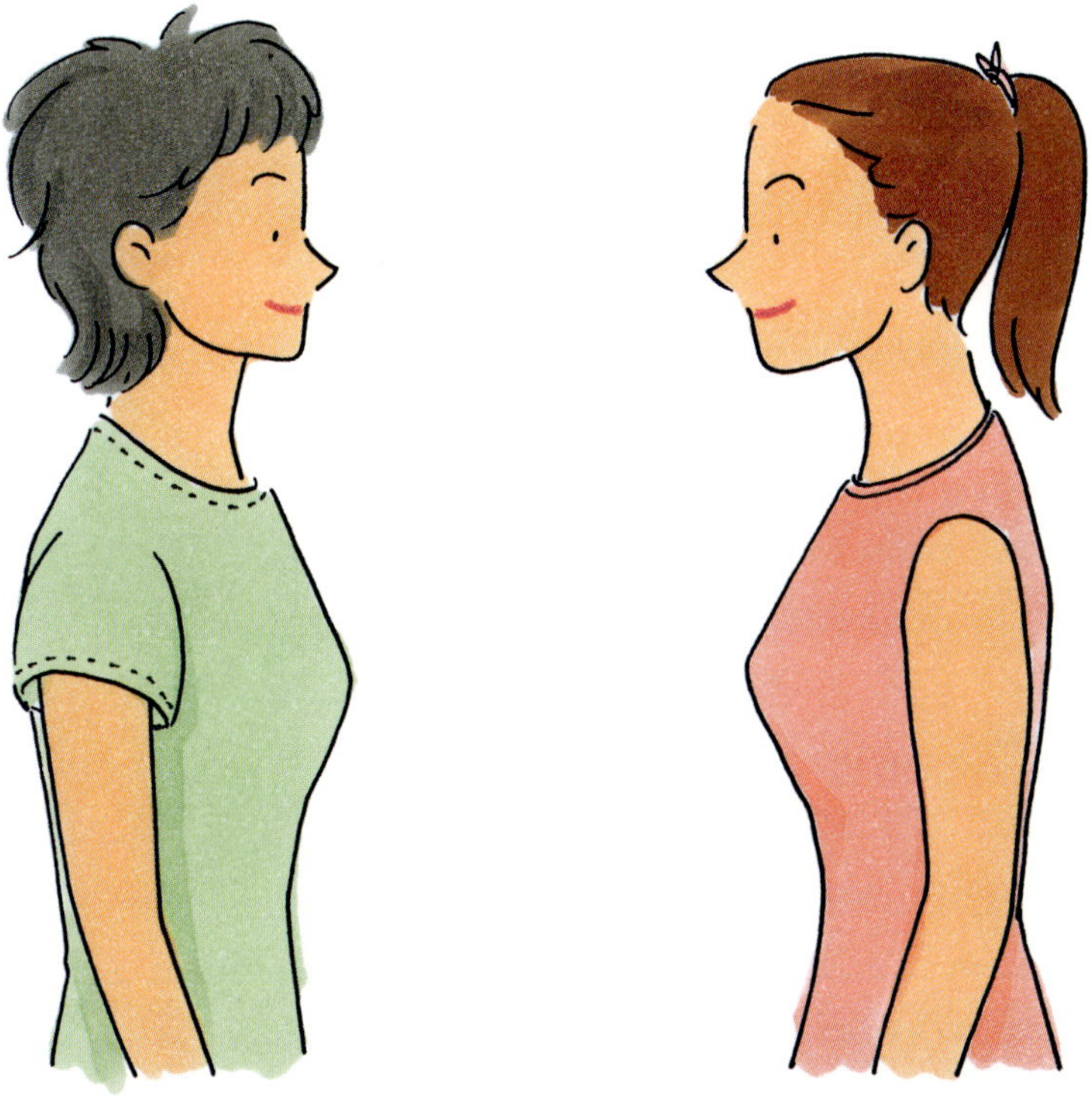

［ポーズ中に大切なことは？］

深くゆっくり呼吸しながらポーズを決めていきましょう

初期の「アシュタンガ・ヨーガ」は禅そのもの、動きのない行法でした。瞑想を行う姿勢「アーサナ」に時代の流れとともに動作や、調整・矯正という考え方が加わりポピュラーになったもの、それが現在のヨーガのポーズなのです。

ポーズで身体を調整する

いきなり「アシュタンガ・ヨーガ」の行法に従って座ってみても、集中しようと思えば思うほど雑念がわいて、心を一点に集中させるどころの話ではありません。恐らくその最たる原因は、瞑想に適した姿勢と呼吸が行なわれていないことにあります。

慢性的なストレスを抱えていると、のどや肩、みぞおちといった呼吸に関連する部位の筋肉が緊張します。そうなると、エネルギーの中枢である肛門周辺や腹部に力がみなぎらず、瞑想には適さない姿勢、呼吸がもたらされます。この状態を放置したまま、姿勢を正そうとしたり、呼吸を深めようとしてもそれはNGなのです。そのような表面的な対処では、瞑想が深まるどころか、集中できずにますますイライラしてしまうことになりかねません。そこで必要になるのが、身体の調整・矯正という考え方なのです。

日常生活の中でクセになっている不安定な姿勢を解消しなくては健康的な心身をつくることができない、そんな発想からヨーガのポーズが生み出されました。安定した姿勢と深い呼吸で集中して瞑想を行えるように、より深い調整・矯正を目的とした新しい「アーサナ」。先人たちの長い年月の思考錯誤を経て進化を遂げたのが、今私たちが行なっているアーサナなのです。

すべての動作中に深い呼吸を心がける

すべてのポーズ＝「アーサナ」は

瞑想を行うための姿勢ですから、姿勢のみならず、呼吸を調整することが重要です。どのポーズも形を決めたら瞑想的にゆったりと呼吸を行うことが大切なのです。

さらにヨーガでは、ポーズ中の動作も呼吸を深めるための動きとしてとらえます。そのため、多くの動作に呼吸のしかたが決められているのです。「動作も静止もすべて瞑想である」、そういった考え方がヨーガの根底には流れているのです。

立ち木

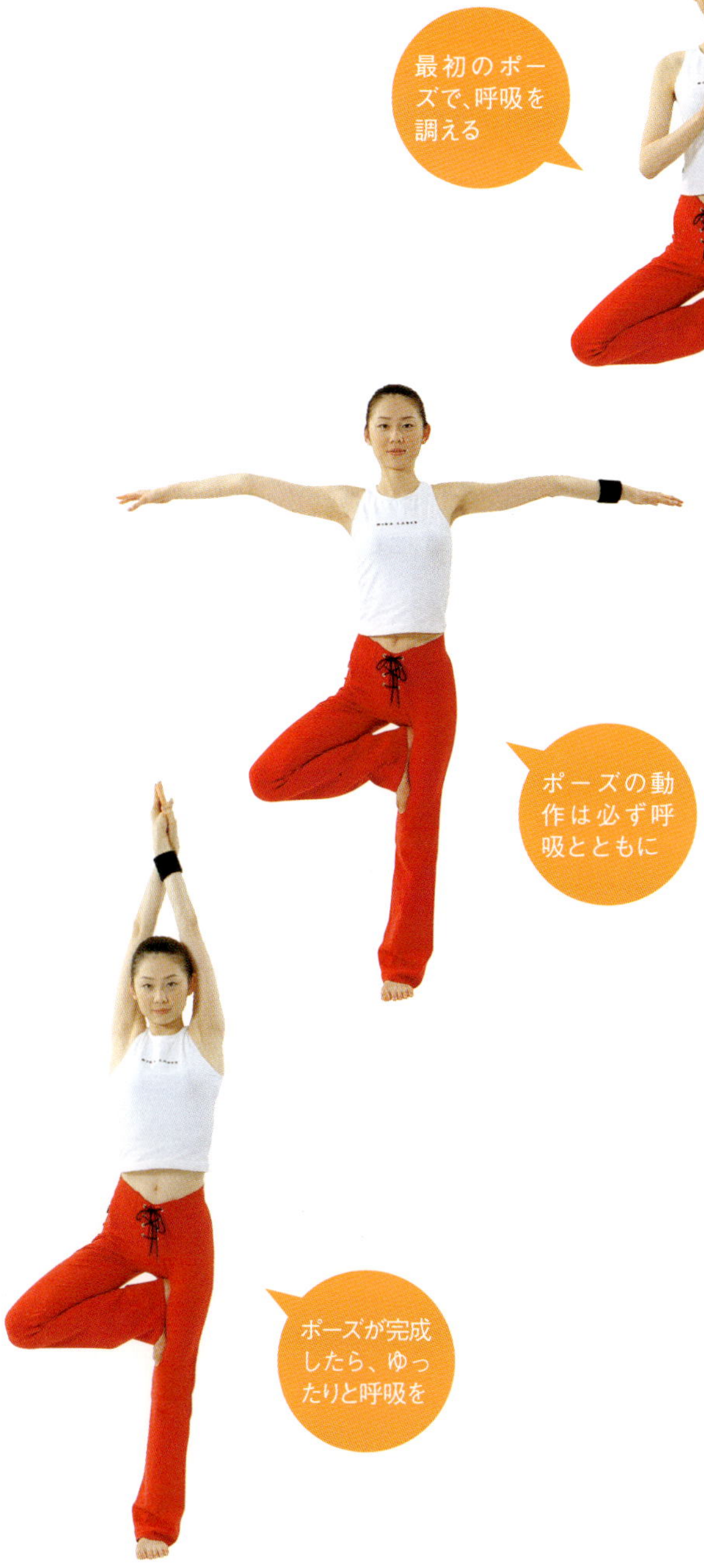
最初のポーズで、呼吸を調える
ポーズの動作は必ず呼吸とともに
ポーズが完成したら、ゆったりと呼吸を

［スポーツとしての効果は？］

筋肉を鍛え柔軟にし、身体の深部からきれいになりましょう

静かに動き、じーっと止めるだけに見えるヨーガのポーズですが、身体の内側では、筋力トレーニングにストレッチ、マッサージが行われている！ 体内を浄化し、心と身体のバランス機能も大きくアップさせます。

ヨーガは身体の深部も引き締める

いつも動かしている筋肉を、少しよけいに動かすだけでは、基礎代謝は上がりません。そこで、目を向けたいのが普段動かさない筋肉を刺激して代謝を促すこと。

ヨーガでは、普段動かさない部位に対してストレッチやマッサージ刺激を加えることになります。さらには、通常のトレーニングでは刺激を与えにくい筋肉群に対して筋力トレ

●筋力トレーニング効果

ポーズの完成形、つまりアーサナで姿勢を保持しておくためには、静止に必要な筋肉をしっかりと緊張させておく必要があります。これが各部位の筋力トレーニングになるのです。

ヨーガの運動は、筋肉の長さを変えないで筋力トレーニングを行う、アイソメトリック的なトレーニングになっています。

特に一つ一つのポーズを瞑想姿勢として行う場合、いかに身体を安定させ、快適な状態を作り出すかが大切です。必要な部位をしっかりと緊張させてこそ、その他の部位をリラックスさせることができます。その結果、安定感とメリハリのある姿勢をつくることができるのです。

また、身体の深部の筋力トレーニングを行うことで、安定した姿勢をつくるための筋肉を強化することはもちろん、ストレスを解消し、さらには身体を内側から引き締めていくことができます。

●マッサージ効果

マッサージとは、身体の各部に圧迫刺激を加えて、緊張した筋肉をリラックスさせていくもの。

ヨーガでは様々なポーズを行うことで結果的に各部位が圧迫刺激され、全身のマッサージを自分でしていることになります。手を使って体の外側から、筋肉の表面だけをマッサージするのと違って、身体の深部をマッサージすることになり、深いリラックス効果がもたらされます。

ーニングを行うので、代謝を効率的にアップさせ、脂肪燃焼をはかることができます。ここではヨーガのポーズをスポーツ科学的にとらえてみましょう。

●ストレッチ効果

ストレッチとは、身体各部の筋肉繊維や腱などを引き伸ばすこと。多くのアーサナに取り入れられている、大切なテクニックです。

悪い姿勢や間違った身体の使い方、そして運動不足やストレスは、身体の各部の筋肉に偏った刺激を与えることになります。そうなると、筋肉繊維が萎縮して短くなったり、緊張したまま癒着して動かなくなることがあります。

このように硬くなった筋肉には、ストレッチがとても効果的。ゆっくりと伸ばすことで慢性的な緊張がほぐれ、筋肉繊維が柔軟になります。

ヨーガのストレッチは反動をつけたり、力まかせに伸ばすのでなく、ゆっくり呼吸をしながら、集中し時間をかけて行うのが特徴です。そうすることで大きな効果が得られるのです。

●バランス効果

バランスとは、不安定な姿勢をとりながら身体の安定をはかるテクニック。ヨーガでバランス能力が養われるのはもちろんのこと、精神面を安定させる能力を短時間で身につけることができます。適切な身体の使い方を身につけることが、健やかな精神を保つことに役立つのです。

●逆転の効果

逆転とは、身体の各部位を重力に対して普段とは逆向きにすること。血行を一気に促進させるテクニックです。具体的には、心臓より上にある部位を下にすることで、うっ血を速やかに解消し、てっとり早く老廃物を取り除く働きがあります。また、重力を逆転させることが内臓に新鮮な刺激を与えることになり、その働きを正常化することにもなります。

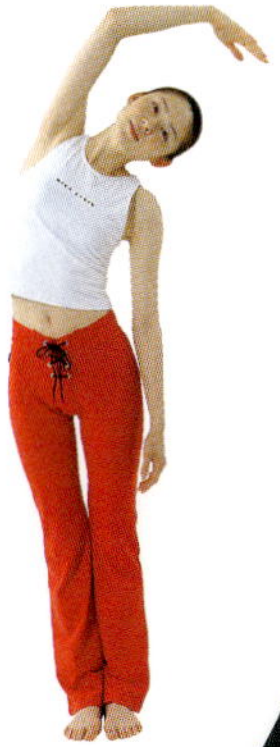

三角

ストレッチ効果が高いポーズの一例

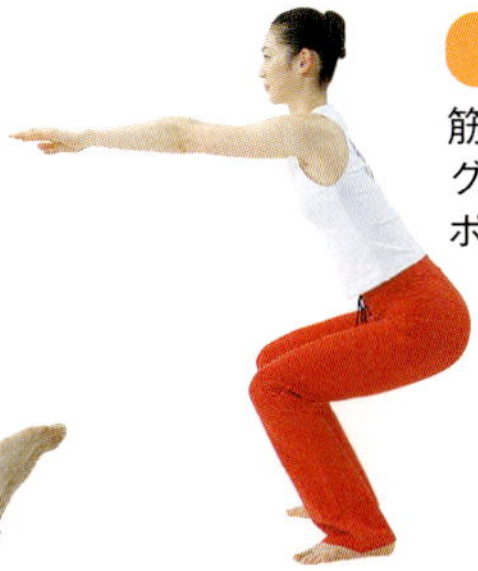

腰かけ

筋力トレーニング効果が高いポーズの一例

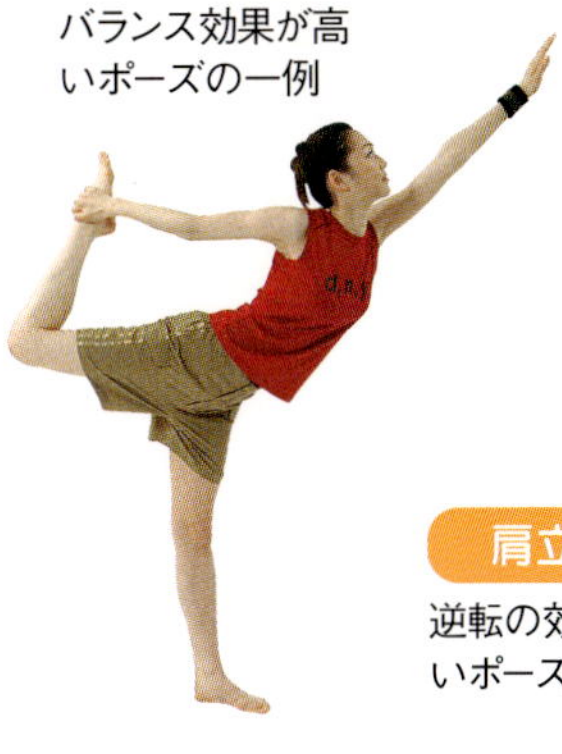

壮美

バランス効果が高いポーズの一例

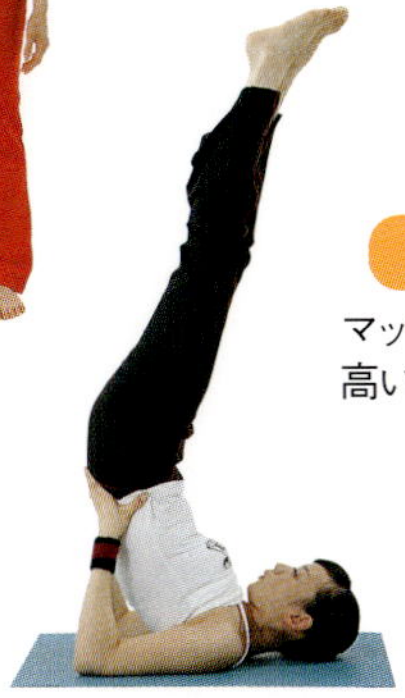

肩立ち

逆転の効果が高いポーズの一例

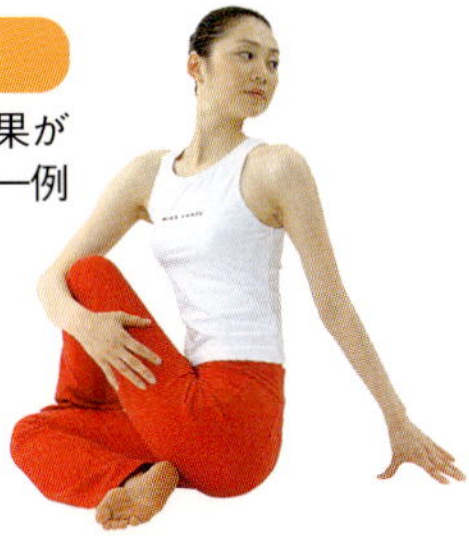

ねじり

マッサージ効果が高いポーズの一例

［ダイエット効果もあるの？］

身体を引き締めて理想のプロポーションを手に入れる！

ヨーガはシェイプアップを目的としたエクササイズではないのですが、取り組み方しだいで身体は内側から引き締まり、理想的なプロポーションに近づいていきます。

余分な食欲をカット

望まない部位に脂肪がつくのは、身体が必要としている以上に食べているのが原因。しかし、食欲があるのに無理な食事制限をするのでは、何の解決にもなりません。むしろ、リバウンドを生み出すだけ…。

問題は食事量にあるのではなく、食欲の量。その量を左右する「ストレス」を解消しないことには食欲は正常化できません。ヨーガなら根本的なストレス解消効果により、余分

骨盤と股関節のゆがみを解消する

人体はおへそまで地面に埋まった植物にたとえられることがあります。おへそを基点にして考えるのは、上半身という重い構造物を骨盤が支え、その骨盤を脚が支えて身体の安定を生み出しているから。

この人体の安定に悪影響を与えるのが、骨盤と股関節のゆがみ。股関節のねじれは骨盤のゆがみを、さらに上半身のゆがみを引き起こします。ゆがみのある土台からは十分な活力が生み出されず、背骨に力強いエネルギーが伝達されません。さらに、代謝も低下してぜい肉や体形をくずす大きな原因となります。

骨格のゆがみの大半は、周囲の筋肉や靭帯などの緊張や癒着によるもの。こりや痛みとなって表れます。ヨーガのポーズに繰り返し根気よく取り組むことで、確実に緊張がほどけ、骨格のゆがみや筋肉の癒着などが解消し、プロポーションが整ってきます。

骨格のゆがみや筋肉の癒着などを解消！

↑

ヨーガのポーズ

な食欲、つまり肥満の根を断ち切ることが可能です。ヨーガのポーズで理想的なプロポーションを無理なく手にすることができます。

自律神経を調整する

自律神経は心の不調と深く関連しているため、なかなか対処が難しく、またよくなってもすぐに悪化する、ということも少なくないようです。この自律神経を調整するための最も身近なアプローチ法が呼吸調整によるもの。ヨーガのポーズは呼吸筋をリラックスさせ、より深く安定した呼吸を得られるようにします。

また、ヨーガは内臓を刺激して腹圧を上げたり、姿勢を正して内臓機能を活性化させます。このため、その指令システムである自律神経全体によい影響を与えるのです。

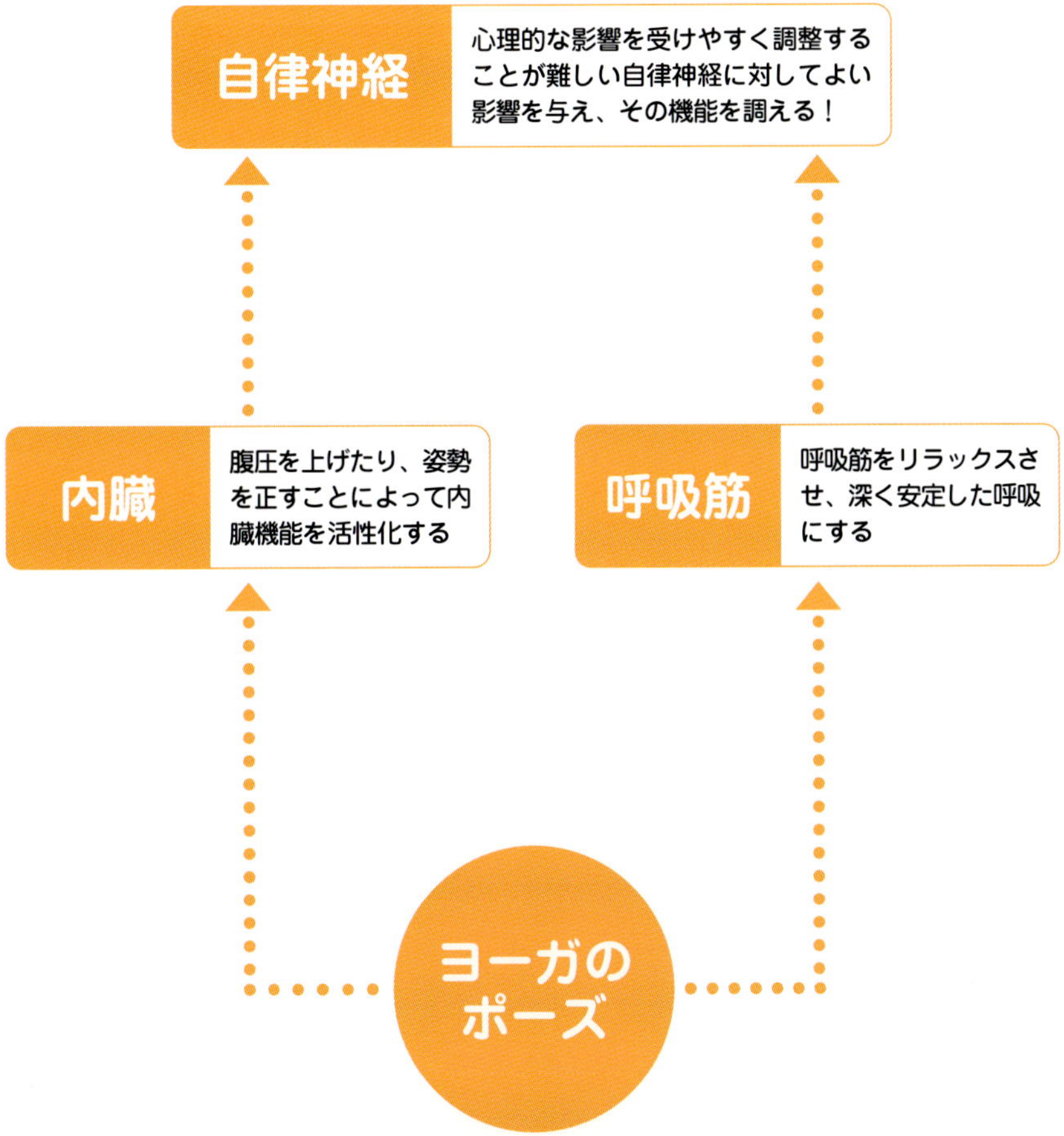
自律神経
心理的な影響を受けやすく調整することが難しい自律神経に対してよい影響を与え、その機能を調える！
内臓
腹圧を上げたり、姿勢を正すことによって内臓機能を活性化する
呼吸筋
呼吸筋をリラックスさせ、深く安定した呼吸にする
ヨーガのポーズ

［ストレスにも効くの？］

ストレスを解消して気分をスッキリさせましょう

そもそもヨーガは心を統制し、理想的な状態へと導くためのメソッド。ですから、深いストレスをスッキリ解消することができるのです。ヨーガがストレスに効くメカニズムを知り、効果的にストレスを解消しましょう。

マイナスのエネルギーを発散させる

ストレスと聞くと、どうしても悪いイメージが先行しますが、本来ストレスにいいも悪いもありません。むしろ、私たちの生命活動にとって純粋に必要なエネルギー、困難を乗り越えていくための不可欠なエネルギーといえます。

ストレス＝思い通りに事が進まないという状況は、本来は生命活動を脅かすもの。生存欲求を満たすため、さまざまな行動が必要となります。これがストレス反応という、困難を乗り越えようと身体にエネルギーがわき起こるシステムです。

しかし、理性を重視する現代社会では、思い通りにならないからといって、何をしてもいいわけではありません。そのため、困難を克服しようとわき起こったエネルギーが発散できず、ストレスはたまる一方、という状況に――。では、どうしたらこのストレスエネルギーが発散できるのでしょう。

要はこのエネルギーを消費してストレス解消すること。そのために効果的なのがヨーガのポーズです。身体内部の筋肉を緊張させてエネルギーを消耗させたり、逆にストレスによって縮んでしまった筋肉を伸ばすことができます。

ストレスの芽を断つ

不要なストレスエネルギーは、できれば生じる前に対処したいもの。ヨーガでは、瞑想的にポーズを行うレッスンの過程で様々な対象に耳を傾ける姿勢、その対象を理解しようとする姿勢が芽生え、周囲との協調性が育まれます。柔軟な物事のとらえ方ができるようになるので、自分の向かうべき方向へとエネルギーを昇華していくことが上手になります。

そうして、ヨーガを行うことによって対症療法的に、そして根本的にストレスを解消し、良い方向へと軌道修正していくことができるようになるのです。

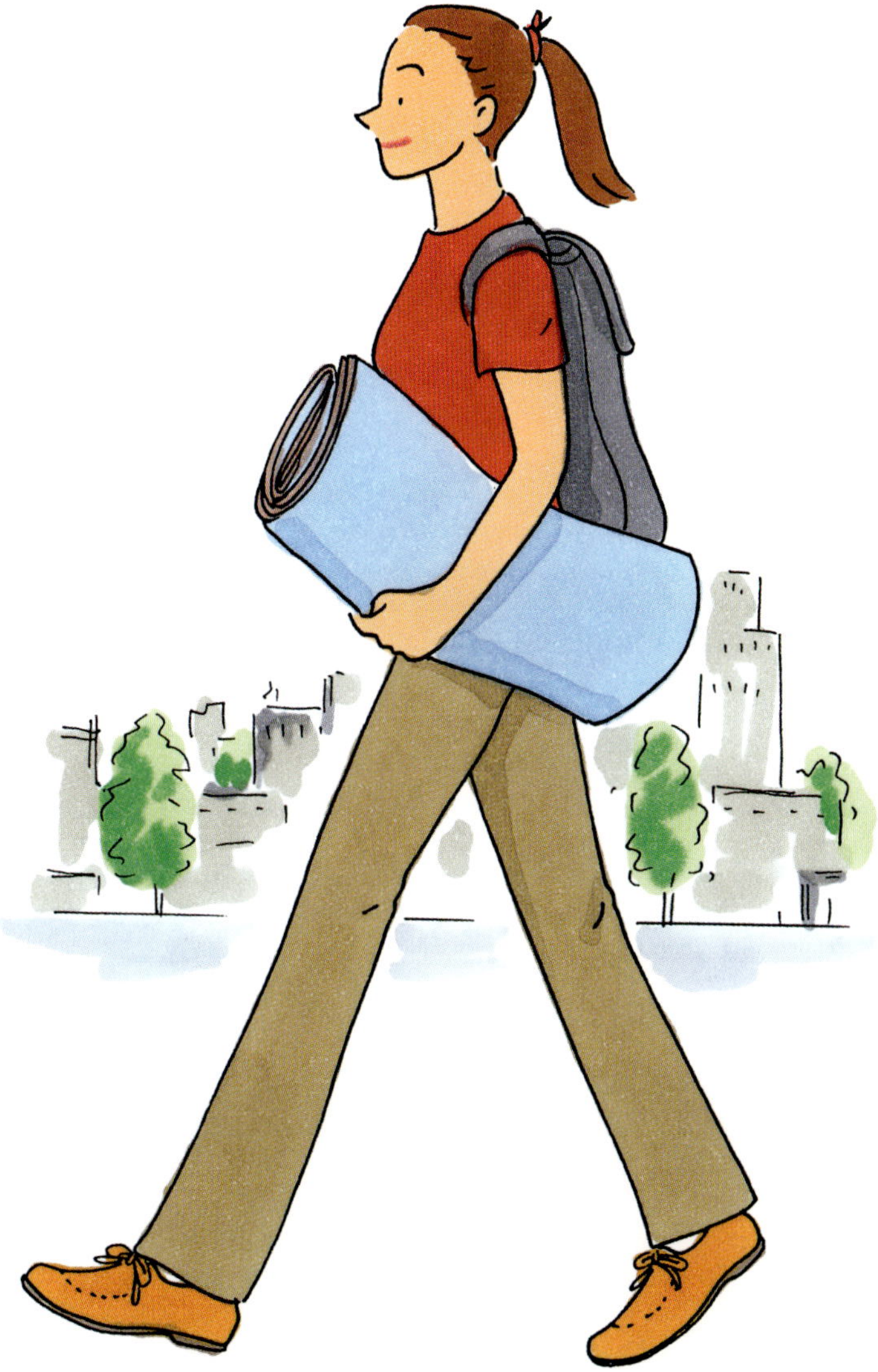

[ヨーガを行う際の注意点]

❶ 食後２時間以内は行わない。
❷ 入浴直後はストレッチ的なもののみ行う。
❸ 飲酒後や発熱時（37度以上）は行わない。
❹ 以下のような場合は医師の許可を得てから行う。
　○怪我や病気で通院中
　○薬を常用しているとき
　○ペースメーカー使用時
　○手術後　○妊娠中
　○腰痛や頭痛などの症状
　○その他体調がすぐれないとき

column

瞑想法のミニ知識 ❶

ポーズ中の瞑想が基本

ヨーガを瞑想の面から考えるとき、最も大切で基本となることは「ポーズ中に瞑想を行う」ということ。ポーズを瞑想を行なうための姿勢としてとらえ、「柔」の心を培う練習を行っていくことが大切なのです。

基本をきちんとおさえずに、瞑想の形だけにこだわっても、瞑想を深めていくことはできませんし、日常生活での効果も期待できません。これは、意識の集中をなおざりにして、ポーズだけがきれいにつくれるようになっても、ヨーガの本当の効果を得られないことと同じです。

column２～５では、瞑想のためのテクニック、瞑想法を参考までに紹介します。関心がある場合は、信頼できる指導者に入門して行うことをおすすめします。

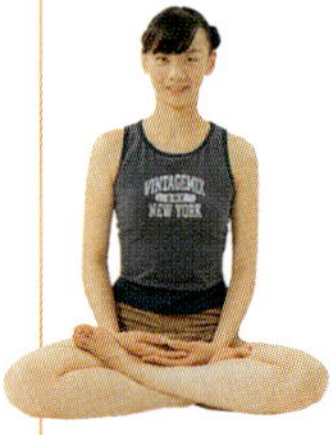

CDで実践！
ビューティー・プログラム

Part 2

［ヨーガレッスン7つのポイント］

ポーズの効果を最大に引き出す ヨーガレッスン7つのポイント

ヨーガのポーズを行うときに気をつけたい、7つの原則。それほど難しいことではありません。はじめからすべてのポイントが実行できなくても大丈夫。続けるうちにそのコツがわかってきますよ。

1 ヨーガを行う時間 朝がベスト

「ヨーガを行うのに最もいい時間帯は？」といえば、それは朝。それも目覚めてすぐがベスト。身体も心もシャキッとしますから、1ポーズでもいいのでやってみましょう。準備運動（P38〜41）はなしでOK。多少身体がふらつくかもしれませんが、気持ちを集中して、ゆっくり深く呼吸をしながらポーズを行えば、快適に1日がスタートできます。

朝なんて時間がない！というときには、食後2時間を避ければ、どの時間帯に行ってもかまいません。

毎日時間を決めて行うことをおすすめしますが、背中のこわばりやイライラ感をしずめたいとき、時間がぽっかり空いたときなど、いつでも自由に行っていいのです。

2 身体の各部の緊張の度合い 痛くなる手前で止める

身体に過度のストレスを与えてはいけません。手足や上半身、下半身を伸ばしたり、かがめたり、ねじったりするときには、痛みを感じるその手前で動きを止めるようにしましょう。そうして、CDのナレーションにもあるように、限界の一歩手前で動きを止め、余分な力を抜くようにすると、筋肉の緊張がスッとほどけ、各部がさらに伸びたり曲がったりするのを経験することができるようになります。はじめはとにかく無理をしないこと。ヨーガのポーズを続けるうちに、しだいに身体が柔軟になっていくのを実感できます。

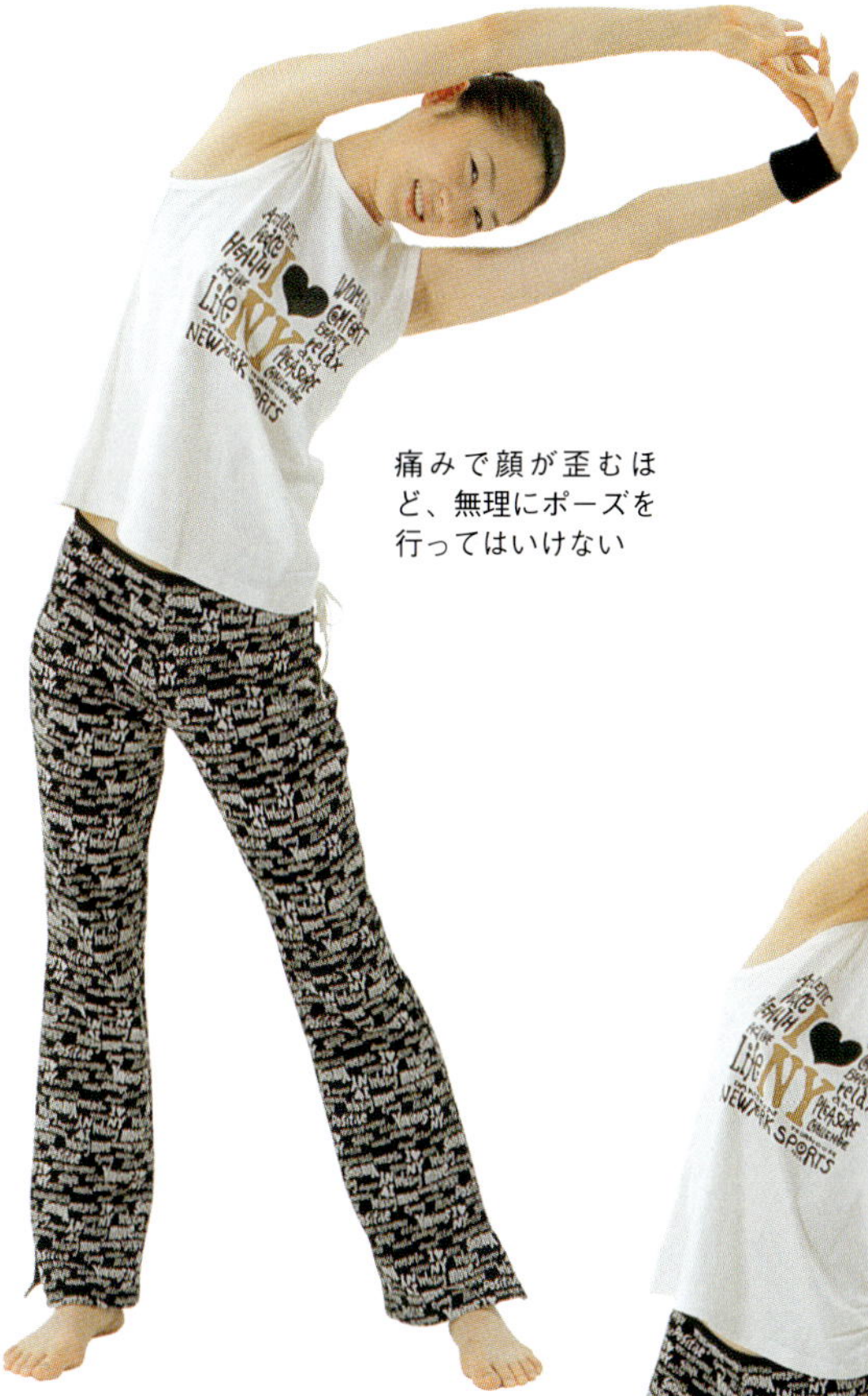

痛みで顔が歪むほど、無理にポーズを行ってはいけない

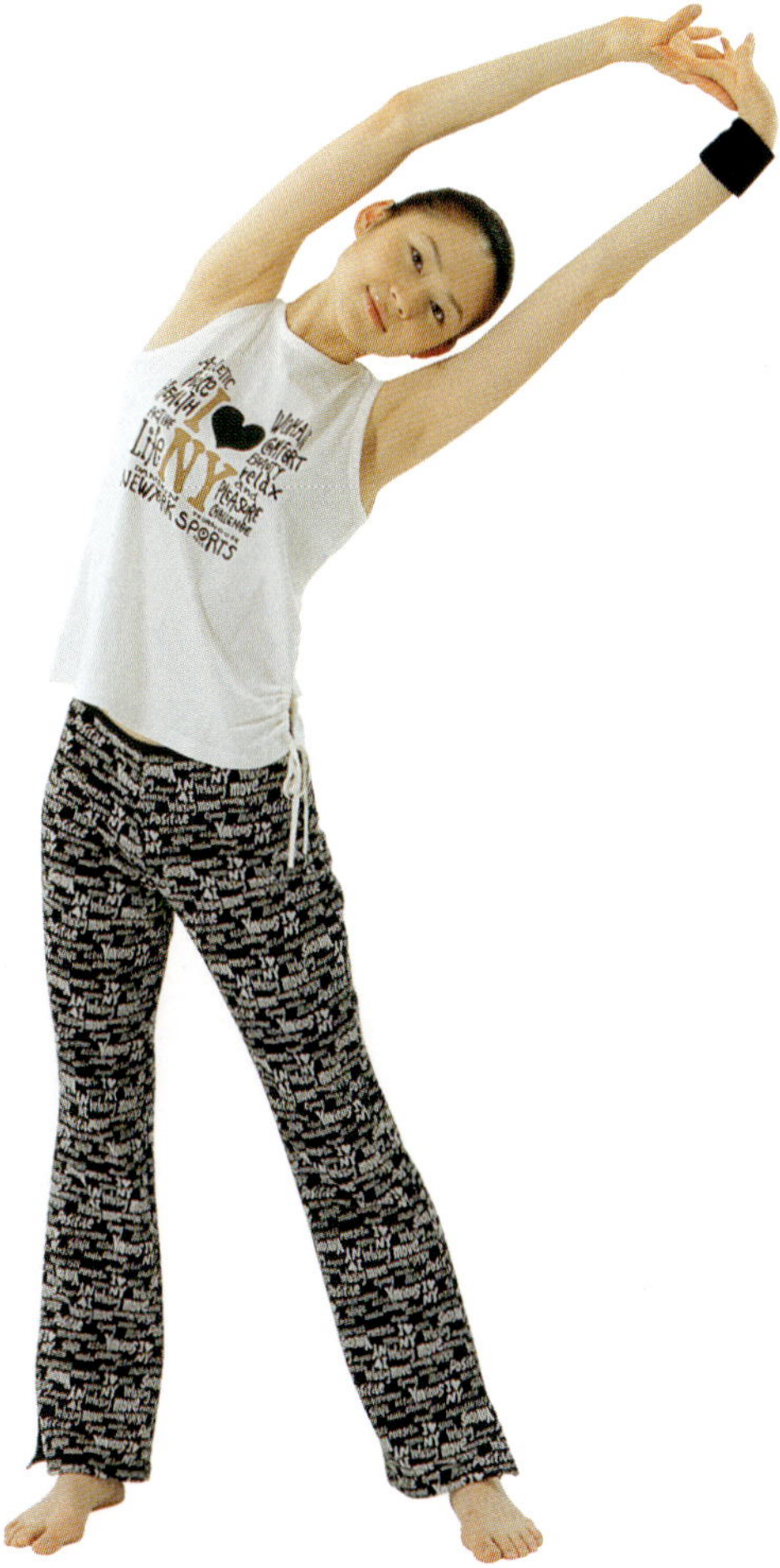

これ以上やったら痛くなりそう、ほんのかすかに痛みを感じる、というところで動きを止める。強い痛みを感じてしまったときは、動きを少し引き戻す

3 身体の各部を動かすスピード　ゆっくりが基本

手や足、首、肩、上半身、腰の動き—身体の各部のすべての動作をできるだけゆっくり行いましょう。ゆっくり行うことで、筋肉や腱を十分に伸ばし、収縮させることができます。一つひとつの動作をていねいに行ってください。決して反動をつけて行ってはいけません。身体を傷めるおそれがあります。

4 ポーズを完成させたとき　完成ポーズで静止する

ポーズを完成させたら、しばらくの間その姿勢を保ち、自然な呼吸を続けることが大切です。筋力トレーニング効果やストレッチ効果、マッサージ効果、逆転効果、バランス効果など（P24）が最大限に引き出されます。

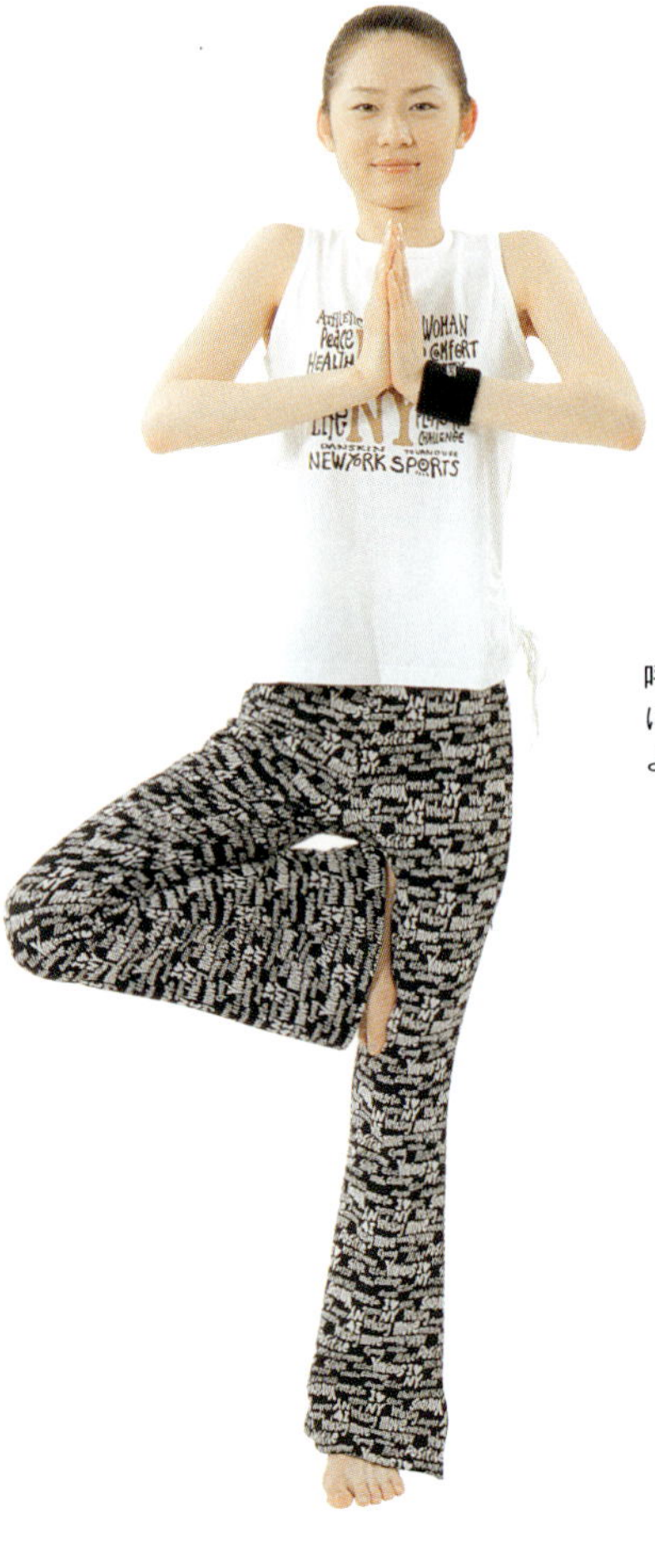

呼吸を止め、上半身に力が入っている、よくないポーズ

　身体が安定感を欠いてグラグラしてきたり、だるさを覚えたりするかもしれませんが、次の5〜7のポイントでしだいに上手にポーズができるようになります。ただし、苦痛に感じるときは、そこで終了するようにしましょう。

5 バランスのとり方 最小限の力でキープする

　ポーズを決めたら、最小限の力でキープし、バランスをとるようにします。そのかなめは下半身にあります。会陰部とお尻を引き締めることが最も大切。下半身がつねに安定していなければなりません。

　下半身の力で背筋をスッと伸ばし、上半身は極力リラックスさせます。肩、首、のど、胸やみぞおちの力をゆったりと抜きましょう。

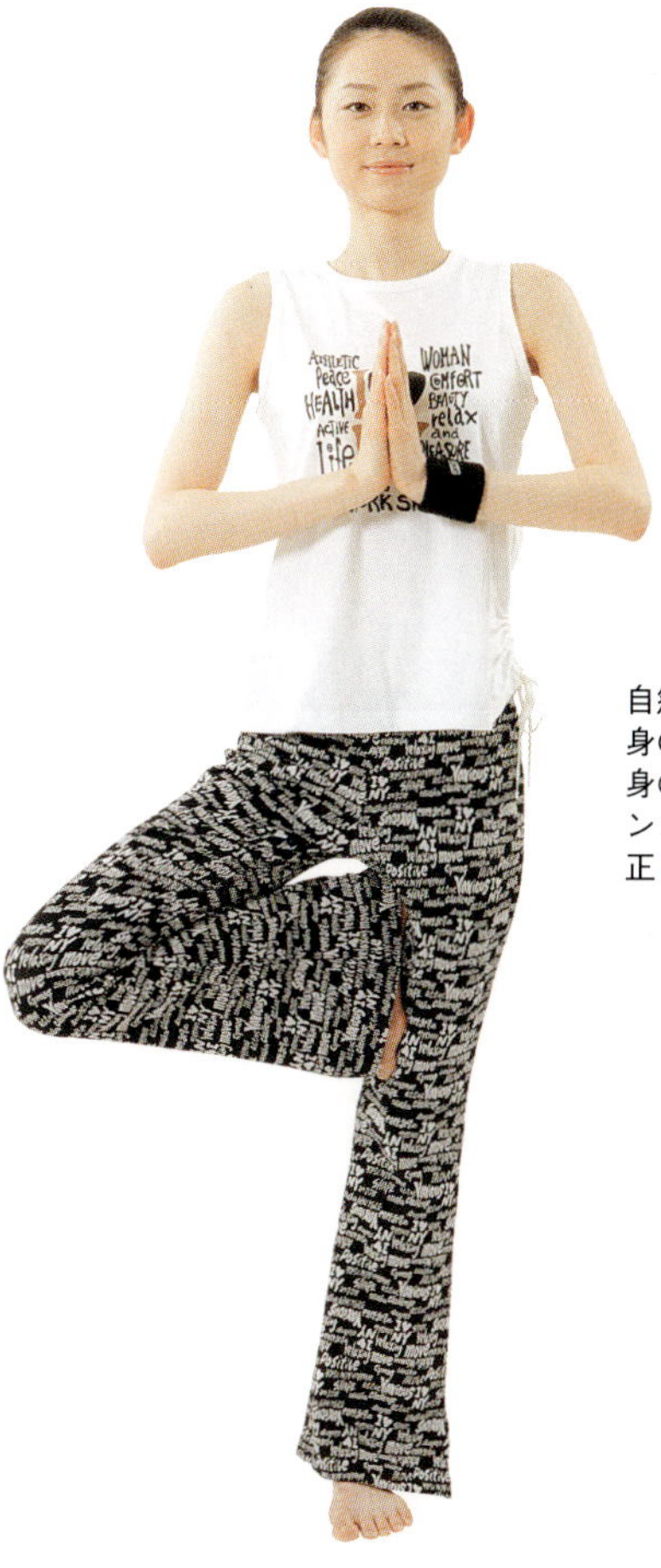

自然に呼吸し、上半身の力が抜け、下半身の引き締めでバランスをとっている、正しいポーズ

6 呼吸のしかた
ポーズ中に呼吸を止めない

ポーズ中は決して息を止めないで行うようにしましょう。慣れないうちは、動作の途中や完成ポーズで、ついつい息を止めて頑張ってしまうことが多いようです。一つ一つの動作は必ず呼吸を伴いますので、最初は意識して呼吸を行うようにして、完成ポーズで静止している間も、時おり思い出しては呼吸を心がけましょう。

Part4でもご紹介しますが、最初から深い完全な呼吸を行おうとせず、まずは息を止めないことを目標にして、不自然でも浅くても、とにかく呼吸している、という状態をゴールにして、慣れてきたら、その段階に応じて少しずつステップアップしていくようにします。

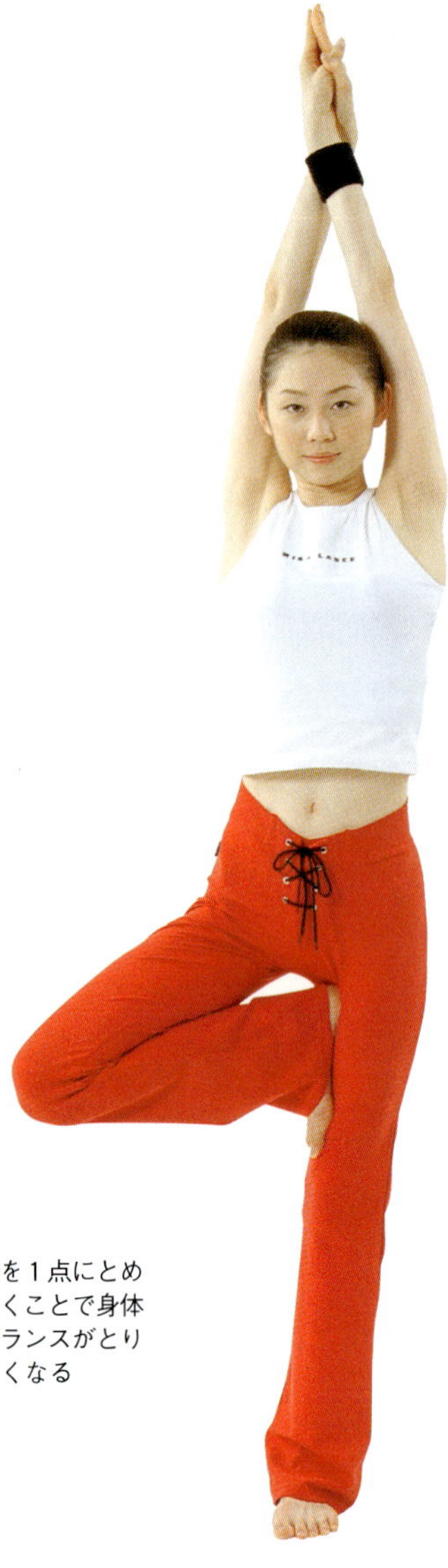

視線を1点にとめておくことで身体のバランスがとりやすくなる

7 意識のコントロール 意識を集中させて行う

身体の各部の感覚に意識を集中させて行うようにしましょう。今日あった出来事や、明日の予定などをあれこれ考えたりしないこと。

筋肉や腱が伸びていく感じ、引き締まっていく感じ、リラックスしていく感じ、そしてポーズを維持することによって起こるだるさや痛みまでも穏やかな心で受け入れる気持ちでポーズを行いましょう。

身体が伸び伸びとして気持ちがいい感じ、エネルギーが背骨を伝って上ってくる感じがしたら、それを十分に味わいましょう。

ポーズによっては、視線を一点にとどめて行うとよいものがあります。このようなときは、対象を観察するのではなく、対象が目に映るがままにし、意識を集中するようにします。

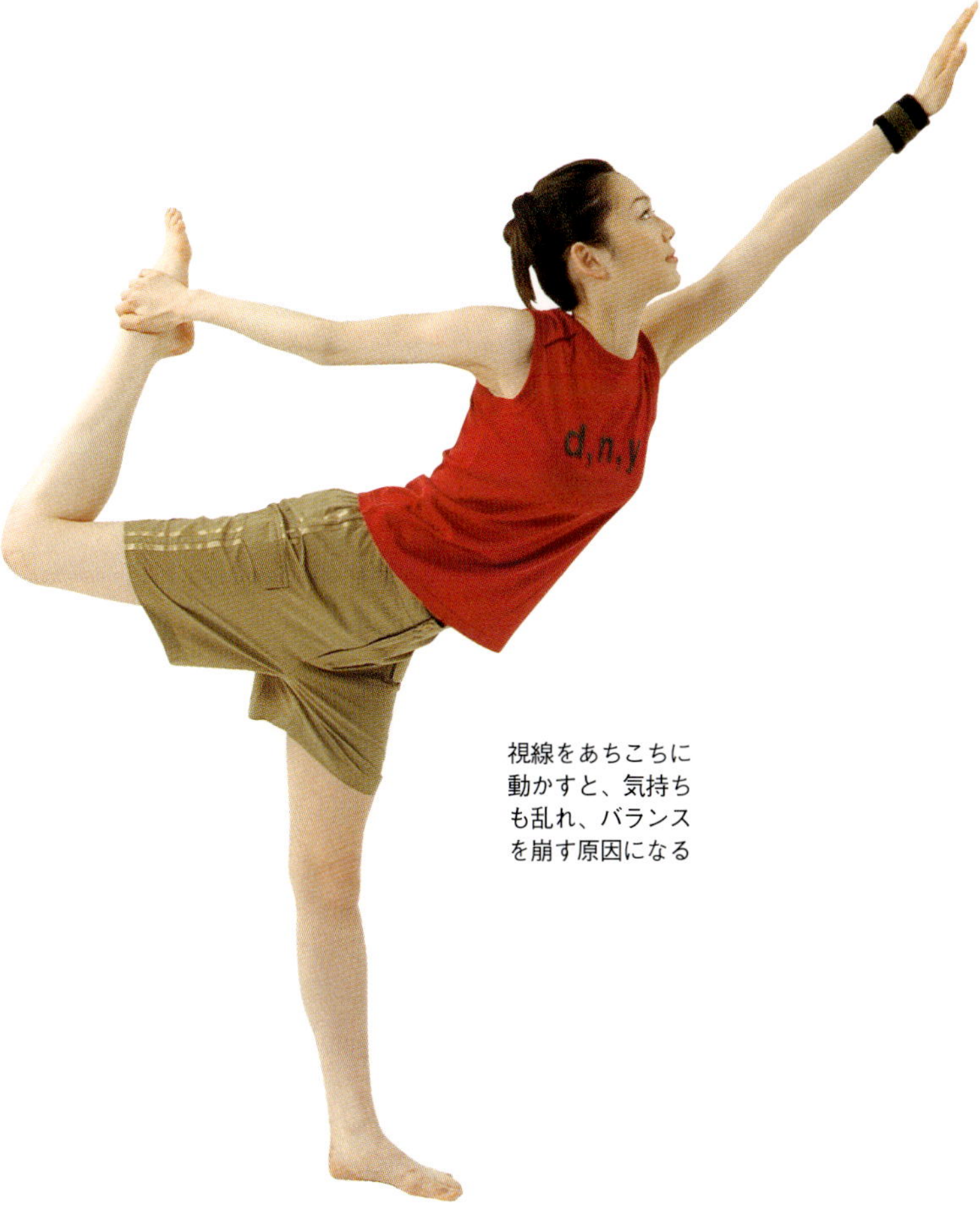

視線をあちこちに動かすと、気持ちも乱れ、バランスを崩す原因になる

身体を温める

ビューティ・プログラム 1
>>準備運動

**準備運動でポーズの効果が大きくアップ！
スムースに動けるようになります**

CD 1

What pose?

ヨーガのポーズを行う前に、欠かせないのが準備運動。いろいろなポーズにトライできるように、ウォーミングアップしましょう。首、肩、腰などをポーズで痛めないように、しっかり伸ばしておきます。

1

両足を伸ばしてすわり、両手を腰の後ろにつく。

［肩］
力を抜く

［背中］
骨盤を立てるように背筋を軽く伸ばす

［呼吸］
ポーズのキープ中は、ゆったりとした呼吸を

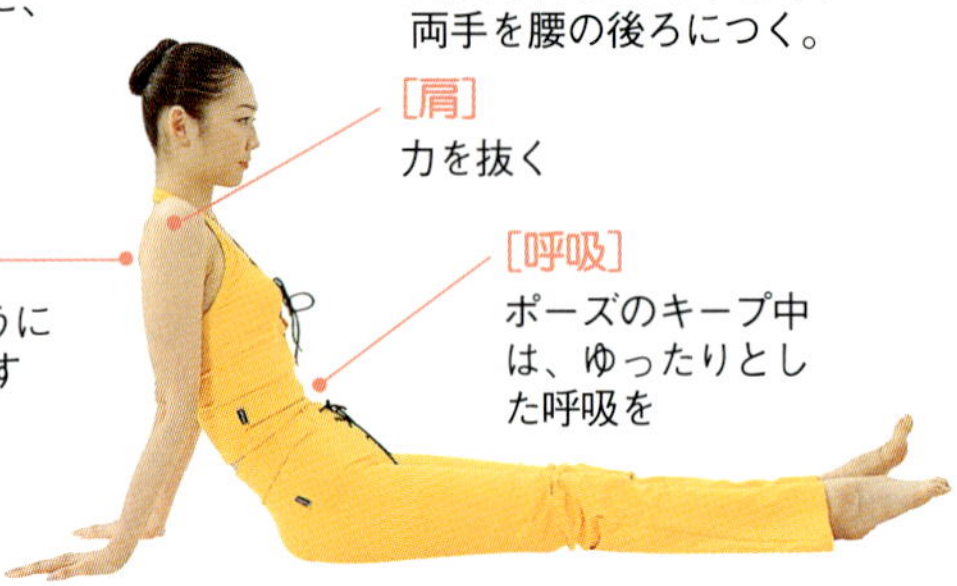

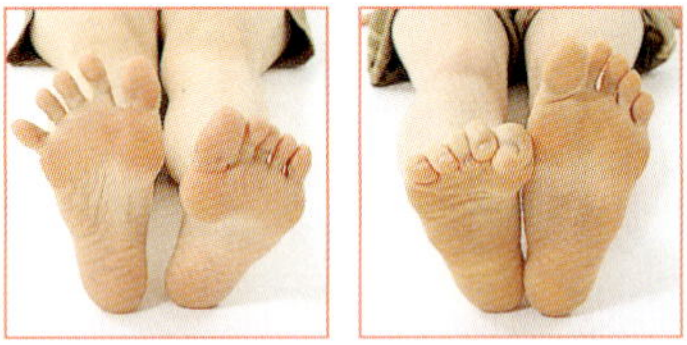

息を吐きながら、右足5本の指をギューッとにぎる。息を吸いながら、パーッと広げる。同様に左側も、さらに両足同時に行う。

息を吐きながら、右つま先を向こうへ、次に息を吸いながら手前へ引く。同様に左側も、さらに両足同時に行う。
続けて両足のつま先を向こうへ伸ばし、両つま先を外側へ開きながら手前へ、さらに開きながら向こうへ伸ばす。

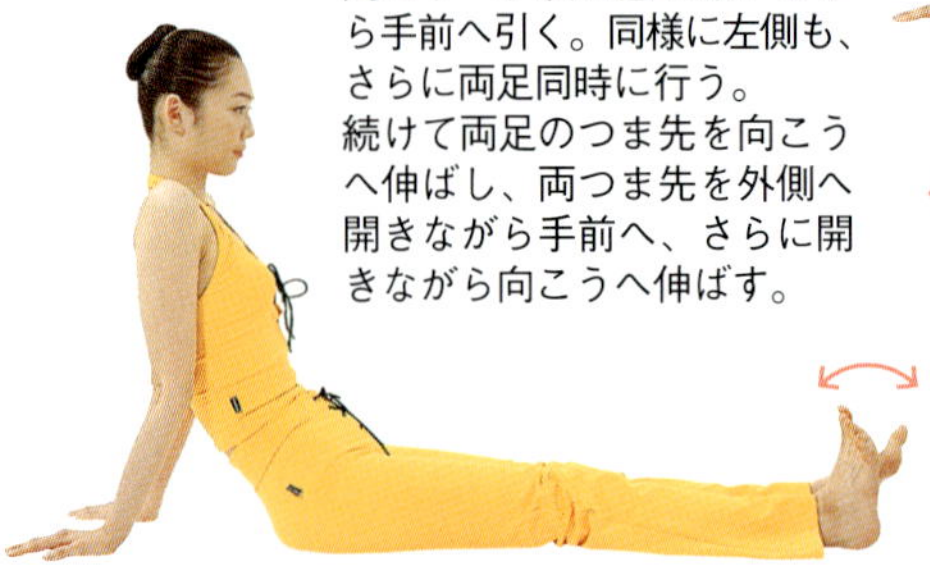

2

右ひざを立てて両手で引きよせ、息を吐きながら背中を丸める。

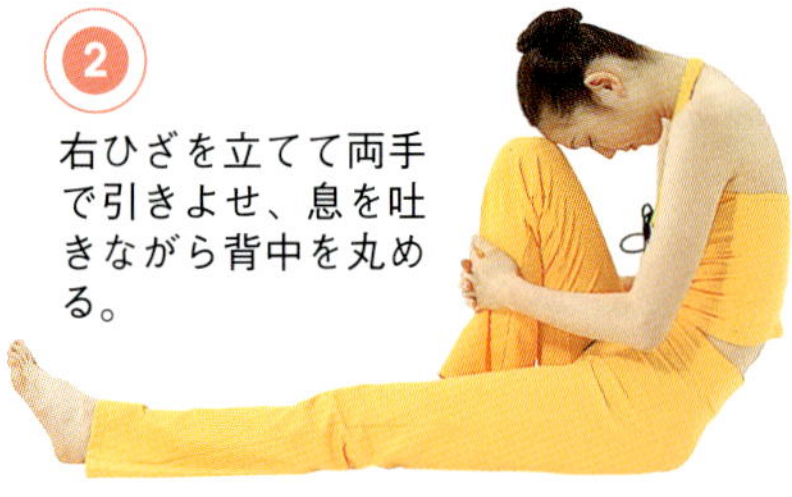

息を吸いながら腰を伸ばし、胸を反らす。息を吐きながら、中央に戻す。左側も同様に行う。

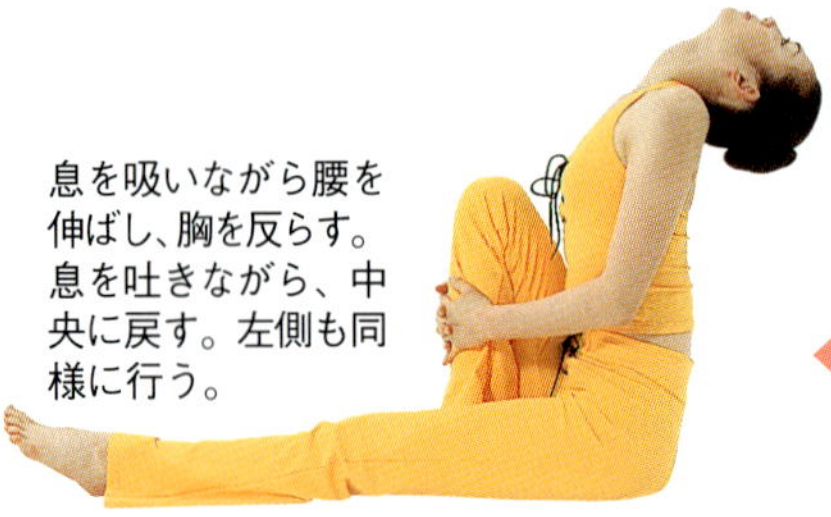

［背中］
背筋を伸ばす

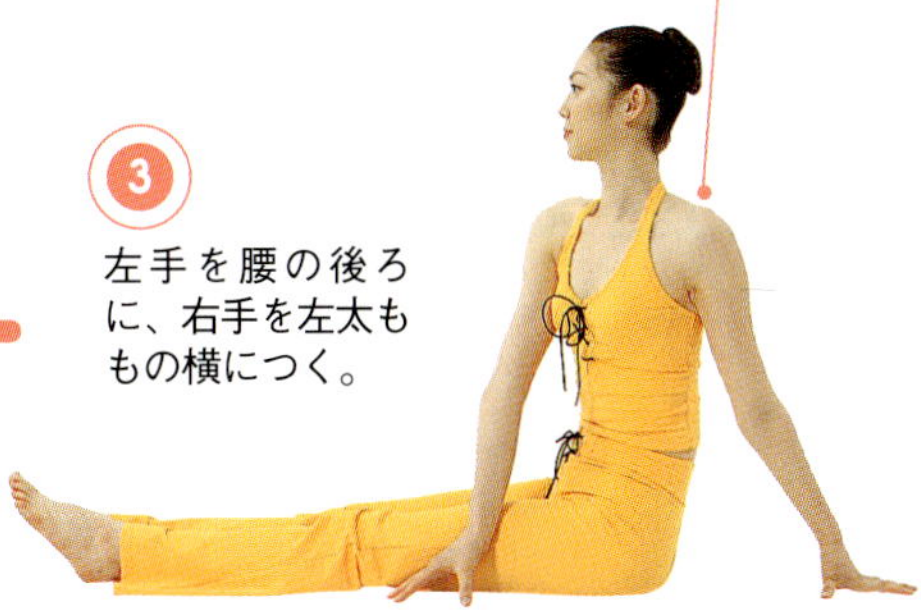

3
左手を腰の後ろに、右手を左太ももの横につく。

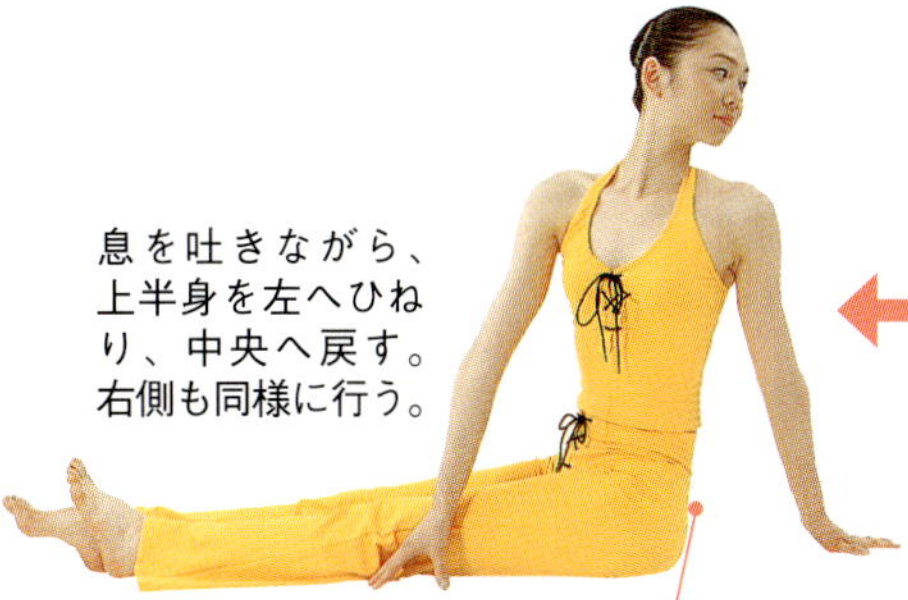

息を吐きながら、上半身を左へひねり、中央へ戻す。右側も同様に行う。

腰、胸、首の順にゆっくりねじる

4
両手を腰の後ろにつき、肩の力を抜き、一息吐く。

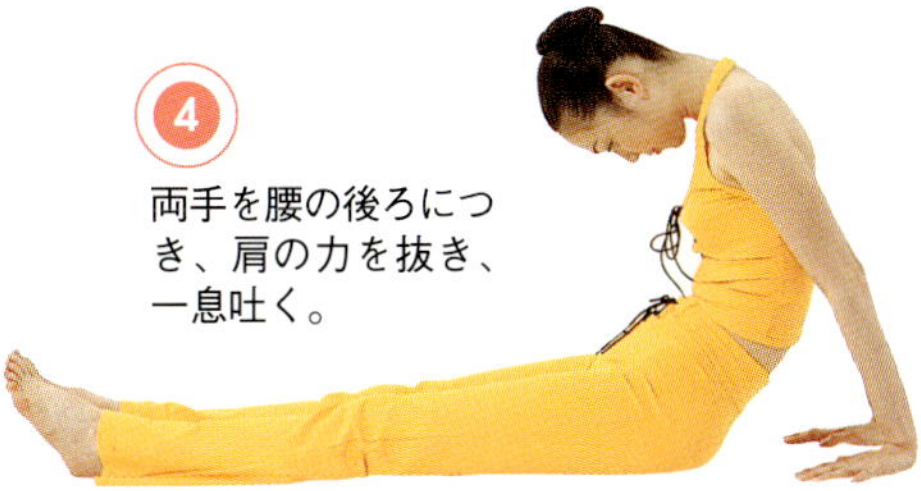

息を吸いながら腰をポンと持ち上げる。息をゆっくり吐きながら体を落とす。

POINT

お尻を引き締め、お腹、胸を天井に突き出し、呼吸を止めずに静止する。

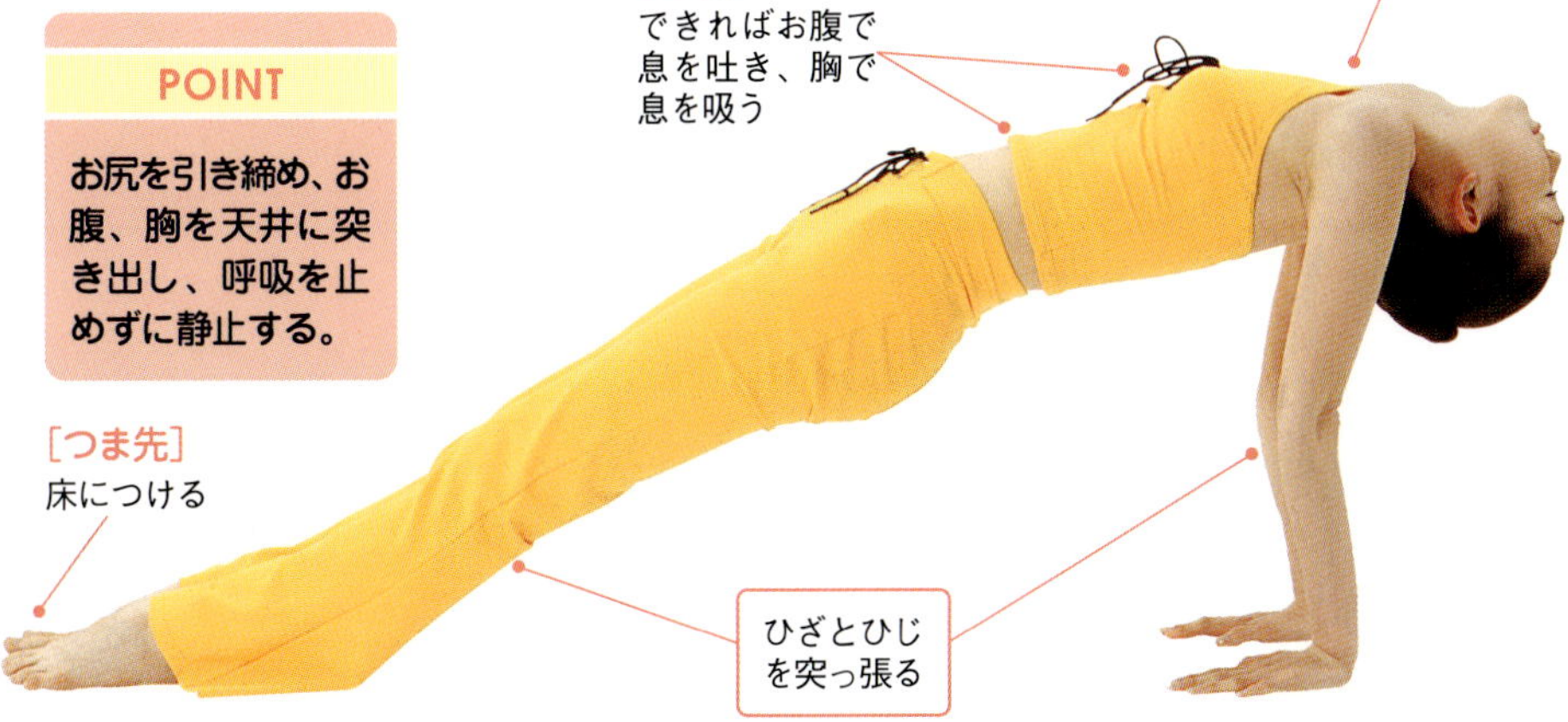

［首］
力を抜く

［呼吸］
できればお腹で息を吐き、胸で息を吸う

［つま先］
床につける

ひざとひじを突っ張る

5

[肩]
力を抜く

[腕]
肩の高さに伸ばす

[脚]
正座か、あぐら

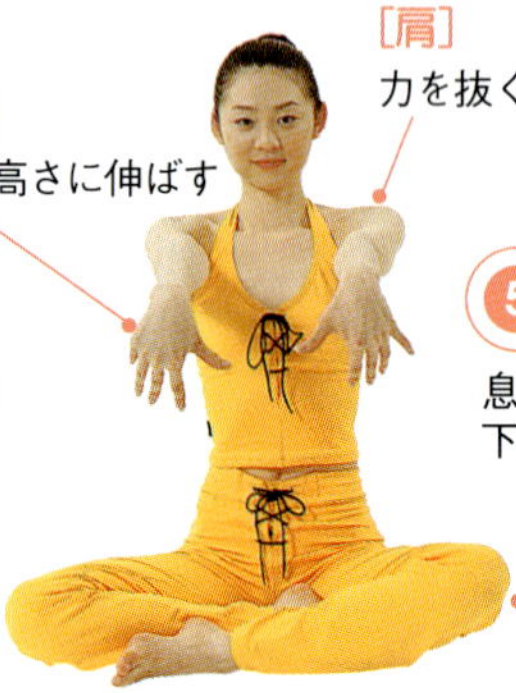

息を吐きながら指先を下に向け、手前に引く。

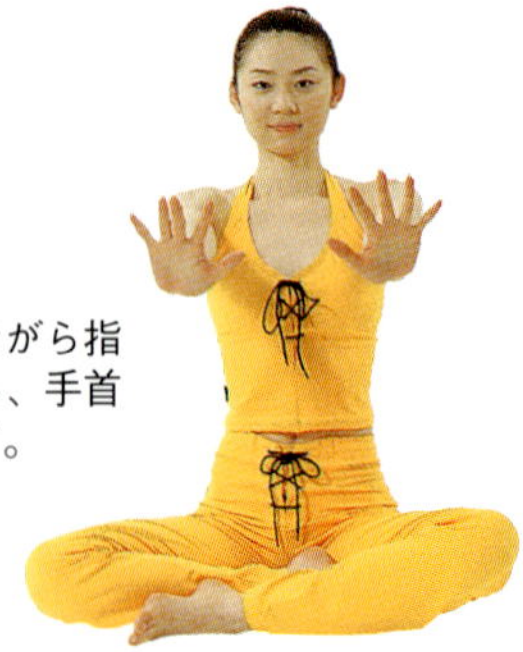

息を吸いながら指先を上にし、手首を突き出す。

[手のひら]
しっかり開く

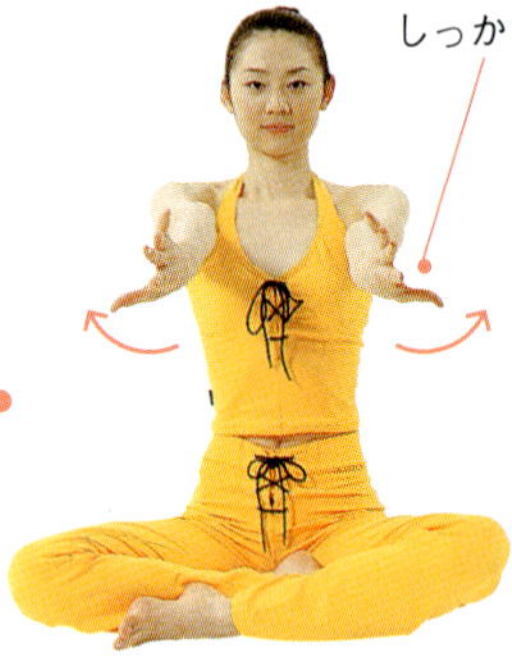

親指を下に向け、しっかりねじる。

止まりがちな呼吸をゆったりとキープ

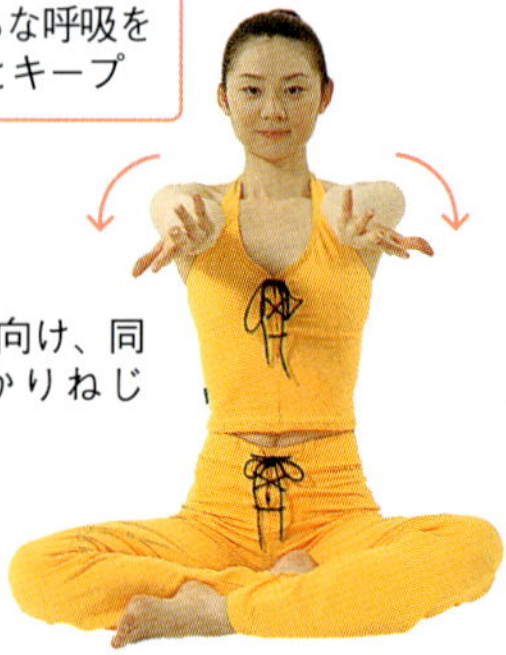

親指を上に向け、同様にしっかりねじる。

6

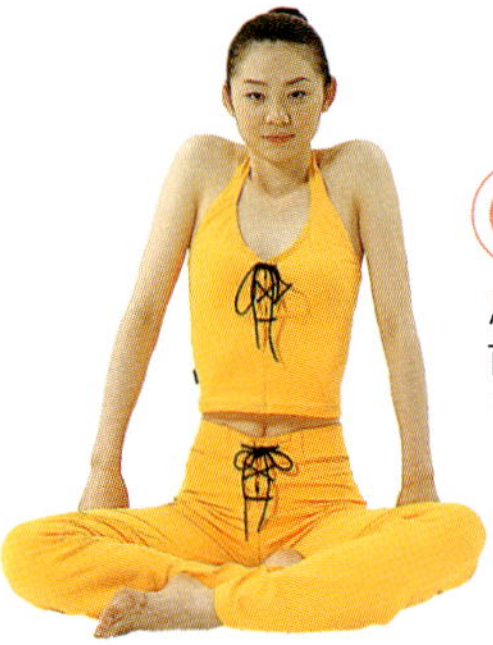

息を吸いながら、首をすくめるように肩を上げる。

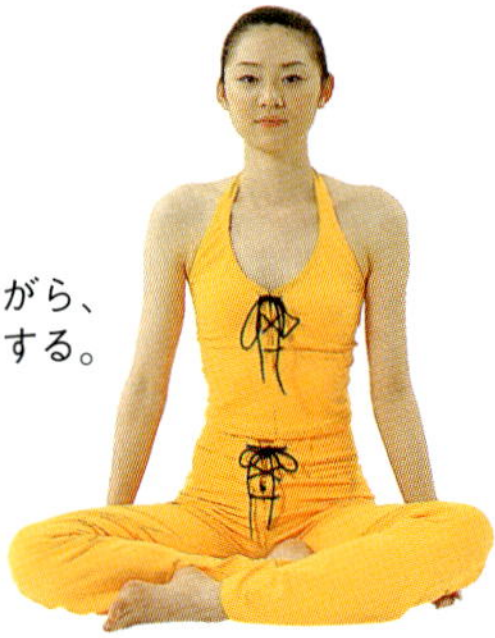

息を吐きながら、リラックスする。

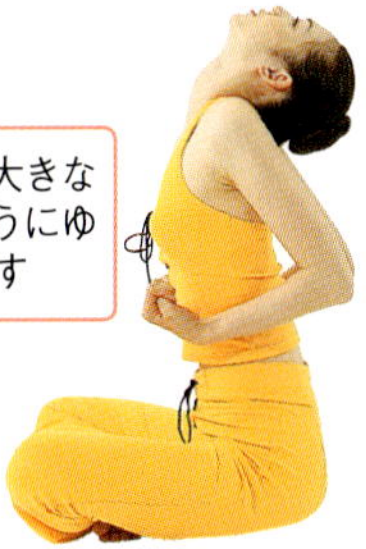

できるだけ大きな円を描くようにゆっくりと回す

7

両ひじを後ろに引き、胸を十分に反らせながら一息吐く。

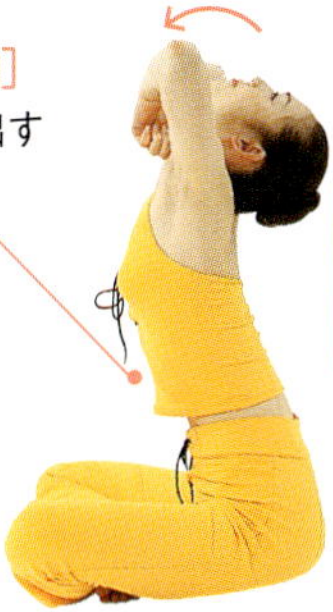

［お腹・胸］
前へ突き出す

息を吸いながら、ひじを大きく後ろから上へと回す。一度腕を下ろしてから、逆回しも行う。

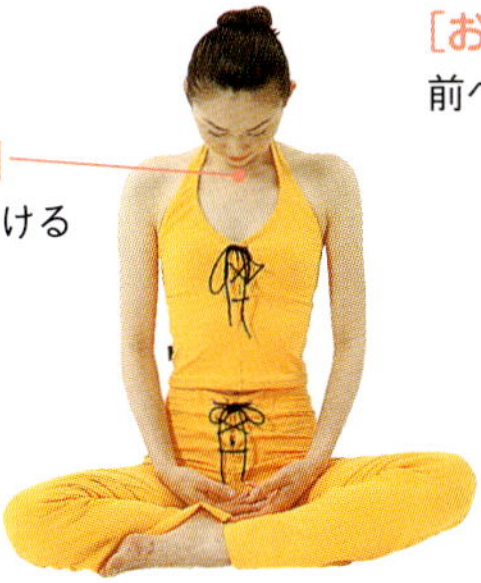

［あご］
胸につける

8

肩の力を抜き、息を吐きながら首を前に倒して、うなじを伸ばす。

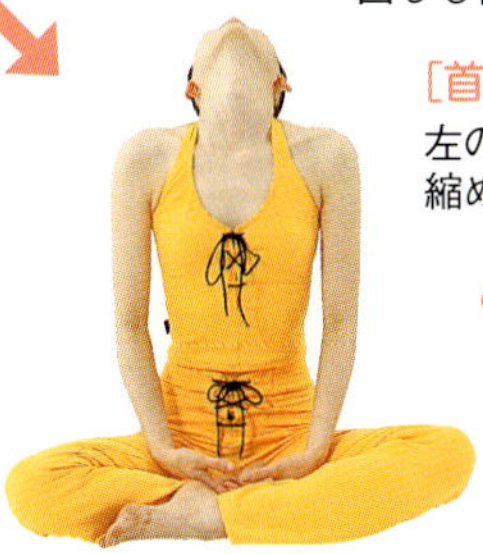

息を吸いながら、上を見上げるように、のどを伸ばす。

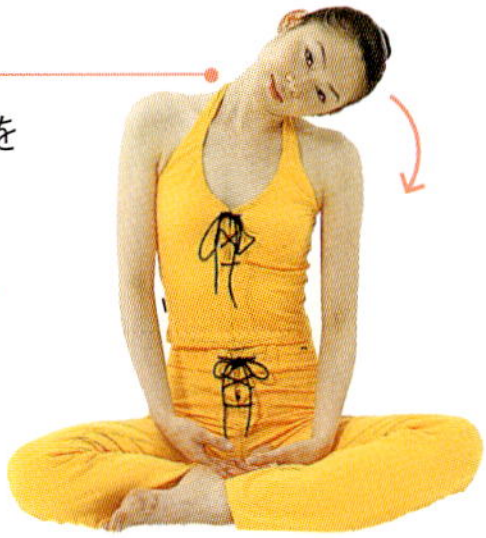

［首］
左の首筋を縮める

息を吐きながら顔を中央に戻し、次の吐く息で頭を左に傾ける。反対側も同様に行う。

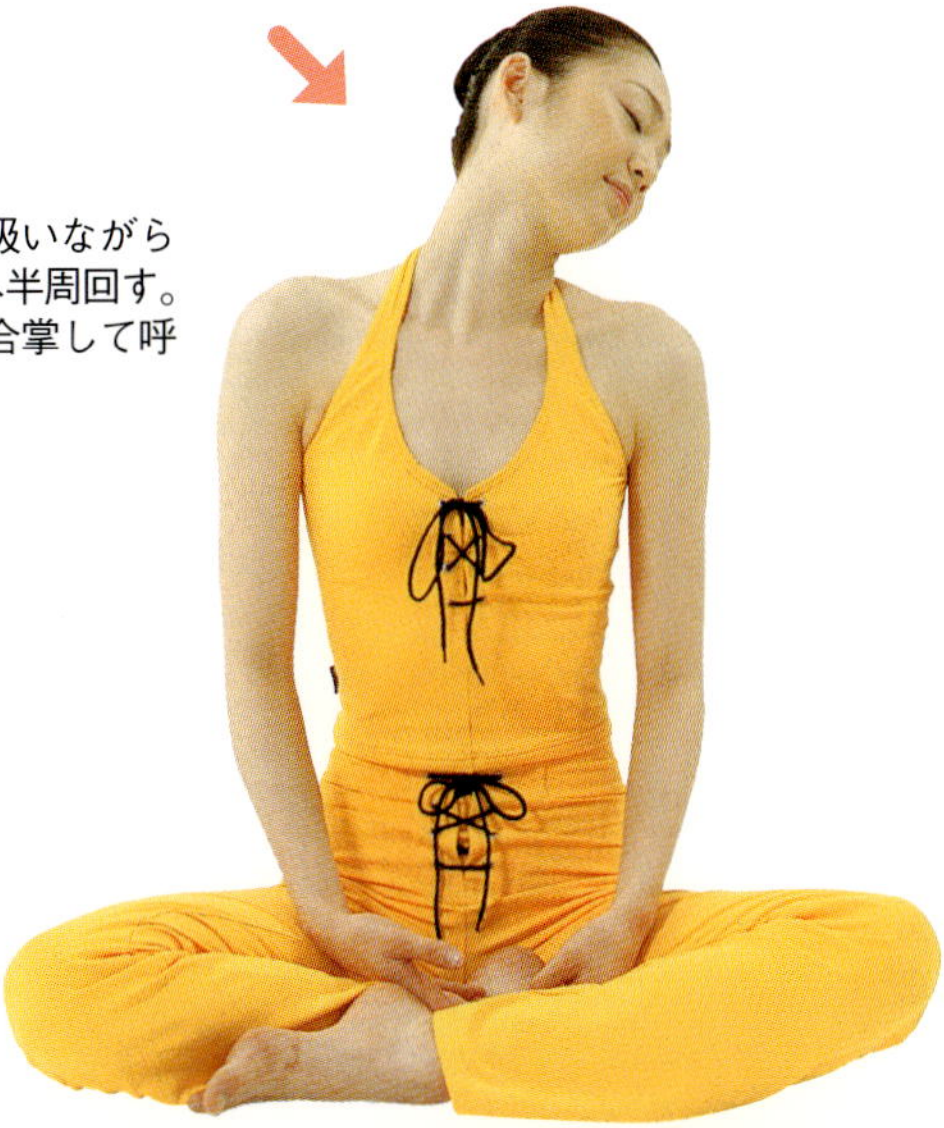

息を吐きながら、頭を前へ倒し、息を吸いながら左後方へ半周、息を吐きながら、前方へ半周回す。同様に逆回しも行い、2〜3周回したら合掌して呼吸を整える。

POINT

肩の上で頭を転がすような気持ちで、ゆったりと行う。

美しいシルエットをつくる

ビューティ・プログラム2
>>立ち木

足先から頭頂、手先まで、
全身を細くすっきりとしたラインに整えます

CD 2

What pose?

背骨のゆがみを矯正し、自律神経の機能を回復し、全身のシルエットを美しく整えるポーズ。バランスを上手に取ることで、集中力を高め、気力を充実させる効果があります。

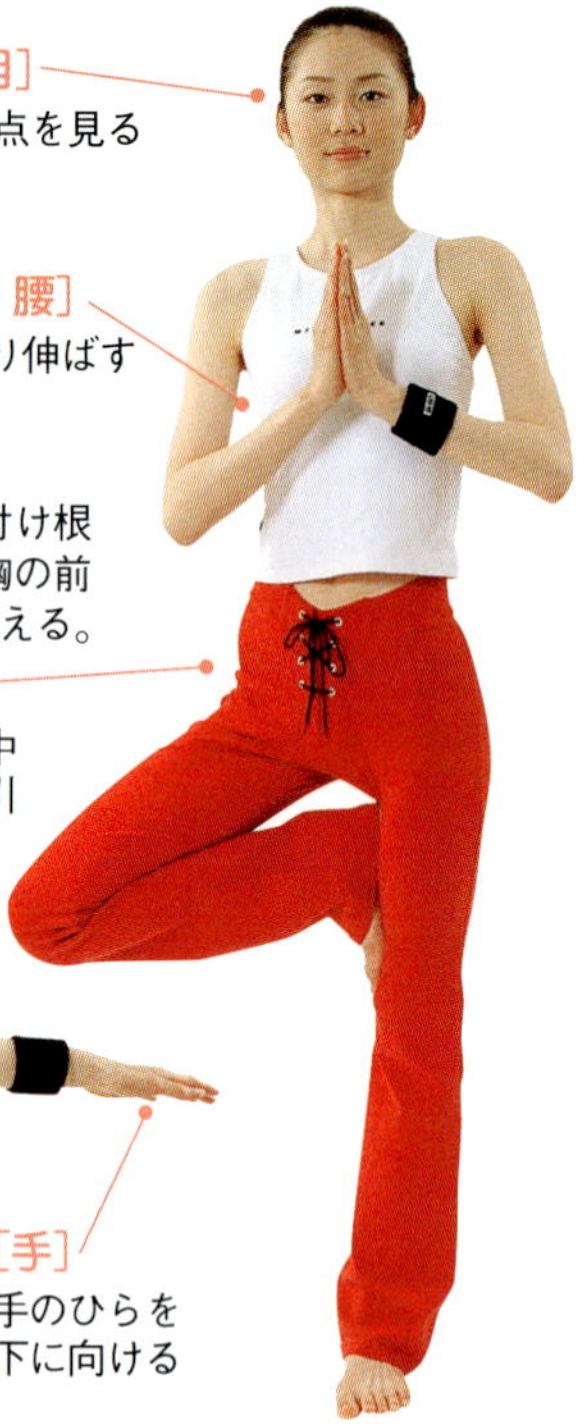

[目]
一点を見る

[背中・腰]
しっかり伸ばす

1

右足の裏を左太ももの付け根につけ、左足で立つ。胸の前で手を合わせ、呼吸を調える。

[お尻]
しっかりと中央に向けて引き締める

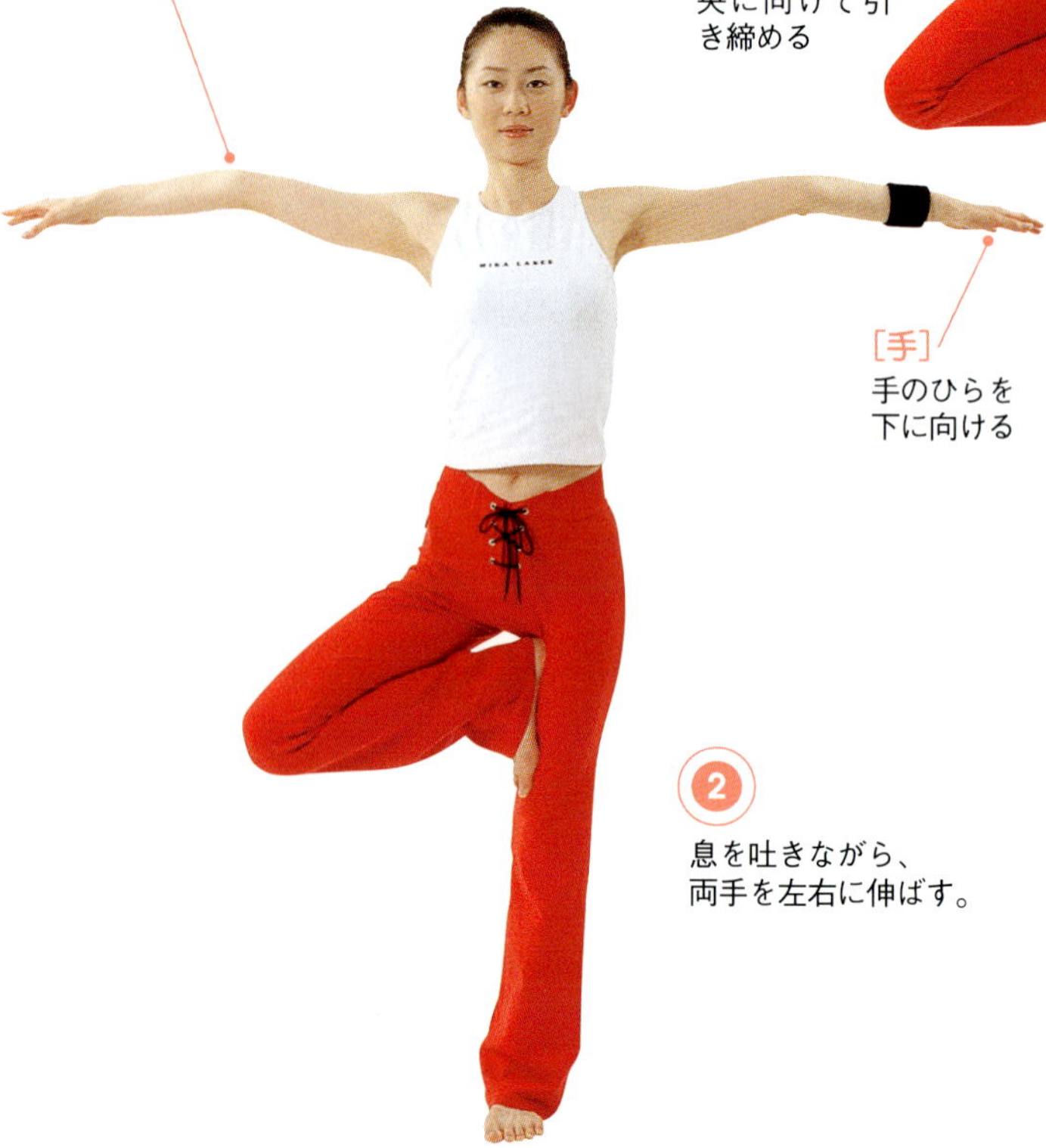

[ひじ]
伸ばす

[手]
手のひらを下に向ける

2

息を吐きながら、両手を左右に伸ばす。

③

息を吸いながら、腕を上げて左腕が前、右腕が後ろになるようにクロスする。ひじ、二の腕、肩を内側に寄せ、自然な呼吸をくり返す。

息を吐きながら、円を画くように腕を下ろし、右足を下ろす。左側も同様に行う。

POINT

下半身を安定させ、太もも、お尻をしっかりと引き締める。背筋を伸ばして行うこと。

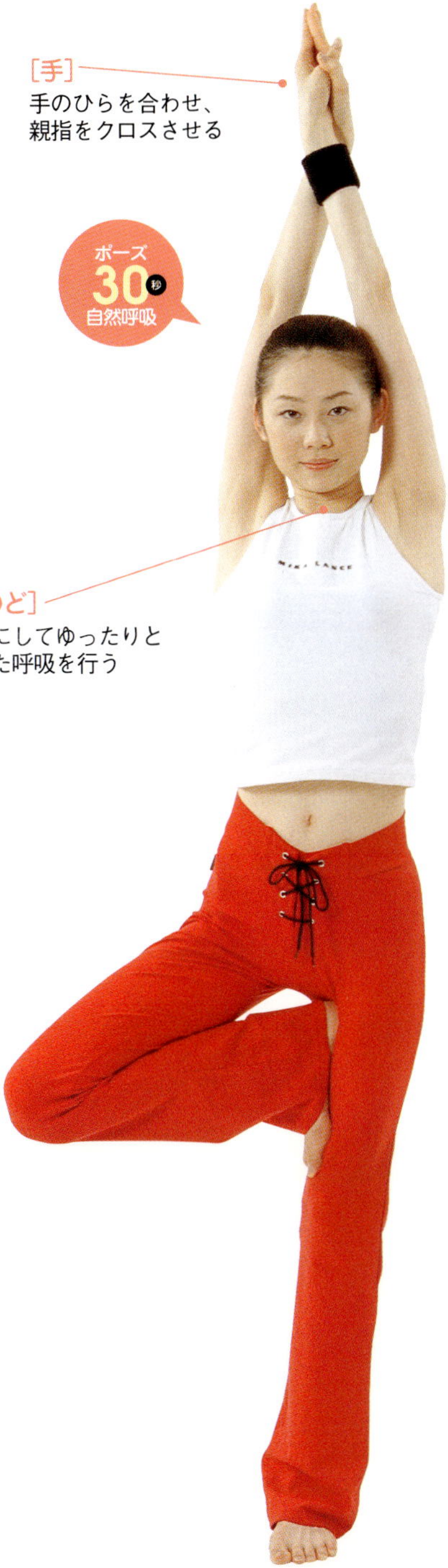

[手]
手のひらを合わせ、親指をクロスさせる

ポーズ 30秒 自然呼吸

[のど]
楽にしてゆったりとした呼吸を行う

Upper POSE ●アッパーポーズ

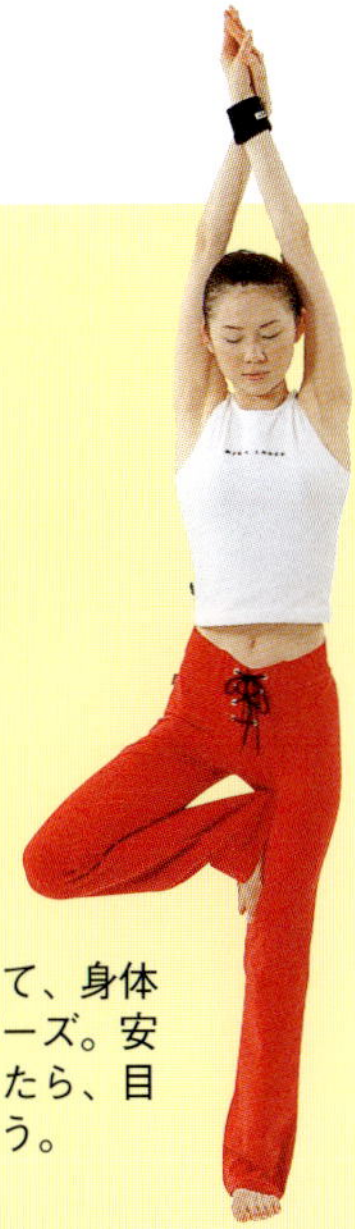

はじめはバランスが乱れて、身体が揺れてしまいがちなポーズ。安定してできるようになったら、目を閉じて行ってみましょう。

太ももを引き締める

ビューティ・プログラム3
>>腰かけ

たるんだ太ももを刺激して
引き締まった美しいラインをつくります

CD 3

What pose?

腰を落とし、足に負荷をかけるポーズなので、すらりとした美しい足になります。また、ふくらはぎやヒップ、背中など、全身を引き締める効果も抜群です！

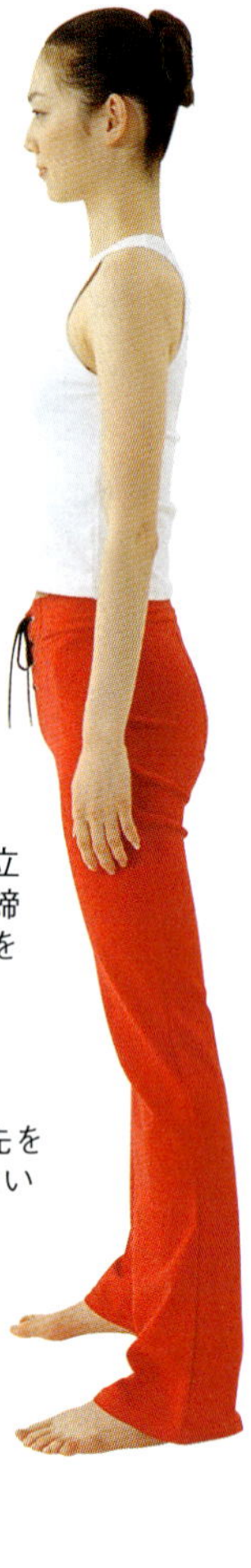

1

両足を肩幅に開いて立つ。ももとお尻を引き締め、背骨を伸ばし、息を吐く。

[足]
左右平行に。つま先を外側や内側に向けない

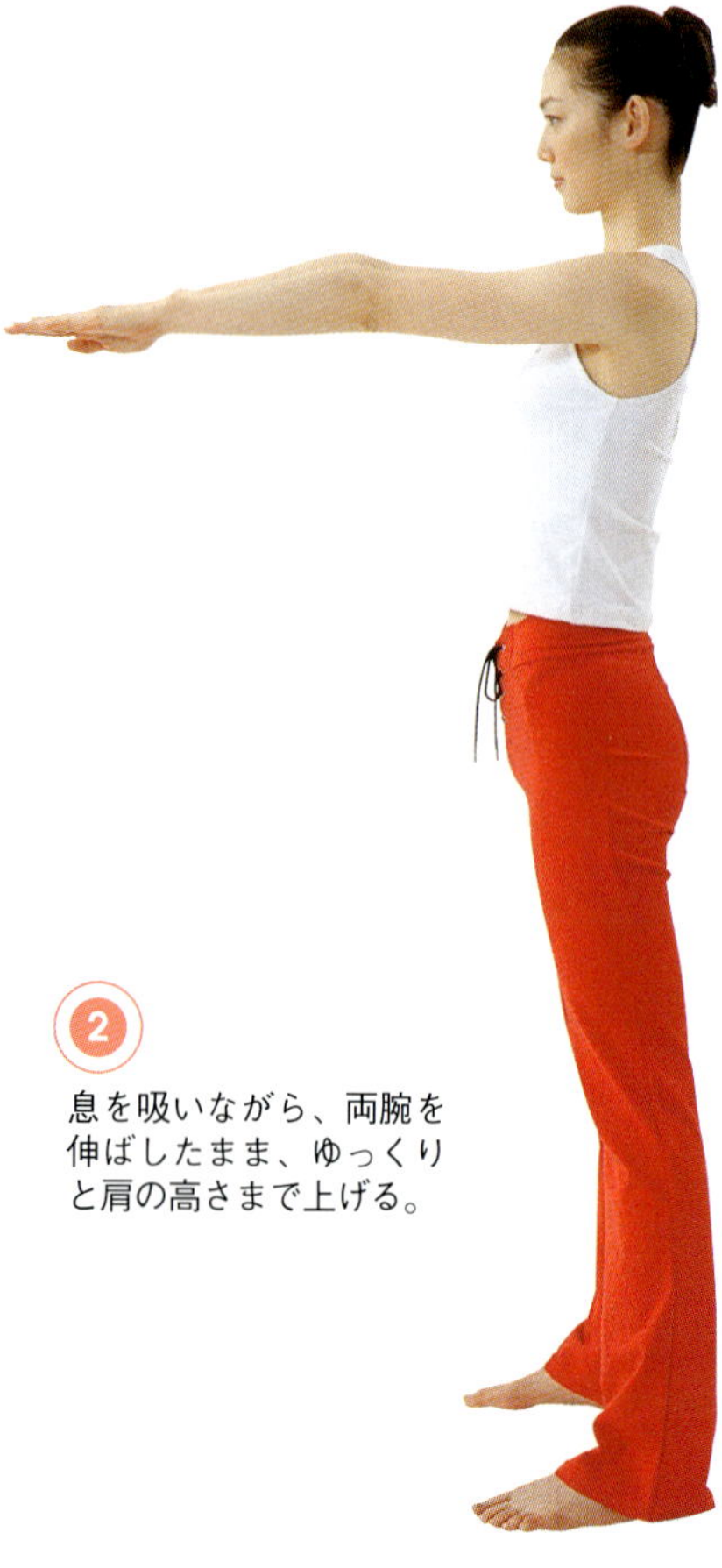

2

息を吸いながら、両腕を伸ばしたまま、ゆっくりと肩の高さまで上げる。

ポーズ 30秒 自然呼吸

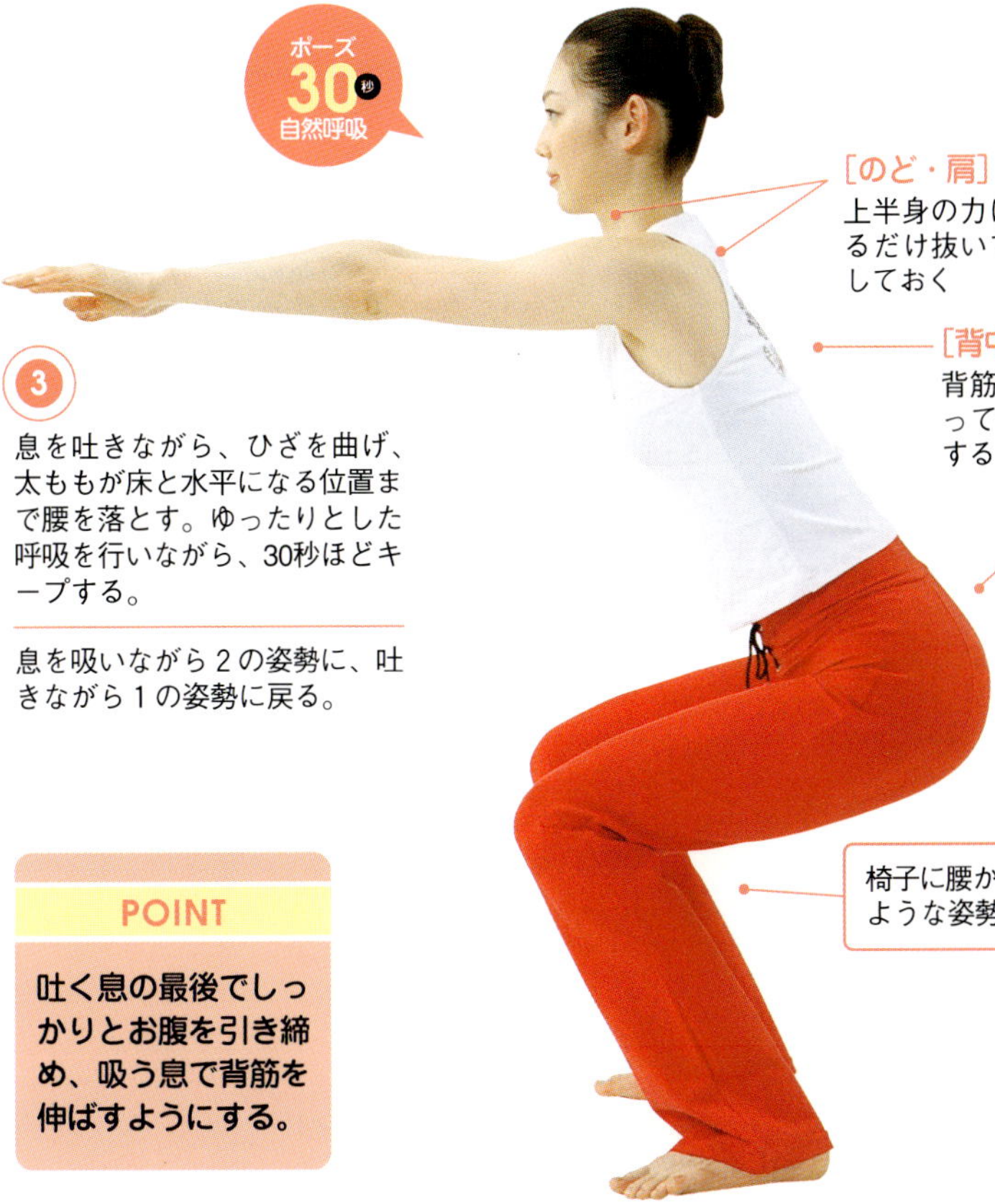

[のど・肩]
上半身の力はできるだけ抜いて楽にしておく

[背中]
背筋を真上に向かって伸ばすようにする

[お尻]
お尻をしっかりと内側に向けて引き締めておく

椅子に腰かけているような姿勢をとる

3

息を吐きながら、ひざを曲げ、太ももが床と水平になる位置まで腰を落とす。ゆったりとした呼吸を行いながら、30秒ほどキープする。

息を吸いながら2の姿勢に、吐きながら1の姿勢に戻る。

POINT

吐く息の最後でしっかりとお腹を引き締め、吸う息で背筋を伸ばすようにする。

Upper POSE ●アッパーポーズ

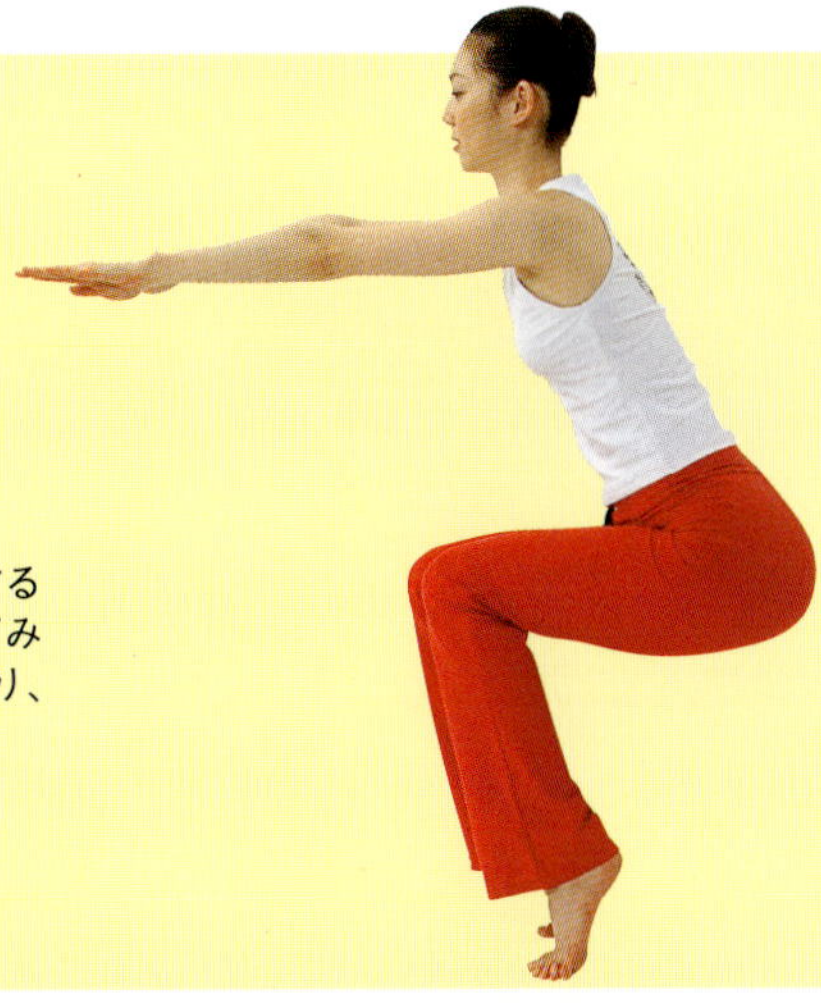

腰を下ろしたときのポーズをキープすることができたら、つま先立ちで行ってみましょう。ふくらはぎの緊張が高まり、シェイプアップ効果が倍増します。

ウエストを細くする

ビューティ・プログラム4
>>三角

左右のウエストが伸び縮みすることで
ウエストを引き締めてくびれをつくります！

CD 4

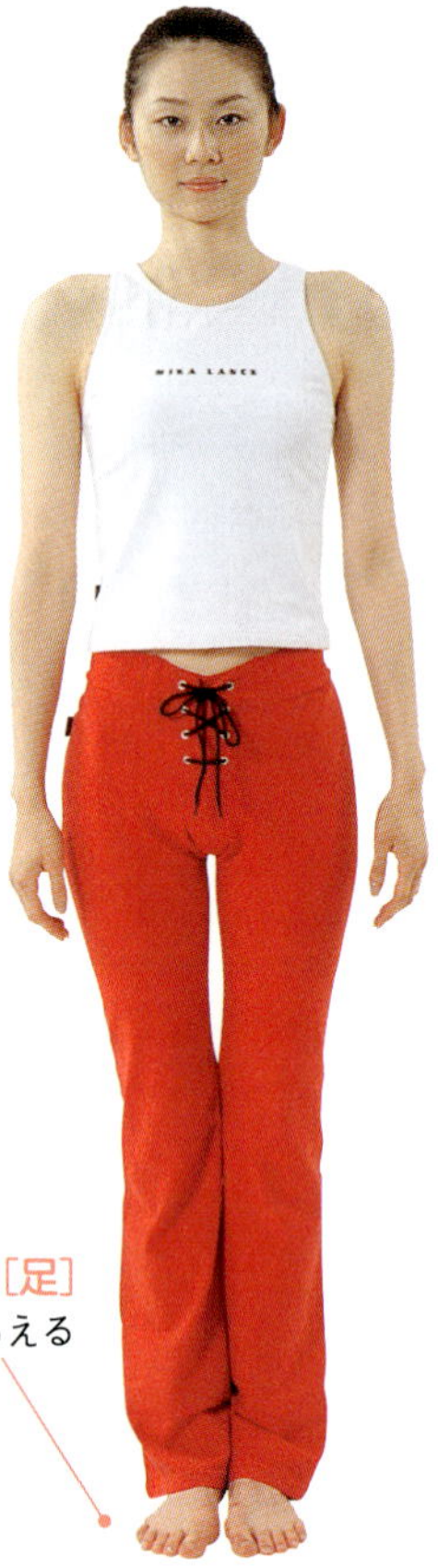

①

両足を閉じて立ち、太ももとおしりを引き締める。肩の力は抜き、息を吐く。

[足]
つま先をそろえる

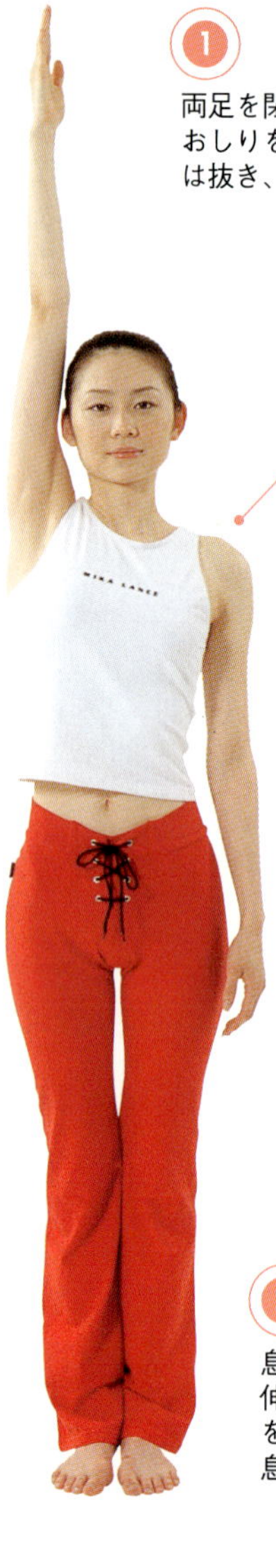

[肩]
左肩の力はゆったりと抜いておく

②

息を吸いながら、右腕を上へ伸ばし、呼吸する。右の指先をさらに上へ伸ばしながら、息を吸う。

What pose?

ウエストに対する筋トレとストレッチを同時に行うことができるので、効果的にウエストを引き締めることができます！

3

息を吐きながら、上半身を左へゆっくり傾け、少しきつく感じられる位置で静止する。ゆったりとした呼吸を行いながら、30秒ほどキープする。

息を吸いながら、太ももに力を入れ、上方へ伸びるように上半身を戻し、次に息を吐きながら右腕を下ろす。左側も同様に行う。

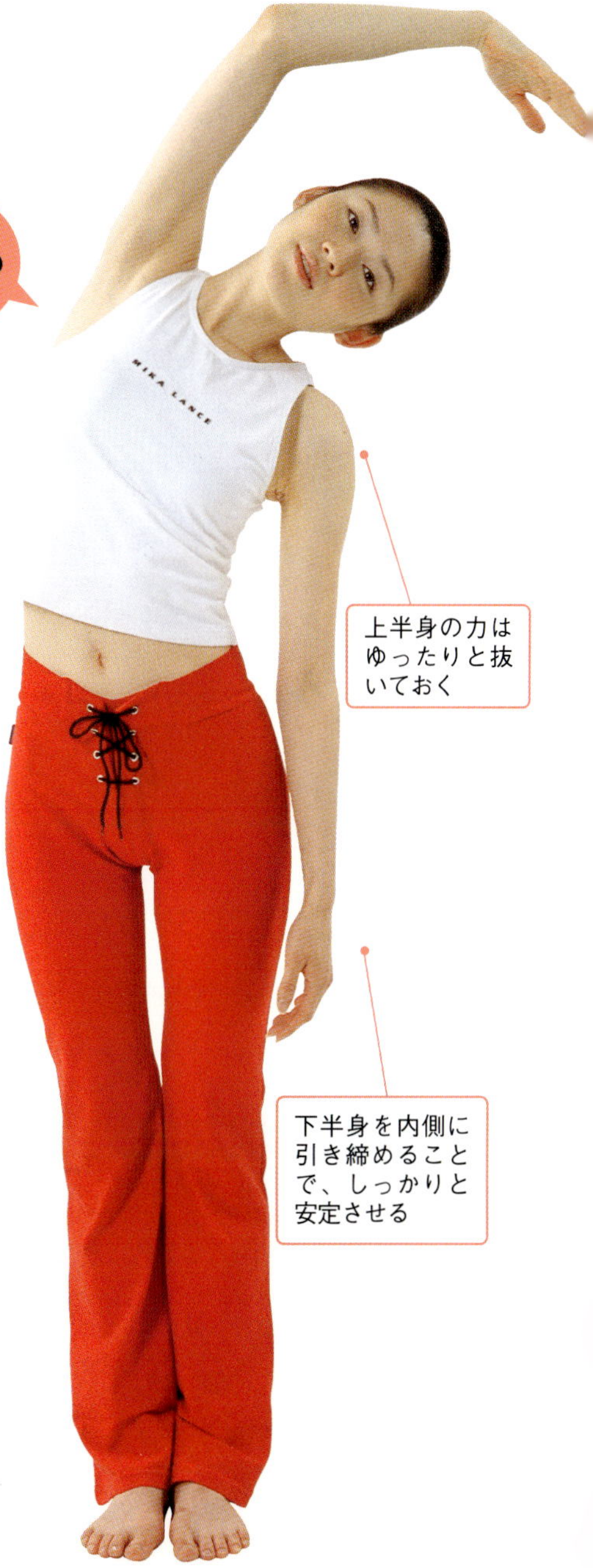
ポーズ
30秒
自然呼吸
上半身の力はゆったりと抜いておく
下半身を内側に引き締めることで、しっかりと安定させる

POINT

静止する位置の目安は、少しきつい、と感じた段階で。

Beginner POSE ●ビギナーポーズ

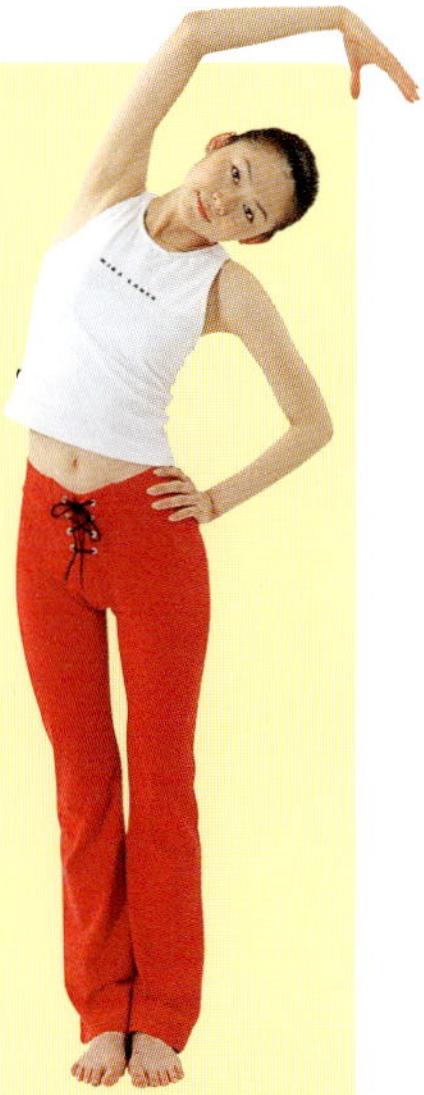

脇を伸ばすのがきついときは、反対側の手を腰に当てて行うと、つらさが軽減します。あくまでも無理はしないように。

レッグラインを美しくする

ビューティ・プログラム5
>>足と手

足がスッキリ細くなる！
ひざの関節を柔軟にし、足を伸ばすことで美脚に

CD 5

What pose?

足を伸ばした状態で後ろへ反り、さらに前屈姿勢へ。足の裏側のストレッチにもなり、すっきり美脚をつくります。

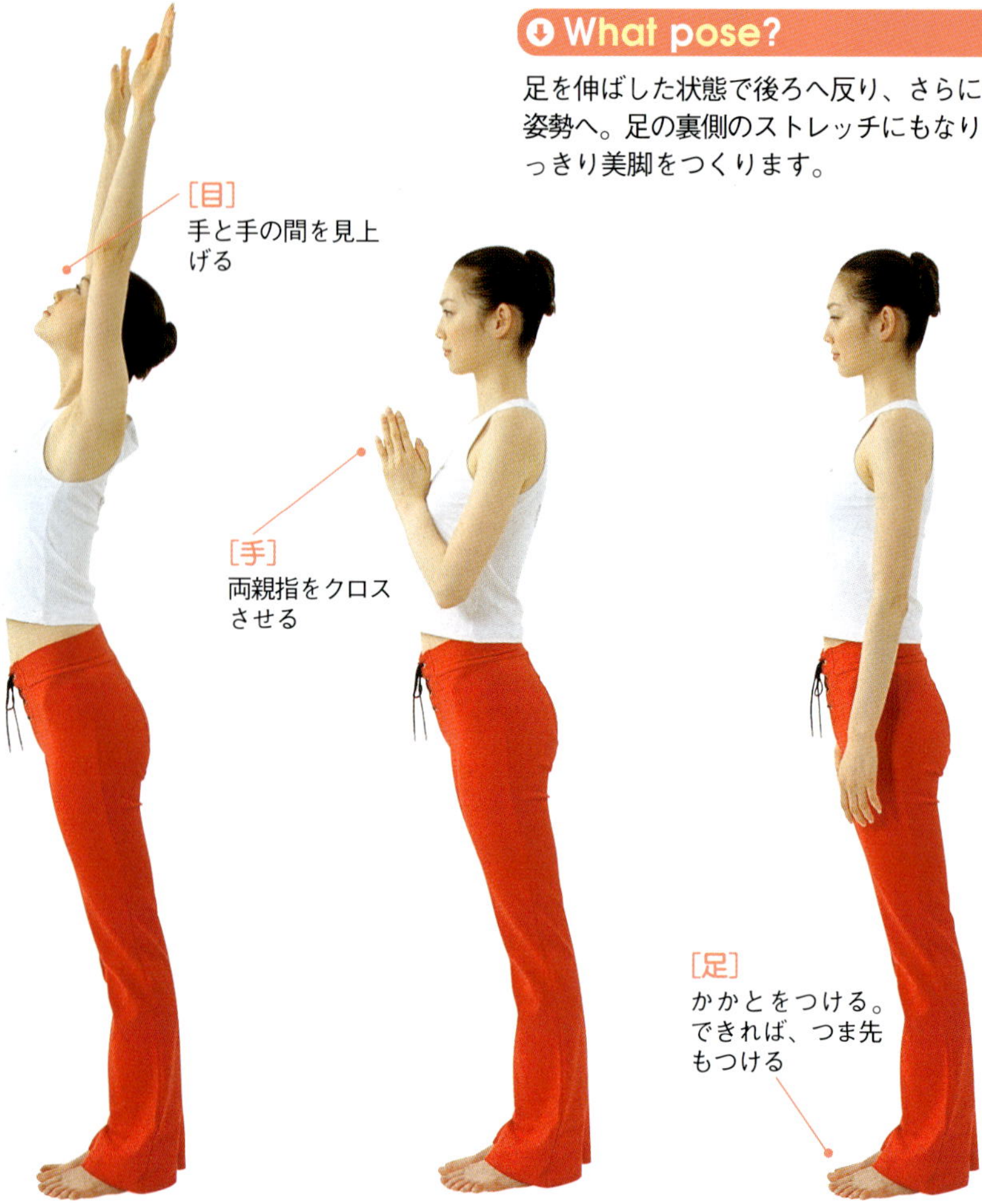

[目]
手と手の間を見上げる

[手]
両親指をクロスさせる

[足]
かかとをつける。できれば、つま先もつける

③
息を吸いながら、腕を上方へ肩幅に開いて伸ばし、呼吸する。余裕があれば、もう少し腕を後ろに引いて上体を反らせる。

②
肩の力をぬき、胸の前で手を合わせる。肩の力を抜き、息を吐く。

①
両足を閉じて、太ももとお尻を引き締め、背骨を伸ばして立つ。

4

息を吐きながら、上体を反らせ、ゆっくり前へ倒す。

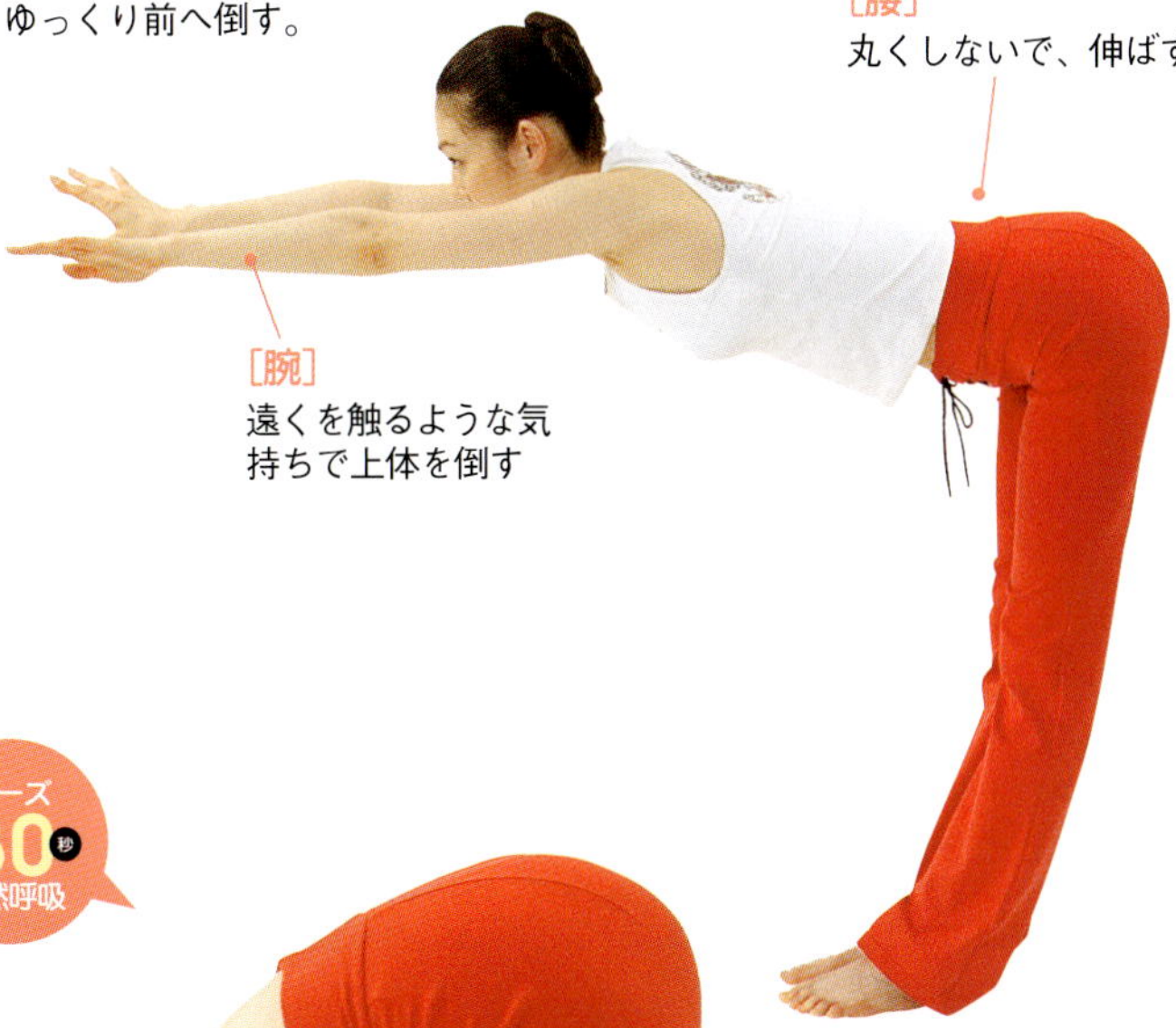
［腰］
丸くしないで、伸ばす
［腕］
遠くを触るような気持ちで上体を倒す

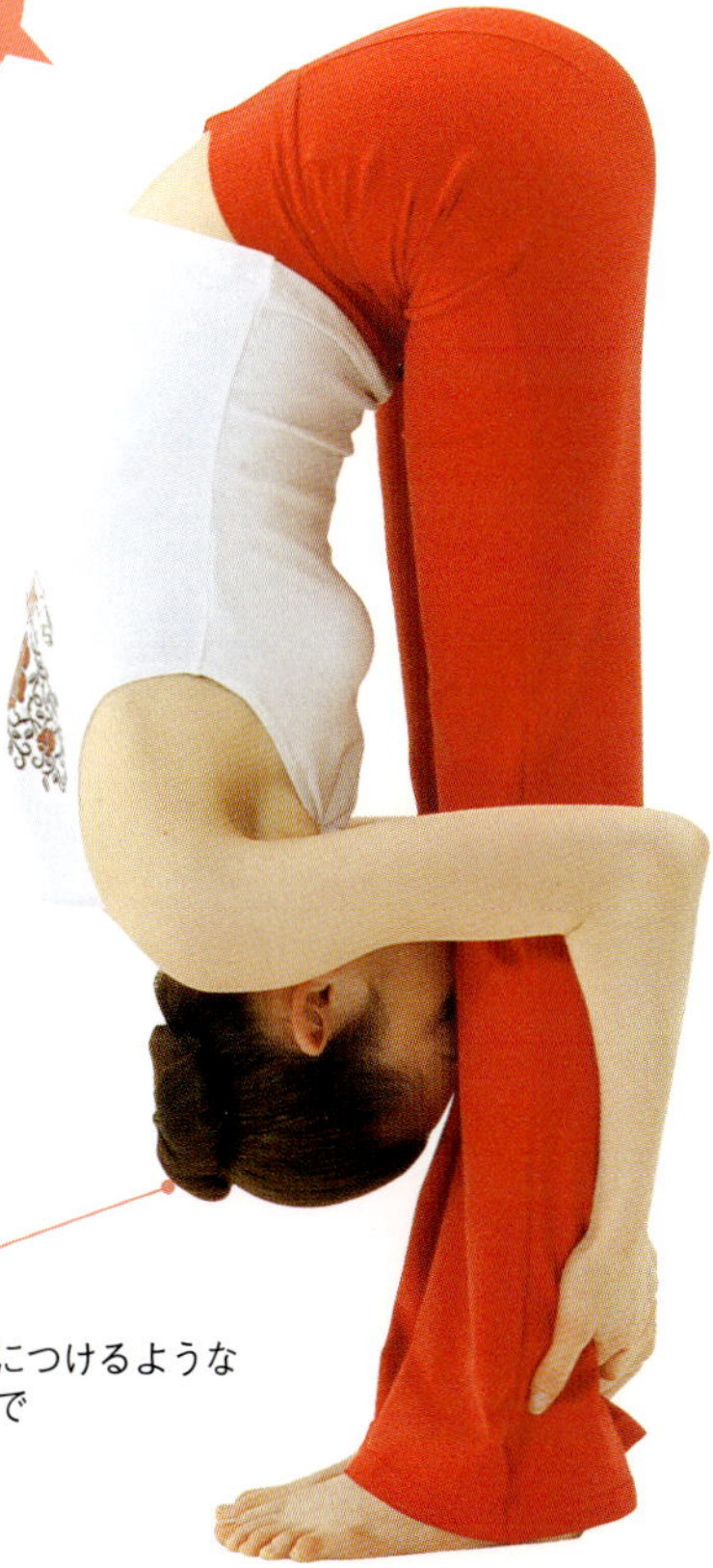
ポーズ
30秒
自然呼吸
［頭］
頭を床につけるような気持ちで

5

さらに上体を倒し、呼吸を調える。できれば、足首の後ろに手をあて、抱きかかえるようにする。

息を吸いながら、ゆっくり上体を起こす。腕を上方へ伸ばし、息を吐きながら胸の前の合掌に戻す。

POINT

下半身を十分に引き締めて身体を安定させ、上半身はリラックス。

下半身をスッキリさせる

ビューティ・プログラム6
>>ねじり

**ウエストやお腹を中心に、ヒップから太ももまで
下半身を効果的に引き締めます！**

CD 6

What pose?

体をねじることで下半身全体の代謝を刺激して引き締めるポーズ。特にウエストやお腹の引き締めには最適。また、ポーズ中に深い呼吸を行うことで、便秘解消効果も期待できます。

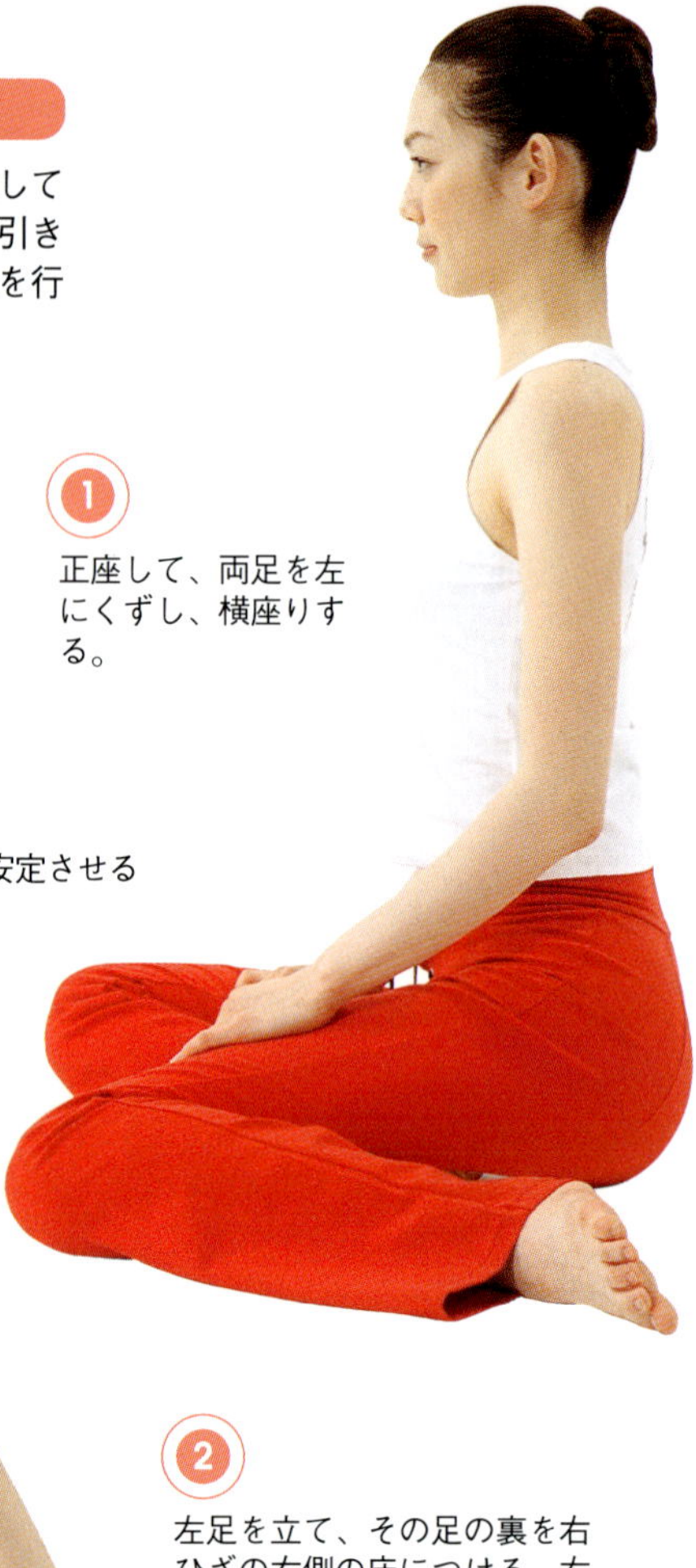

1

正座して、両足を左にくずし、横座りする。

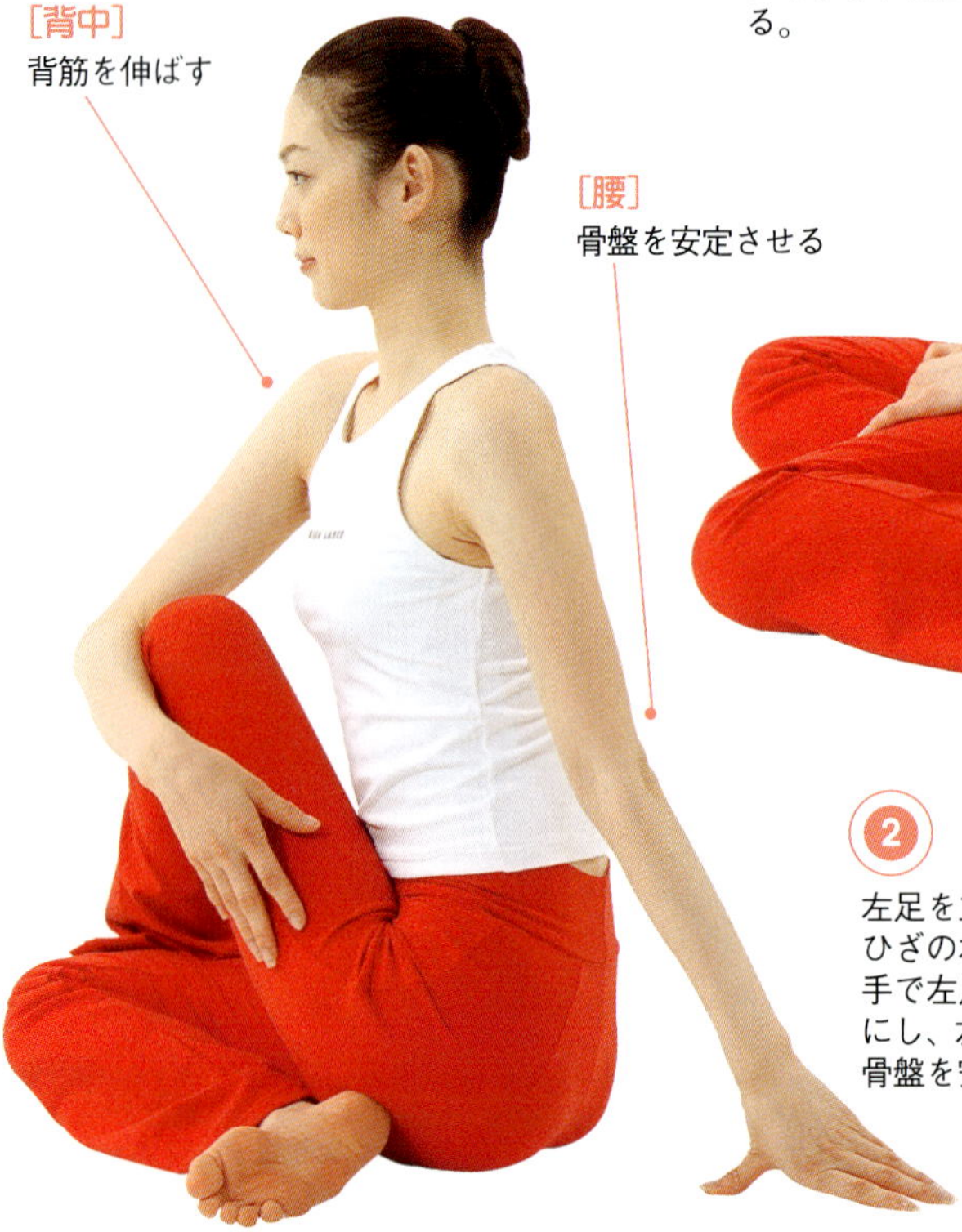

2

左足を立て、その足の裏を右ひざの右側の床につける。右手で左足を抱きかかえるようにし、左手は腰の後ろに置く。骨盤を安定させ、息を吸う。

3

息を吐きながら、上体を左へねじり、ゆったりとした呼吸を行いながら、30秒ほどキープする。

息を吸いながら、上体を正面へ戻し、息を吐きながら、肩の力を抜く。右側も同様に行う。

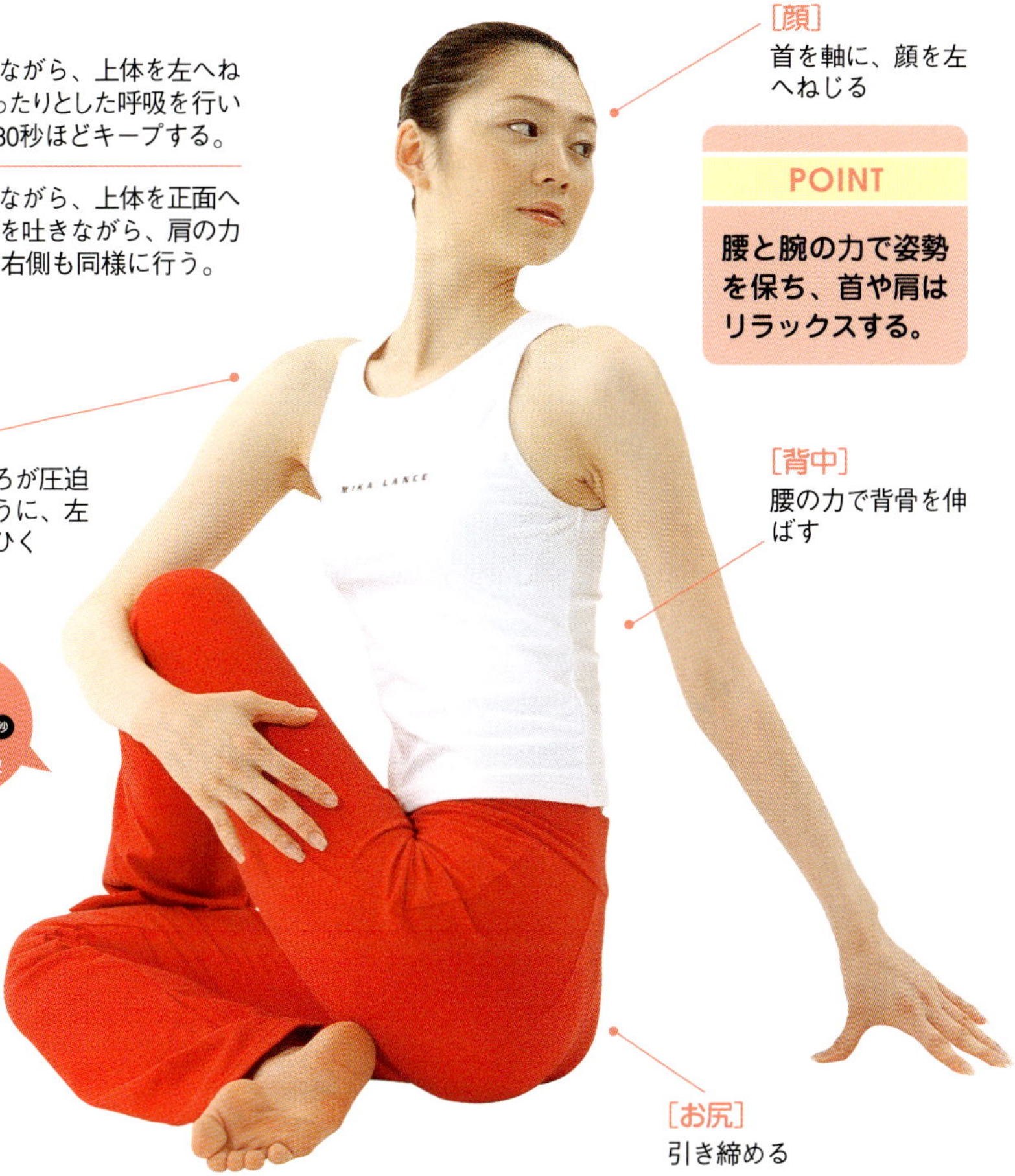
[顔]
首を軸に、顔を左へねじる
[肩]
左胸の後ろが圧迫されるように、左肩を後へひく
[背中]
腰の力で背骨を伸ばす
[お尻]
引き締める
ポーズ 30秒 自然呼吸

POINT

腰と腕の力で姿勢を保ち、首や肩はリラックスする。

Beginner POSE ●ビギナーポーズ

横座りがきつく感じられるときは、片足を前に伸ばせば、ラクに行える。

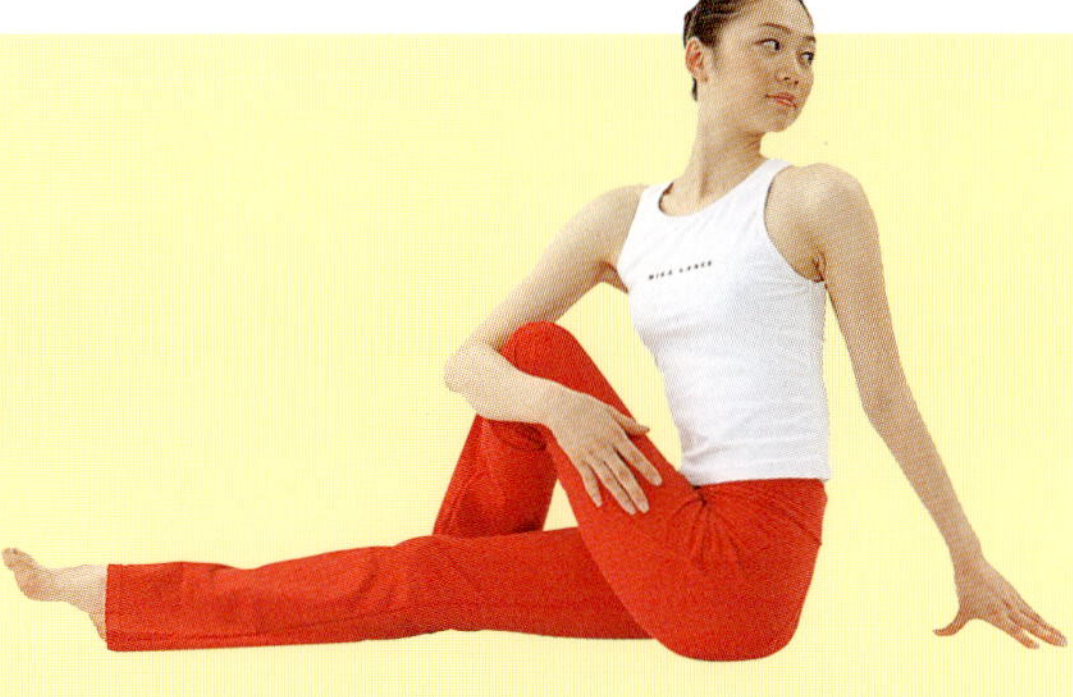

首すじを細くする

ビューティ・プログラム7
>>うさぎ＋首回し

首すじを刺激して理想のラインに！
首や肩のコリ、目の疲れにも効果的です

CD 7

What pose?

首すじを前後左右から刺激して、美しくすらりと伸びた首をつくるポーズ。特に首の後ろの緊張を取り除くことで目の疲れを解消し、気分をすっきりさせます。

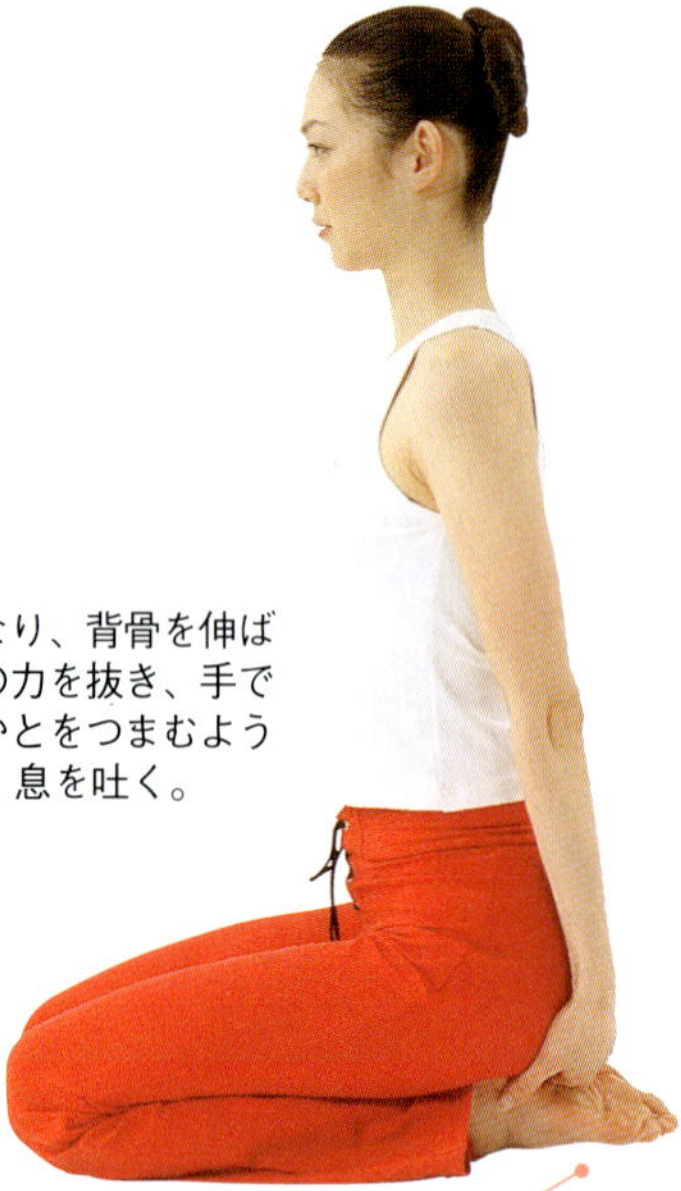

1

正座になり、背骨を伸ばす。肩の力を抜き、手で足のかかとをつまむように持ち、息を吐く。

［手］
かかとを親指と人差し指でつまむように持つ

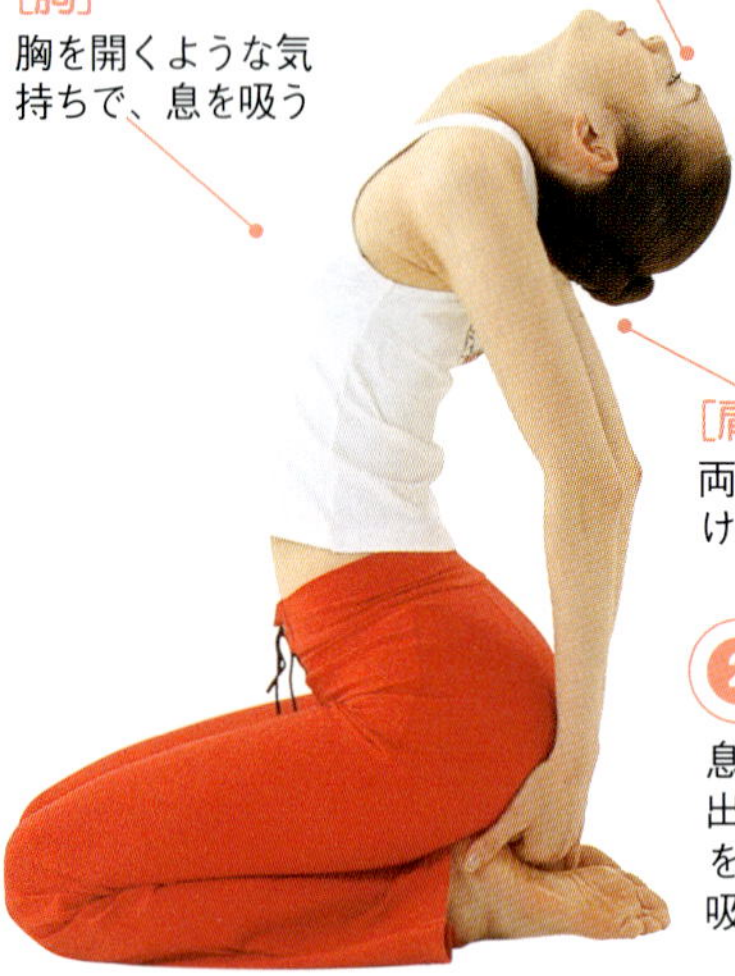

［目］
上を見上げる

［胸］
胸を開くような気持ちで、息を吸う

［肩］
両肩を内側に向け、引き締める

2

息を吸いながら、胸を前に突き出し、両肩を後ろに引き、あごを上に突き出す。その姿勢で呼吸しながら、10秒ほど静止する。

3

息を吐きながら、上体をゆっくりもとへ戻し、さらに上体を前へ倒して頭頂を床につけ、息を吐き切る。

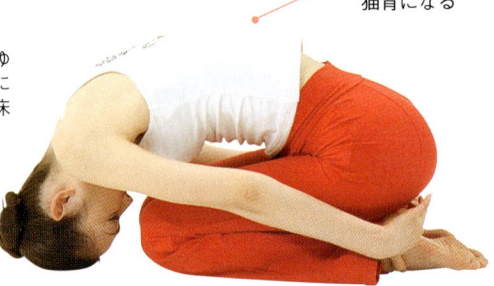

［背中］
猫背になる

ポーズ 30秒 自然呼吸

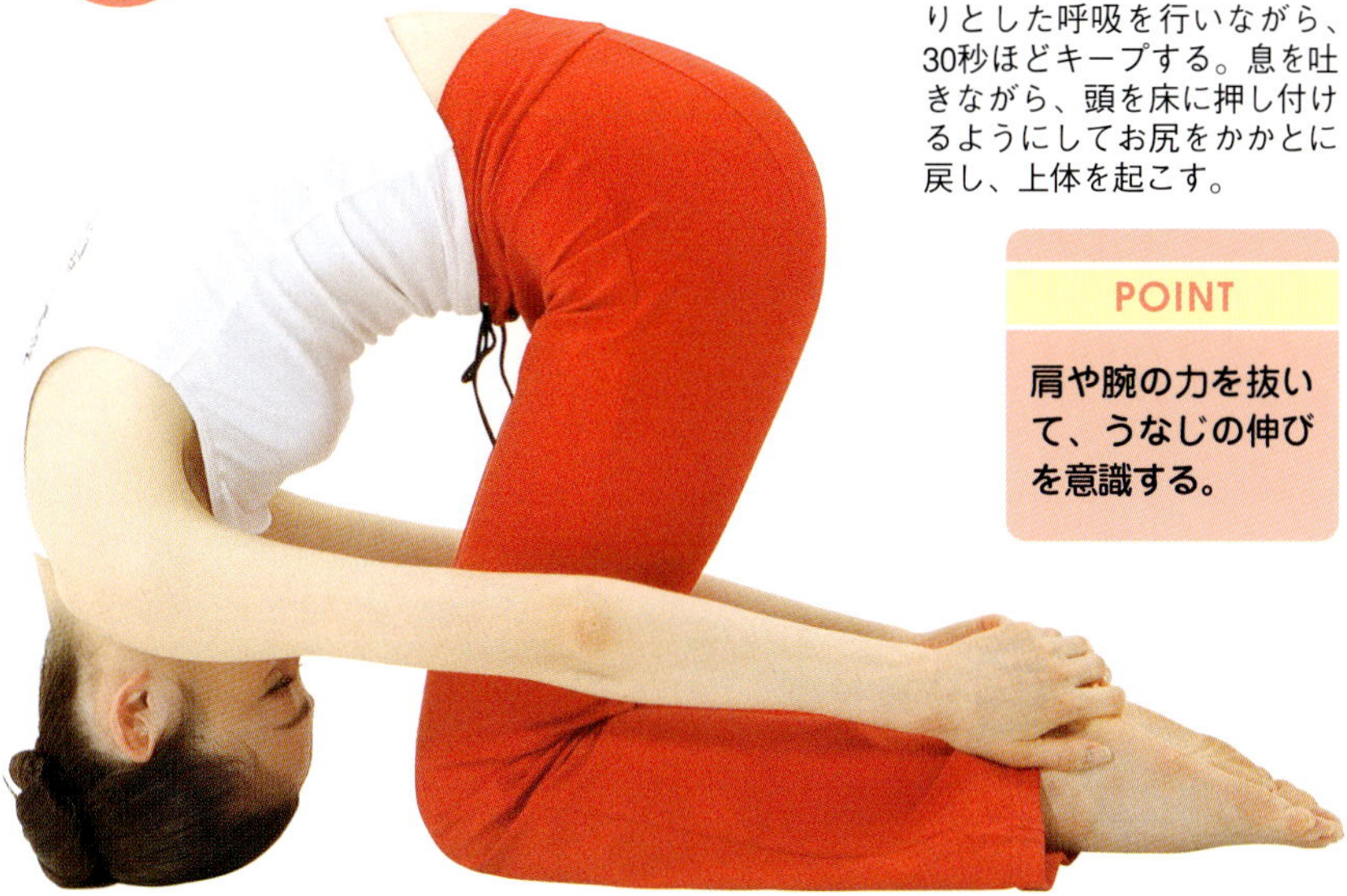

④

息を吸いながら、お尻を上げ、頭頂に体重をかける。ゆったりとした呼吸を行いながら、30秒ほどキープする。息を吐きながら、頭を床に押し付けるようにしてお尻をかかとに戻し、上体を起こす。

POINT

肩や腕の力を抜いて、うなじの伸びを意識する。

⑤

息を吸いながら、頭を左へ回す。頭が後方を通るとき、胸を前に突き出し、息を吸い切る。残りの半周は息を吐きながら回す。逆向きにも同様に、ゆっくり呼吸しながら2〜3周回す。

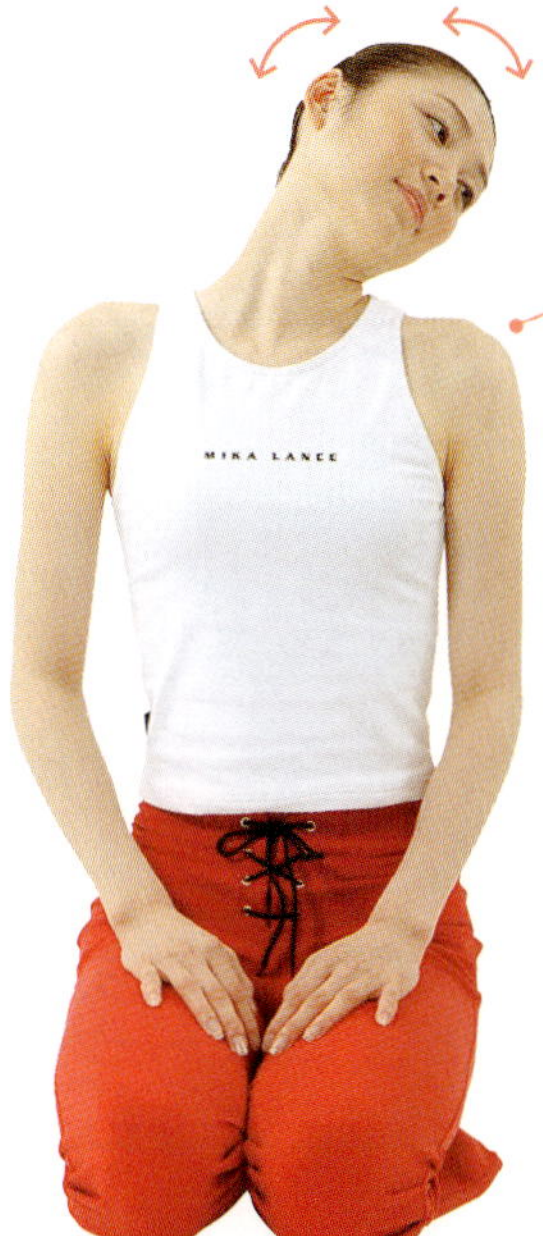

全身を引き締める

ビューティ・プログラム8
>>月+やしの木

**背骨が矯正され、全身がスリムに！
内臓の働きがよくなるので、便秘にも効果アリです**

CD 8

What pose?

背骨をスッキリと伸ばす「月」のポーズと、肩まわりを整える「ヤシの木」のポーズを組み合わせた複合ポーズ。気持ちをすっきりさせたいときにもおすすめ。

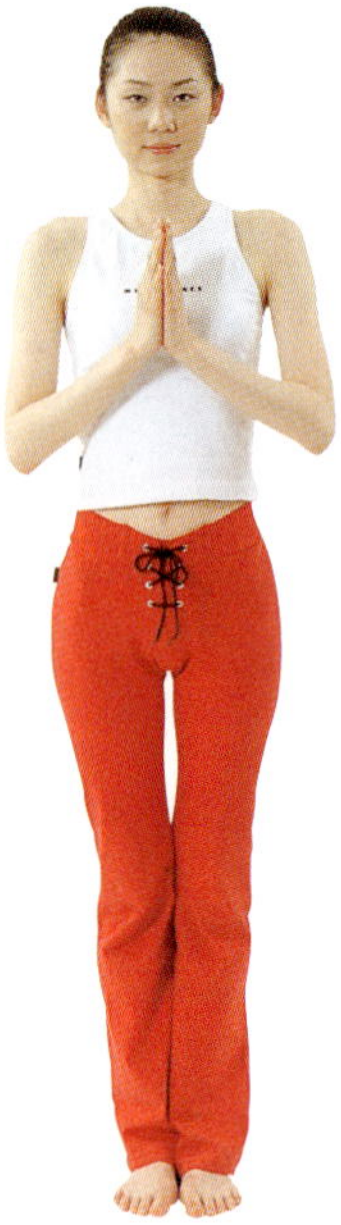

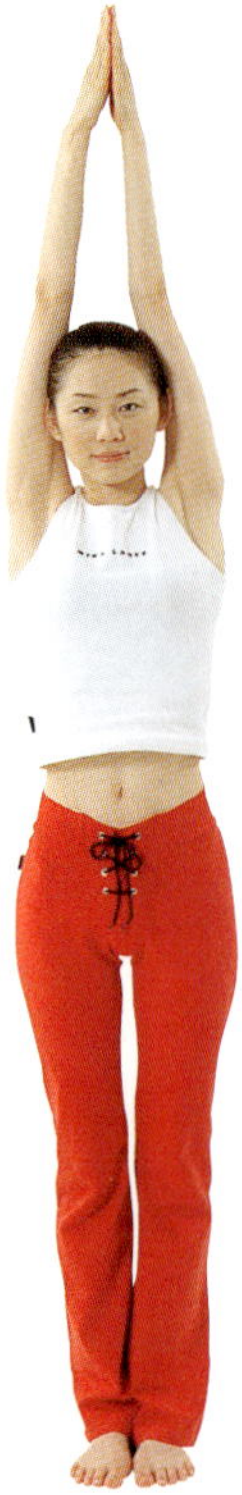

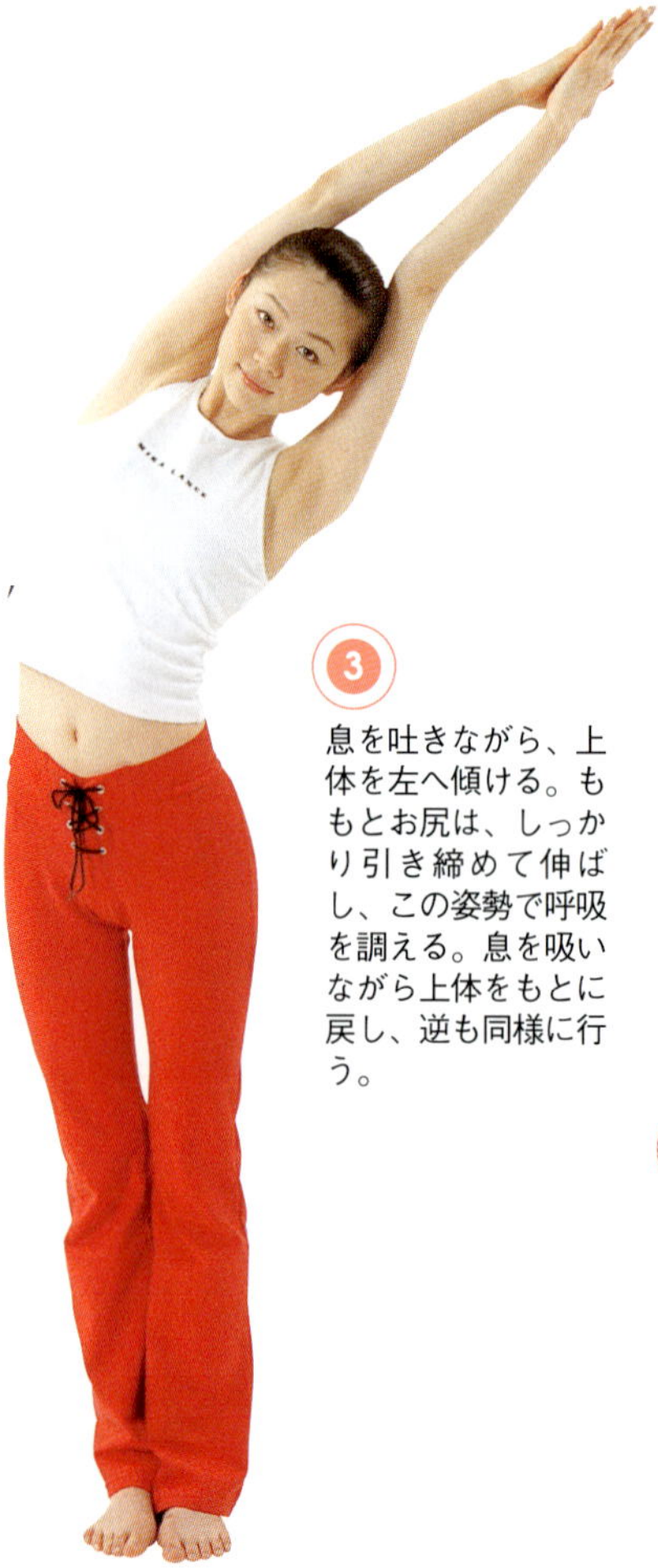

①
両足をそろえ、背筋を伸ばして立つ。両手を胸の前で合わせ、親指をクロスする。肩の力を抜き、呼吸する。

②
息を吸いながら、両腕を上方に伸ばす。視線を一点に向けるようにし、腕は耳の横につける。

③
息を吐きながら、上体を左へ傾ける。ももとお尻は、しっかり引き締めて伸ばし、この姿勢で呼吸を調える。息を吸いながら上体をもとに戻し、逆も同様に行う。

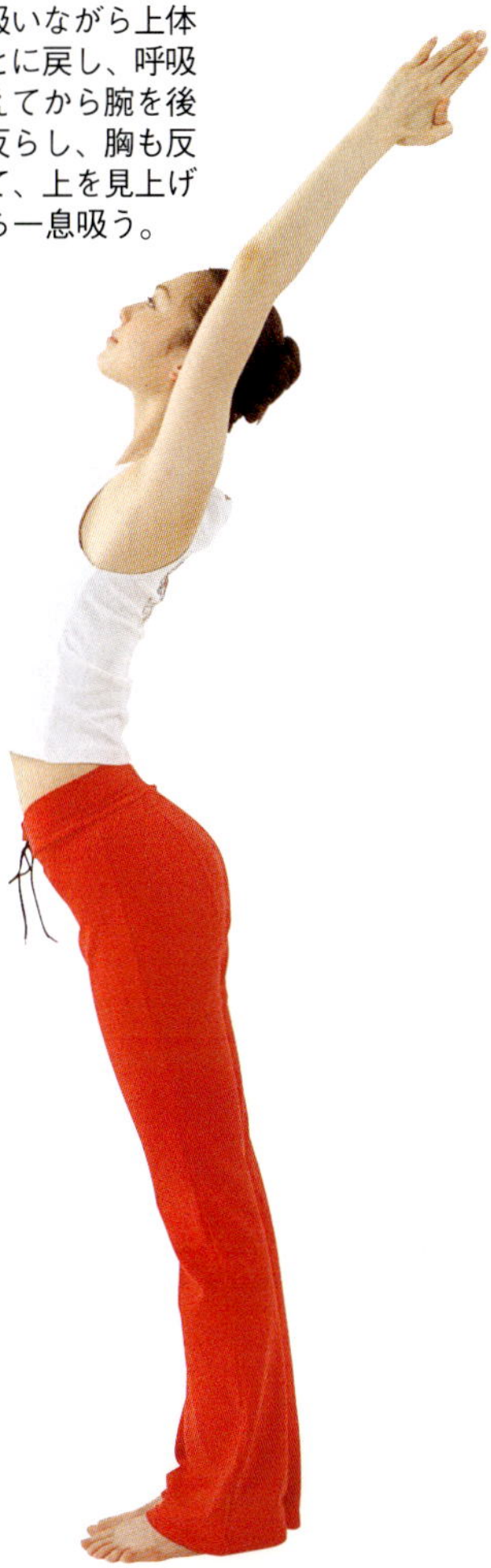

④

息を吸いながら上体をもとに戻し、呼吸を調えてから腕を後ろに反らし、胸も反らせて、上を見上げながら一息吸う。

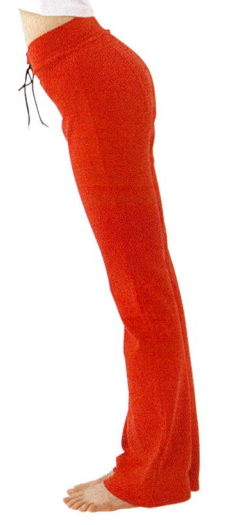

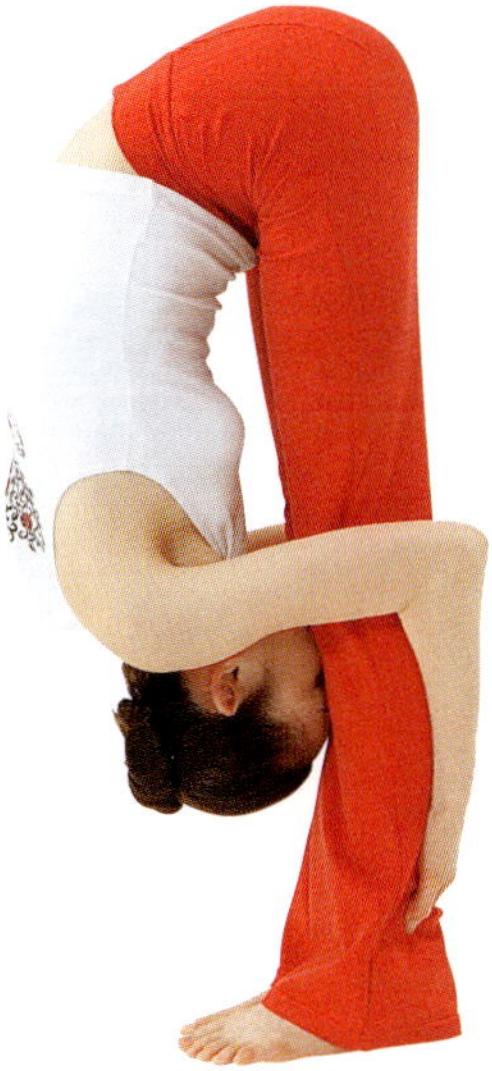

⑤

息を吐きながら上体を前へ倒す。お尻を突き出し、腰を前に伸ばしながら、ゆっくり前屈する。両足を抱きかかえ、首の力を抜いて呼吸する。

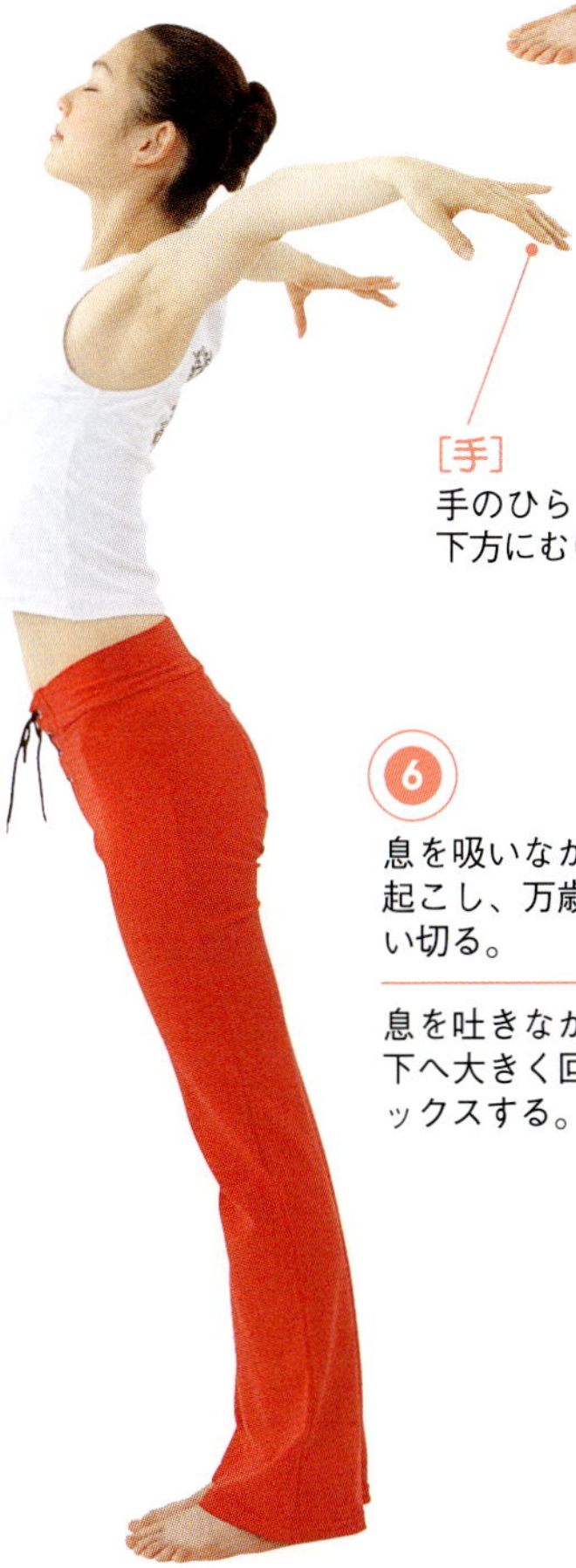

［手］
手のひらを外側下方にむける

⑥

息を吸いながらゆっくり上体を起こし、万歳のポーズで息を吸い切る。

息を吐きながら、腕を後方から下へ大きく回し、吐く息でリラックスする。

POINT

力を抜いて、ゆっくり呼吸しながら行う。

美しいお肌をつくる

ビューティ・プログラム9
>>完全呼吸法

深い呼吸によって血液をきれいに！
ホルモンバランスも調えてお肌がきれいになります

CD 9

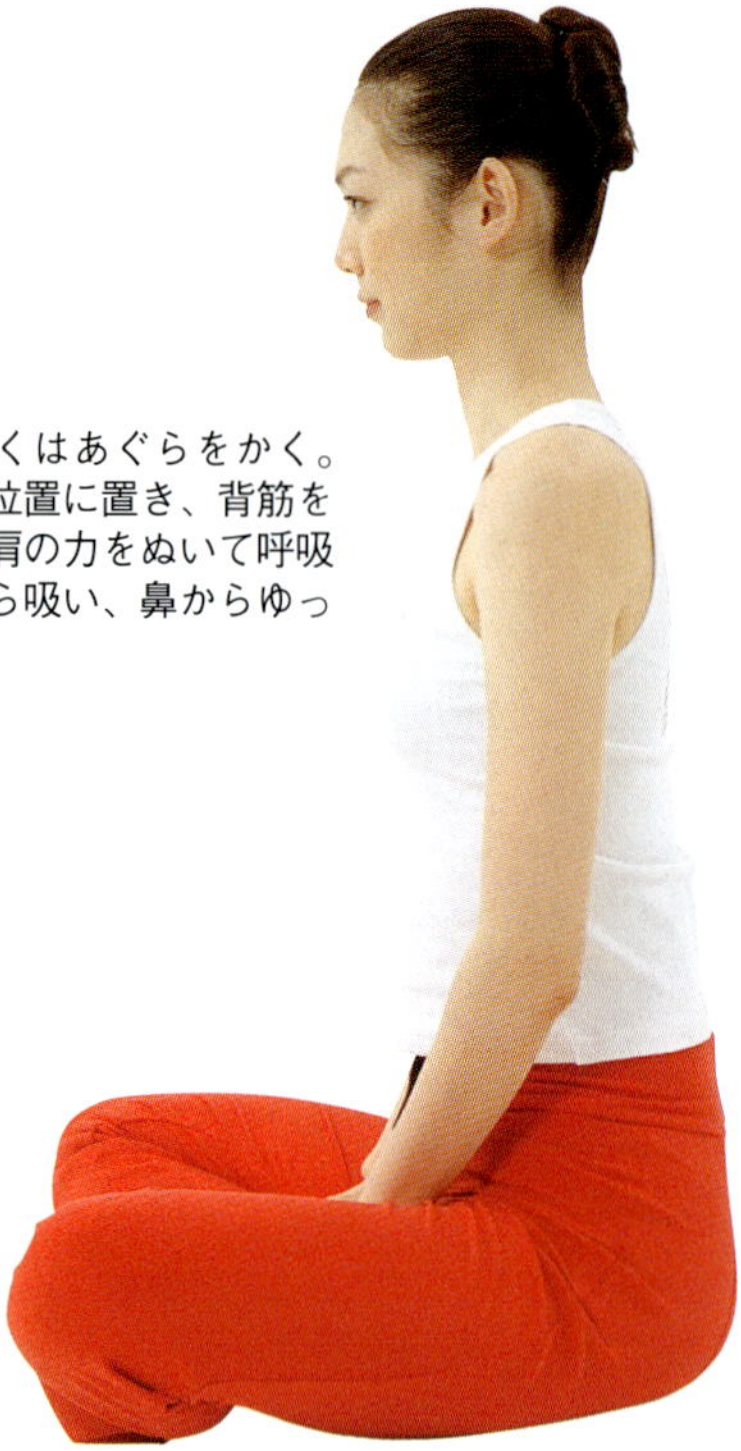

1
正座、もしくはあぐらをかく。両手は楽な位置に置き、背筋を伸ばして、肩の力をぬいて呼吸する。鼻から吸い、鼻からゆっくり吐く。

2
息を吐きながら、背中を丸くしていく。あごをひき、上半身の力をぬき、息を吐き切る。

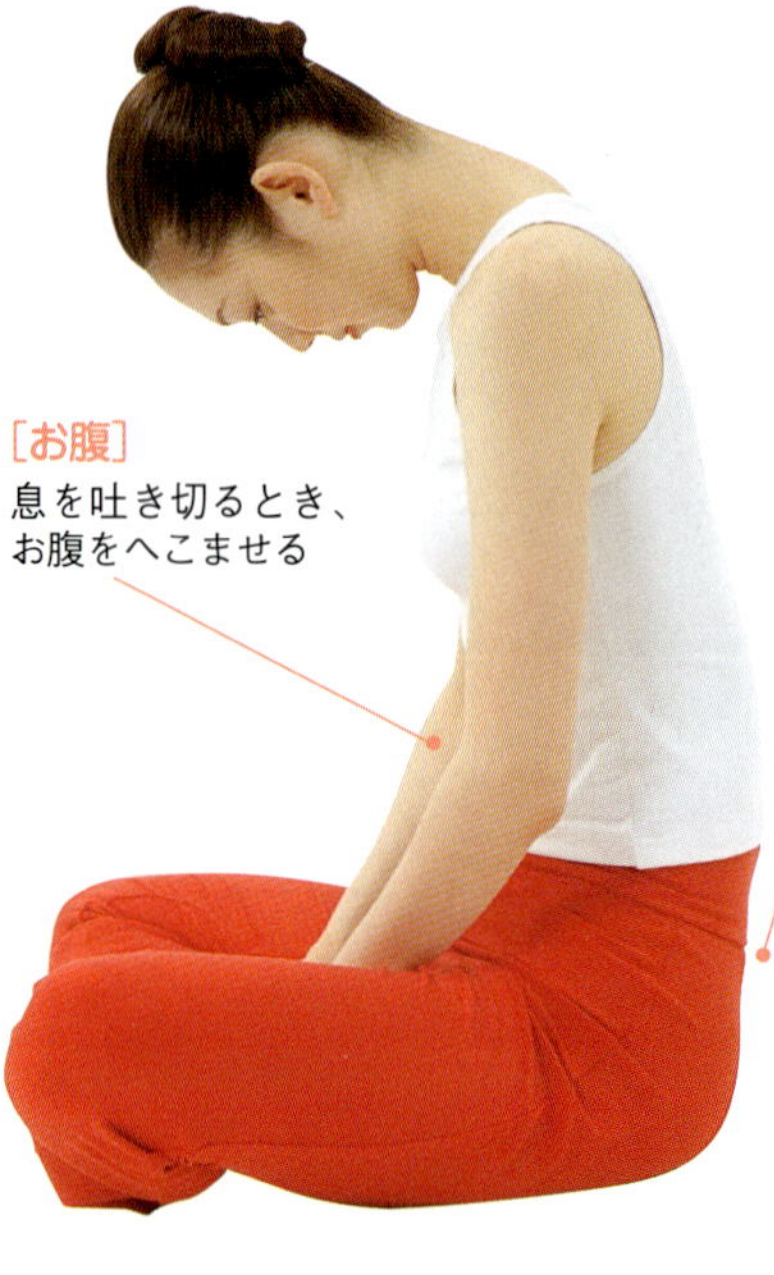

[お腹]
息を吐き切るとき、お腹をへこませる

[お尻]
息を吐き切るとき、肛門を締める

What pose?

お腹と胸と肩、すべての部位を使って限りなく深い呼吸を行うのが完全呼吸法です。深い呼吸によって気分がスッキリするだけでなく、血液浄化とホルモン調整効果ですべすべお肌に！

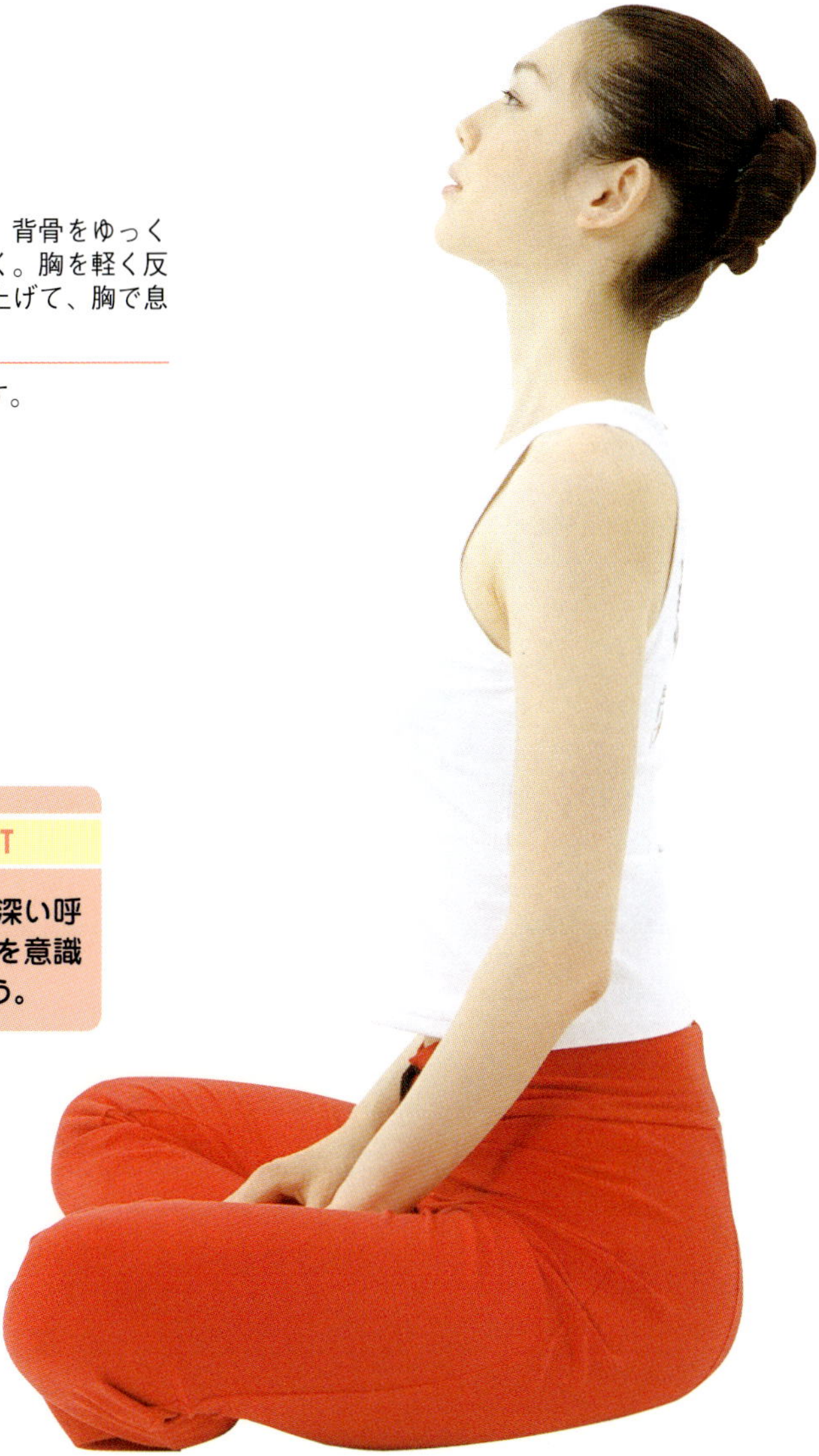

3

骨盤を起こし、背骨をゆっくり伸ばしていく。胸を軽く反らし、上を見上げて、胸で息を吸い切る。

以上を繰り返す。

POINT

体の動きと深い呼吸との連動を意識しながら行う。

完全にリラックスする

ビューティ・プログラム10
>>無空

体と心の緊張を解消しましょう。イライラがなくなり、新しいアイディアが浮かびます

CD 10

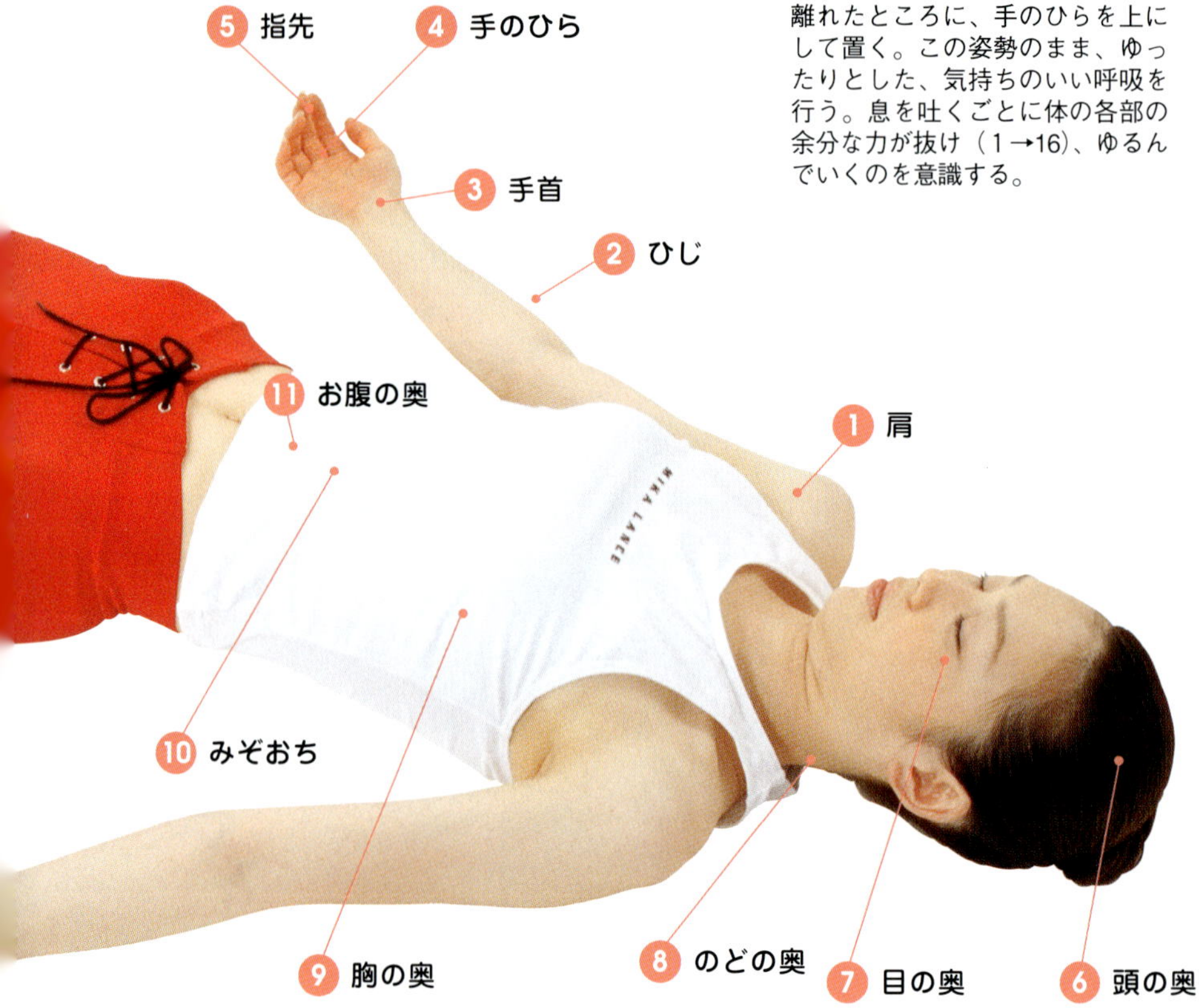

5 指先
4 手のひら
3 手首
2 ひじ
11 お腹の奥
1 肩
10 みぞおち
9 胸の奥
8 のどの奥
7 目の奥
6 頭の奥

1

仰向けに寝る。両足を伸ばし、肩幅程度に開く。両手を体から少し離れたところに、手のひらを上にして置く。この姿勢のまま、ゆったりとした、気持ちのいい呼吸を行う。息を吐くごとに体の各部の余分な力が抜け（1→16）、ゆるんでいくのを意識する。

What pose?

ポーズとポーズの間や、各プログラムが終わったときに行う代表的なポーズ。ポーズの合間に行うときは、横たわってから10回ほど呼吸し、呼吸が調うのを待ちます。

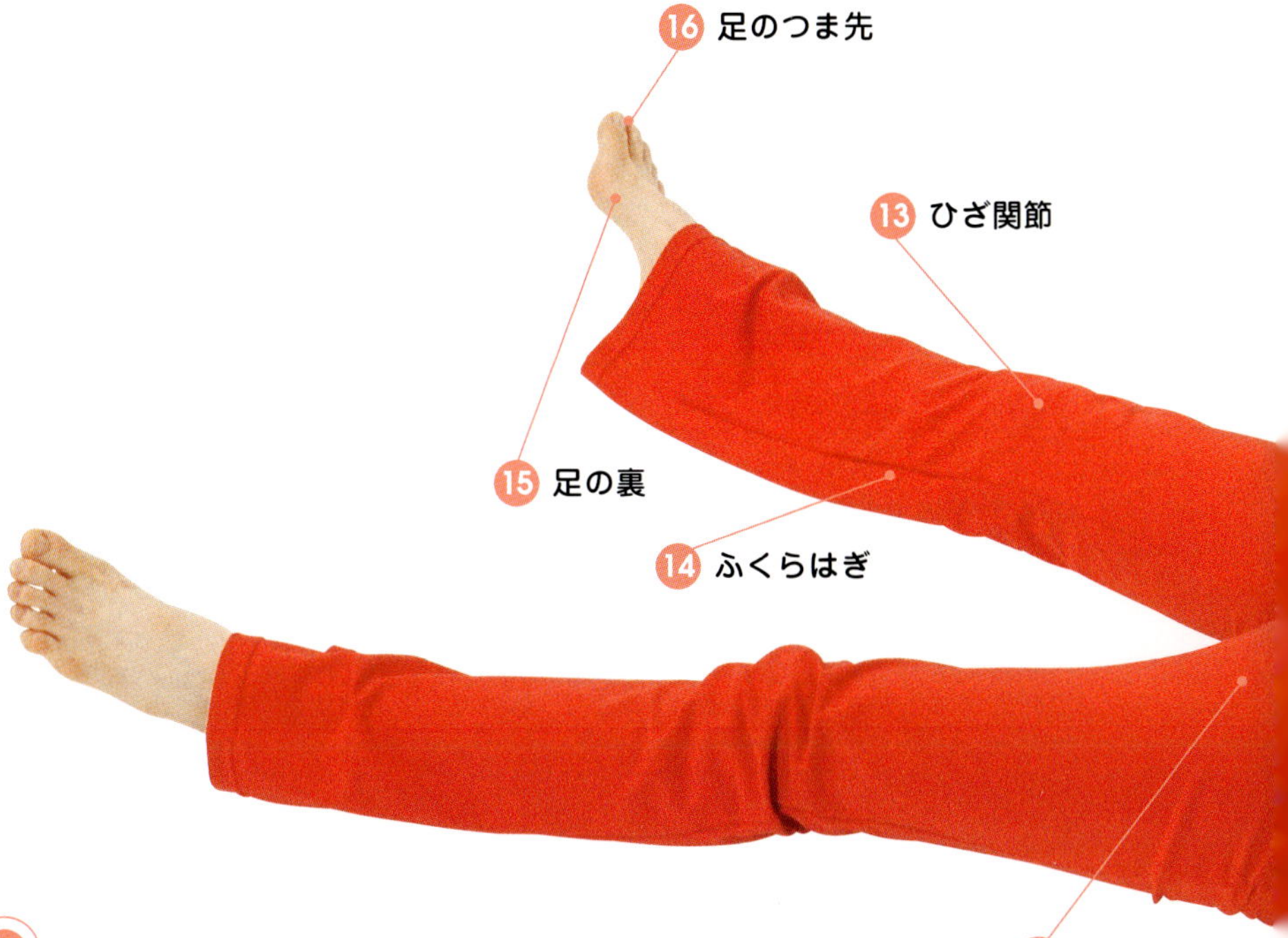
16 足のつま先
13 ひざ関節
15 足の裏
14 ふくらはぎ
12 股関節

2

自然に呼吸が深まっていくのを意識する。

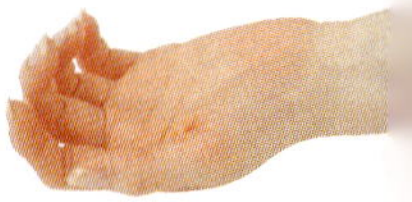

POINT

腕や足、お腹などの力が抜け、温かく感じられるようになるまで行う。

column

瞑想法のミニ知識 ❷

SO-HAM瞑想法

ヨーガの最も古典的な瞑想法のひとつ。「ソーハム」はソーが宇宙を、ハムが我を表し、それをひとつにしていくという意味のマントラ（心身に影響を与える効力を持った響き）です。これを心の中で唱和しながら行なう瞑想法で、呼吸法的な側面を持っています。また、それを逆にした「ハムサ」には白鳥（瞑想を深めた行者の喩え）という意味があります。

［**行い方**］

❶ 好きな坐法で坐ります。

❷ 息を吸うときに、心の中でソーと唱和しながら宇宙のエネルギーを自分の中へ取り込み、溶け込ませるような気持ちで行ないます。息を吐くときに、心の中でハームと唱和しながら、自分の中の汚れが外へ吐き出されていくイメージで行ないます。

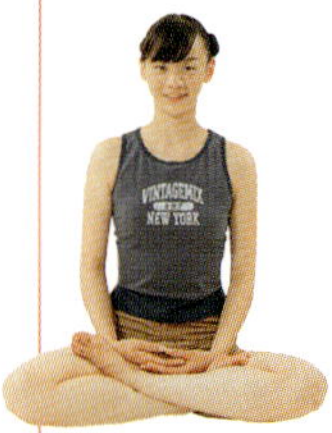

目的別プログラム

《美容編》
《気分スッキリ編》
《身体スッキリ編》
《自分を高める上級ポーズ編》

Part 3

お腹を引き締める

美容編 1
>>三角ねじり

**全身の代謝を活性化！
お腹やウエストの引き締め効果はもちろん、だるさも解消**

What pose?

体をねじり、側面を伸ばすポーズ。左右交互に行うことで、高い引き締め効果が得られます。普段、あまり伸ばす機会がない体側だけに、少しの刺激で代謝がアップします。

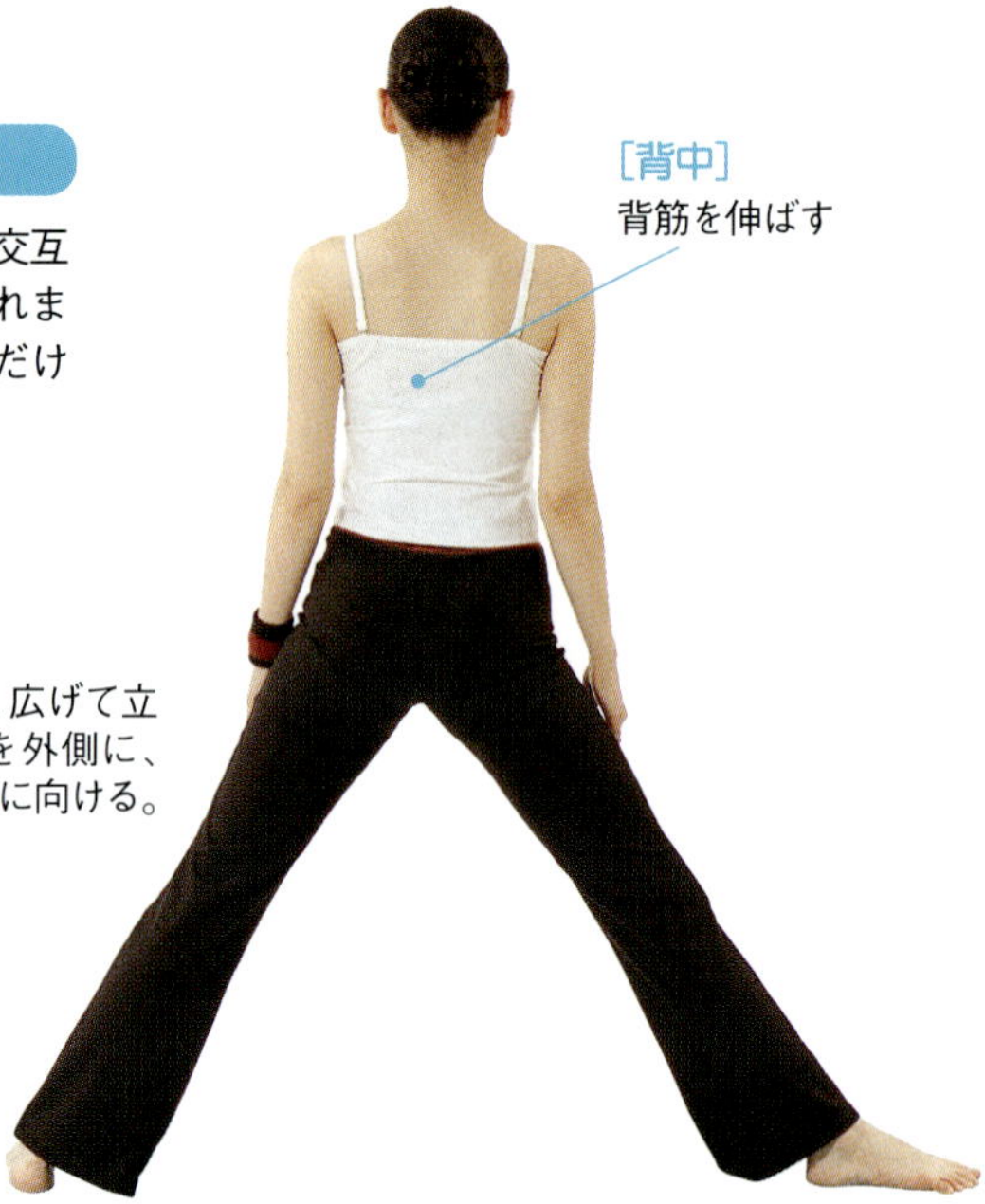

[背中]
背筋を伸ばす

1
両足を大きく広げて立つ。右足先を外側に、左足先を正面に向ける。

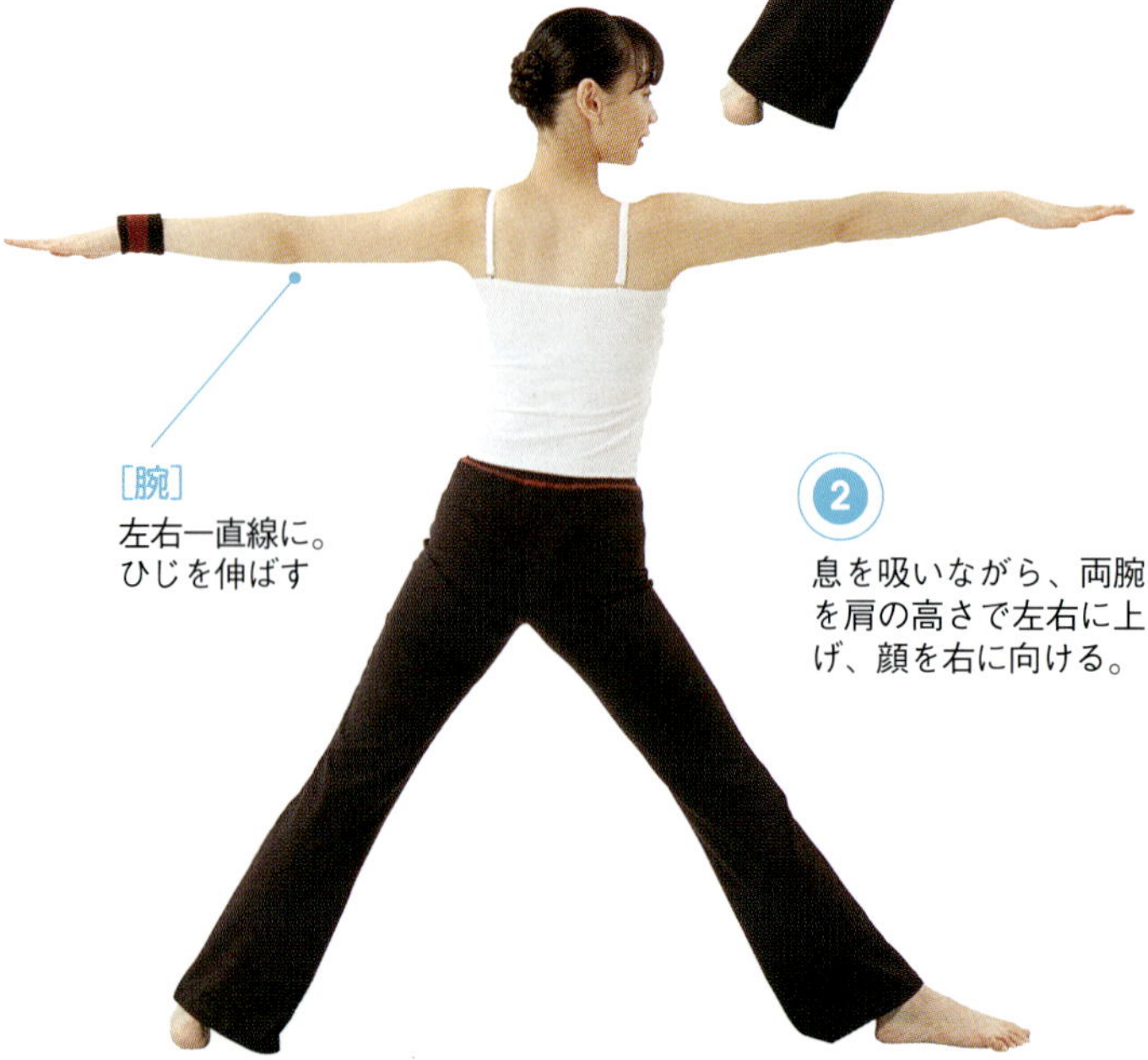

[腕]
左右一直線に。
ひじを伸ばす

2
息を吸いながら、両腕を肩の高さで左右に上げ、顔を右に向ける。

3

息を吐きながら、上体を左へねじり、左手を右足の外側の床につける。顔を上へ向け、右手をまっすぐ上へ伸ばした状態で、30秒ほどキープ。

息を吸いながら、上体を起こし、2の姿勢に戻り、吐きながら1の姿勢に戻る。反対側も同様に行う。

ポーズ 30秒 自然呼吸

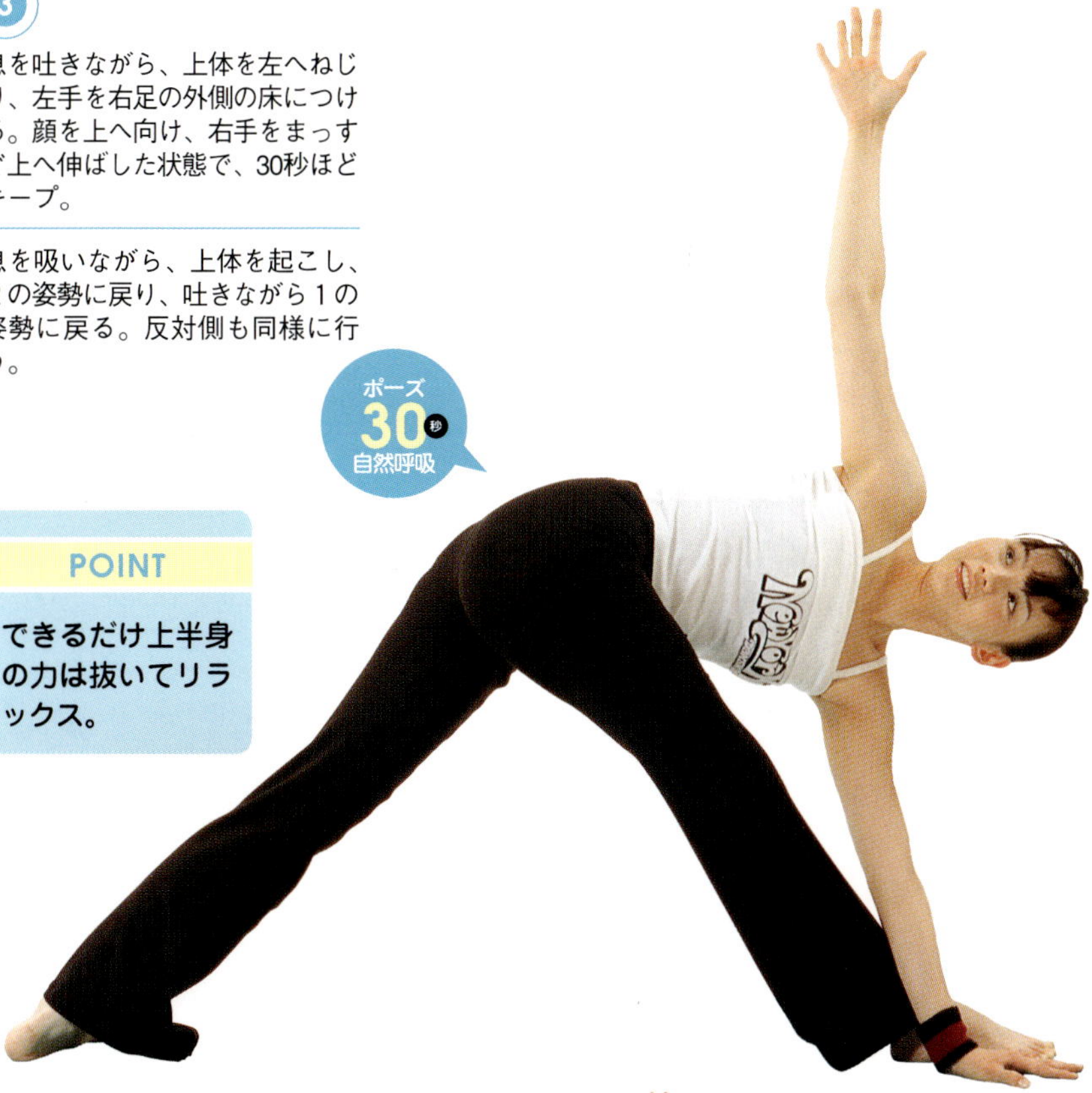

POINT

できるだけ上半身の力は抜いてリラックス。

Beginner POSE ●ビギナーポーズ

左手がぴったりと床につかない場合は、足の外側にブロック（本などでもよい）を置いて手をつけるようにする

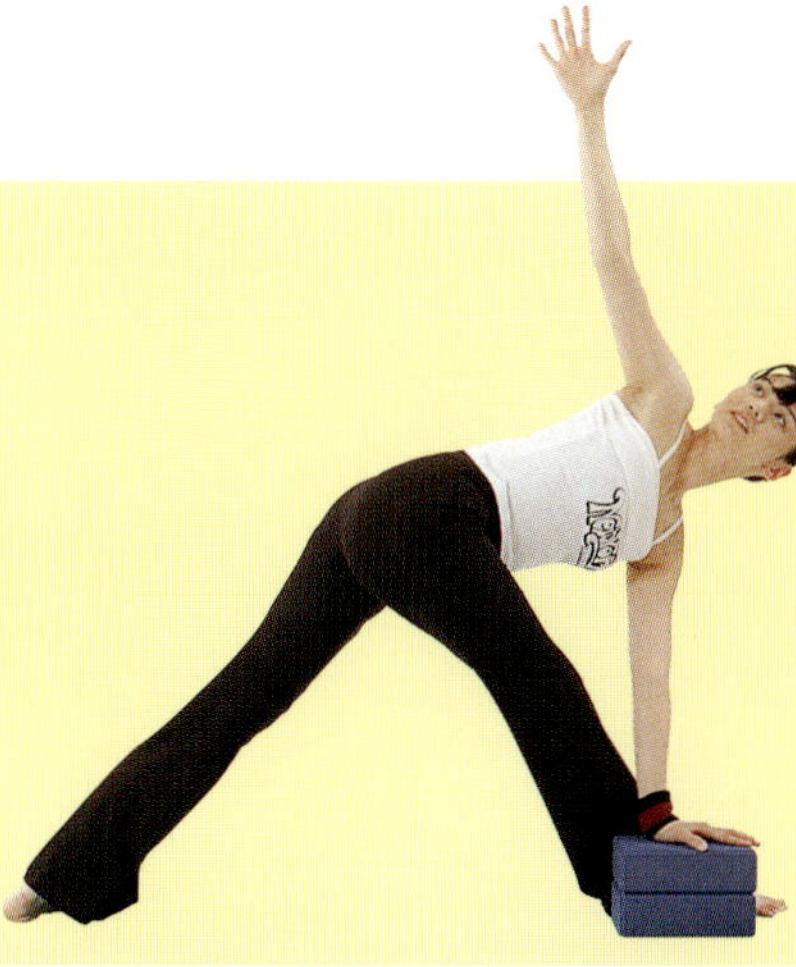

手足をすらりとする

美容編 2
>>ワシ

腕と足をすっきりと細く！
首筋や肩のこりもほぐれ、集中力もアップ

What pose?

ふくらはぎ、太もも、ヒップ、二の腕を引き締めて、すらりと伸びた美しい手足をつくります。また、気持ちが安定し、集中力が高まる効果も。このポーズで目の疲れや頭痛が軽減するのは、肩・腕の血行も促進してくれるから。

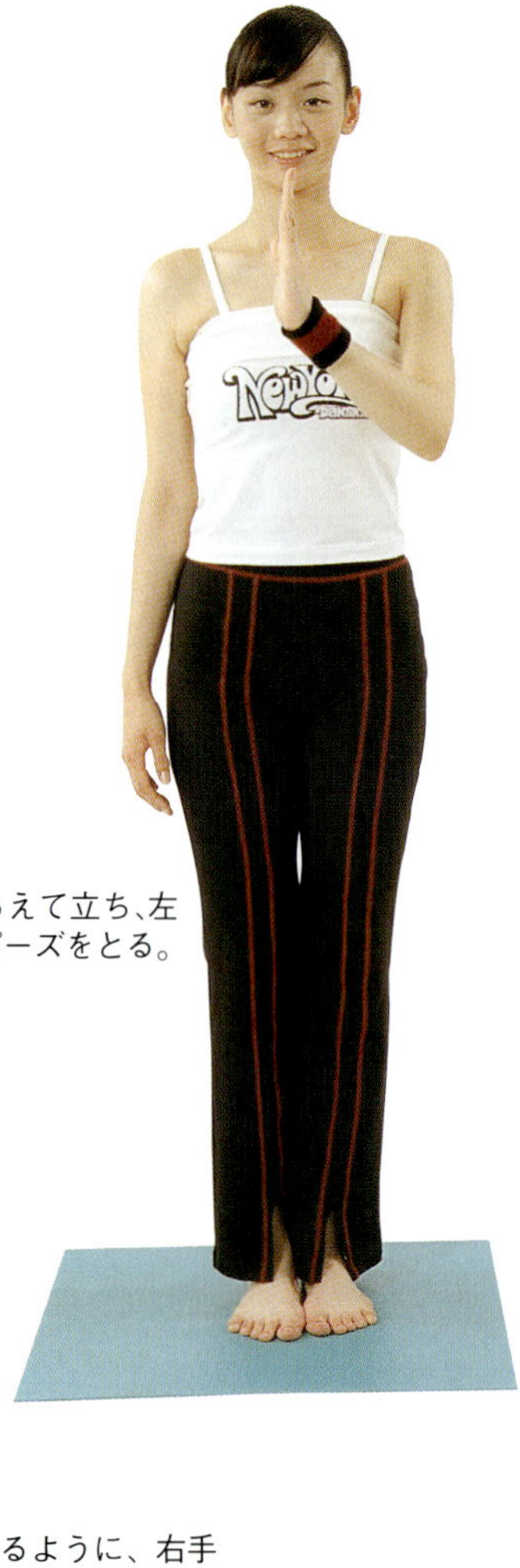

1

両足をそろえて立ち、左手で拝むポーズをとる。

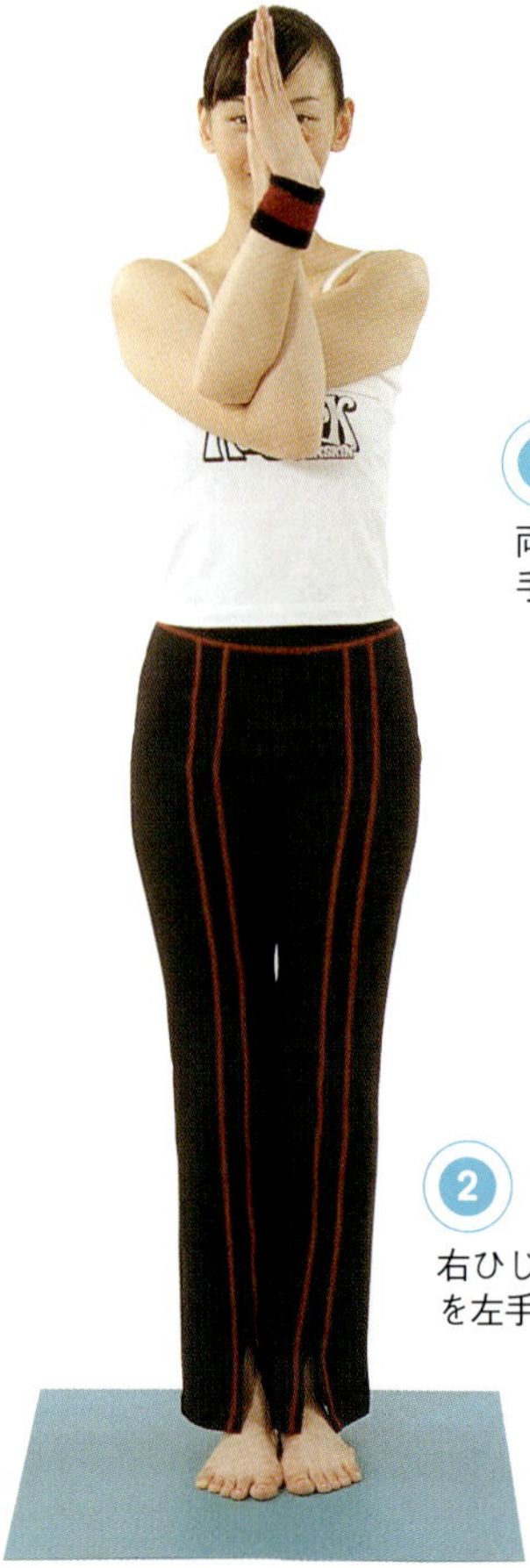

2

右ひじが下になるように、右手を左手の下から回し、合掌する。

3

右足を上げて左足だけで立ち、右足を左足に巻きつける。これが難しい場合は、左足の上に乗せるという感じでもOK。

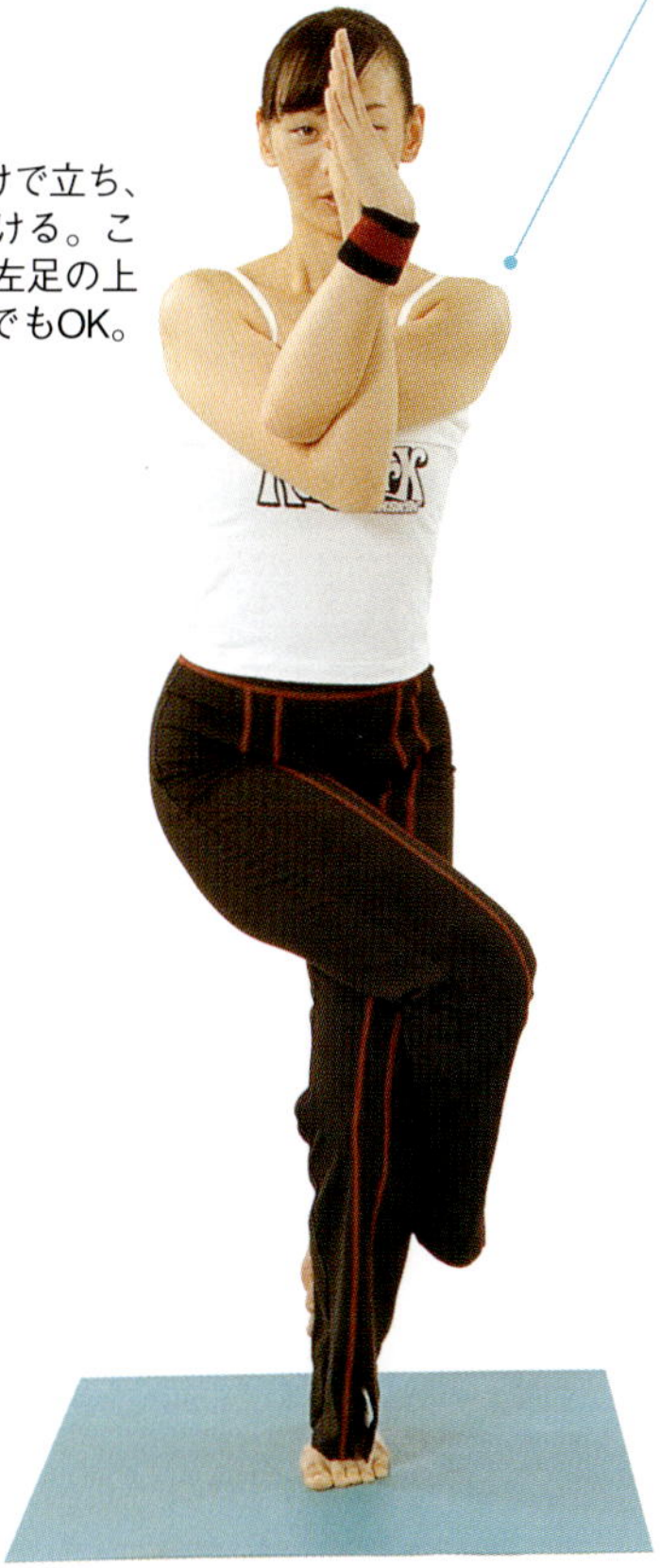

ポーズ 30秒 自然呼吸

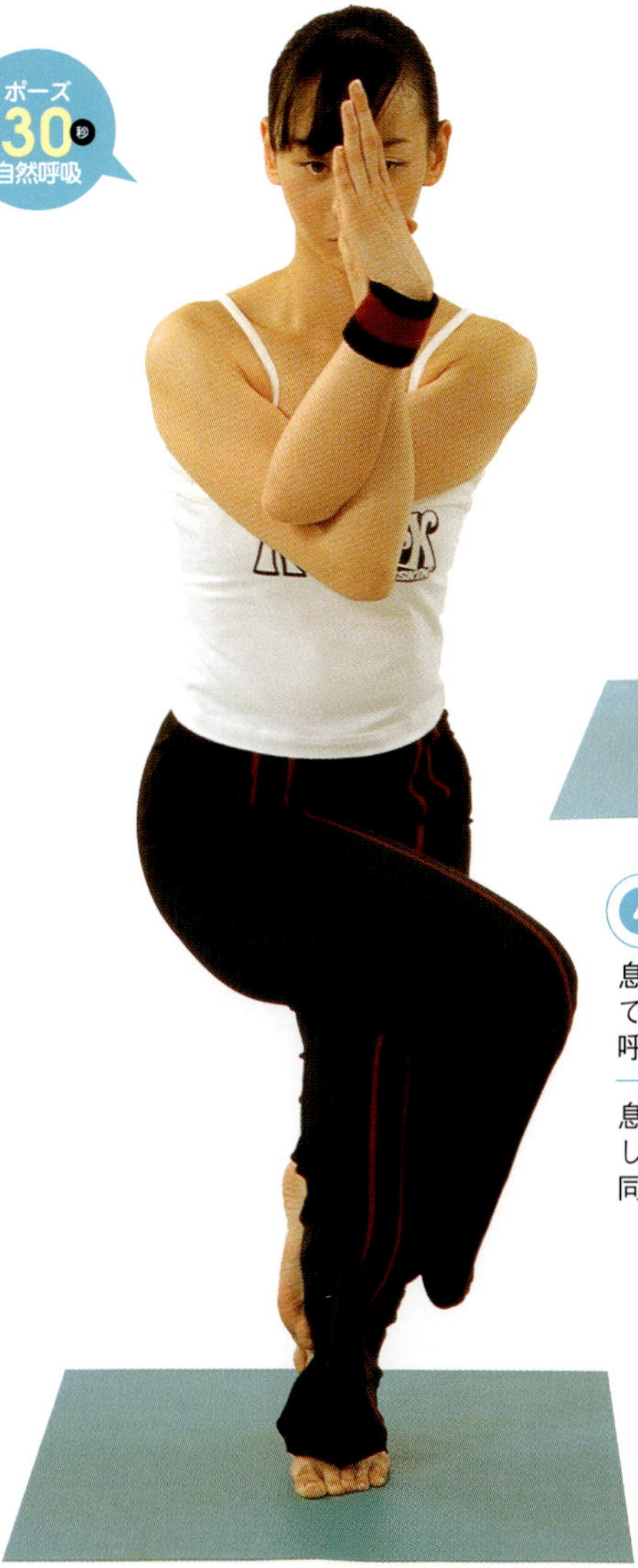

4

息を吐きながら、左ひざを曲げて腰を落とし、ゆったりとした呼吸を行いながら30秒キープ。

息を吸いながら、左ひざを伸ばし右足を床につける。反対側も同様に行う。

POINT

両ももにしっかりと力を入れると下半身が安定する。

ヒップアップしよう1

美容編3
>>バッタ

**腰・お尻・太ももの筋肉を強化！
気になる下半身の脂肪燃焼に効果があります**

What pose?

腰・お尻・太ももなどの引き締めに効果があるポーズ。頭部への血流がよくなり、顔色もイキイキ。自律神経の機能が調い、体調アップの効果も期待できます。

1

うつ伏せになり、あごを床につける。足をそろえて伸ばし、両手はももの下に置き、息をゆっくり吐く。

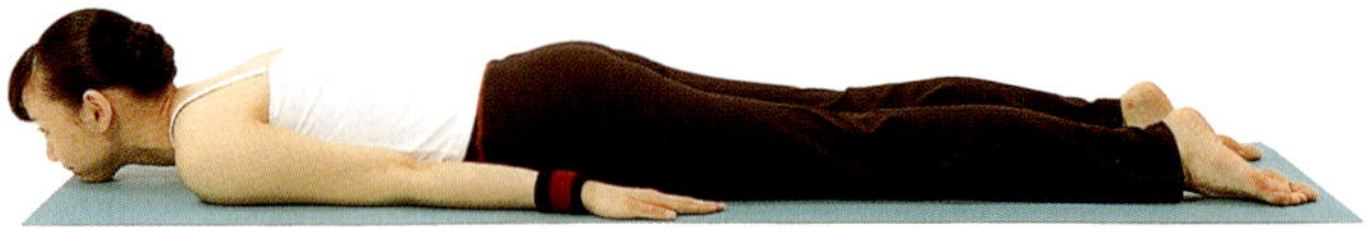

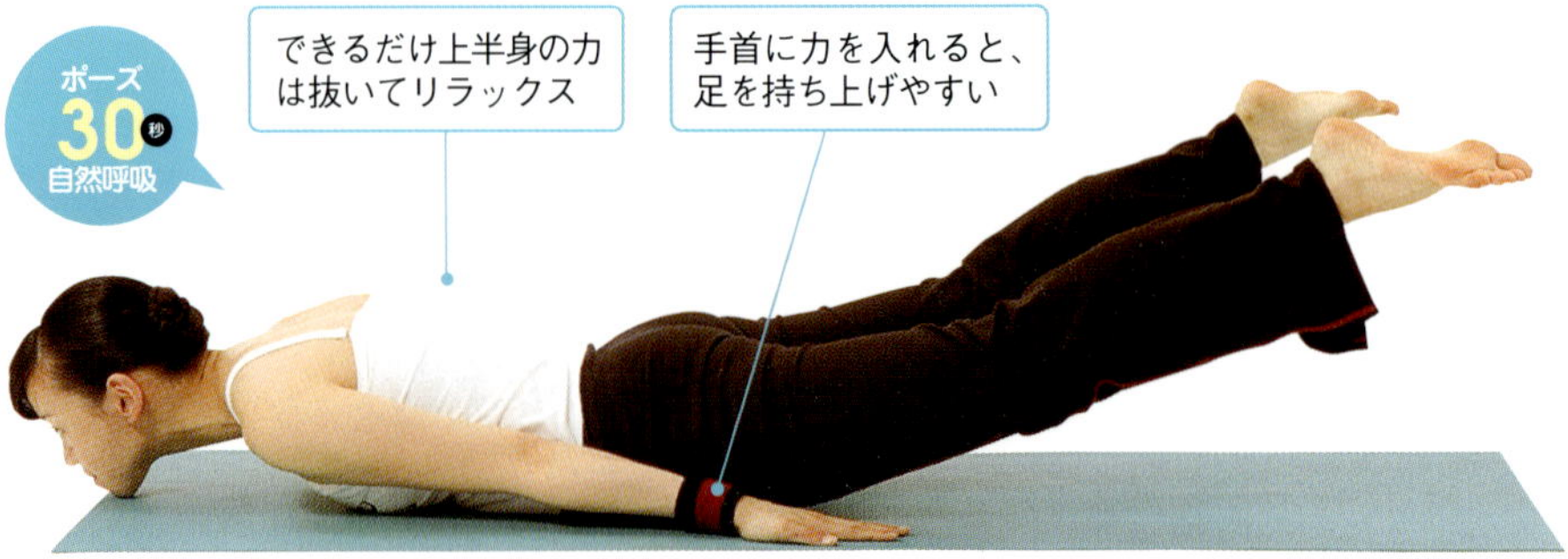
ポーズ
30秒
自然呼吸
できるだけ上半身の力は抜いてリラックス
手首に力を入れると、足を持ち上げやすい

2

息を吸いながら、両腕に力を入れ、ひざを伸ばしたまま、ももが床から離れるくらいまで上げ、30秒ほどキープ。

息を吐きながら、両足をゆっくり下ろす。

POINT

腰、お腹、太ももに力を入れると、ポーズをキープしやすい。

ヒップアップしよう2

美容編 4
>>合せき

ヒップラインを美しく！下半身の気の流れが調い、生理不順にも効果あり。美しい肌に！

What pose?

ヒップの外側の筋肉、太もものまわりの筋肉、腰まわりを柔軟にするので、腰から足にかけてのラインが美しくなります。また、下腹部への刺激が女性ホルモンの分泌を促し、生理痛、生理不順、便秘などの女性の悩みを解消してくれるポーズ。

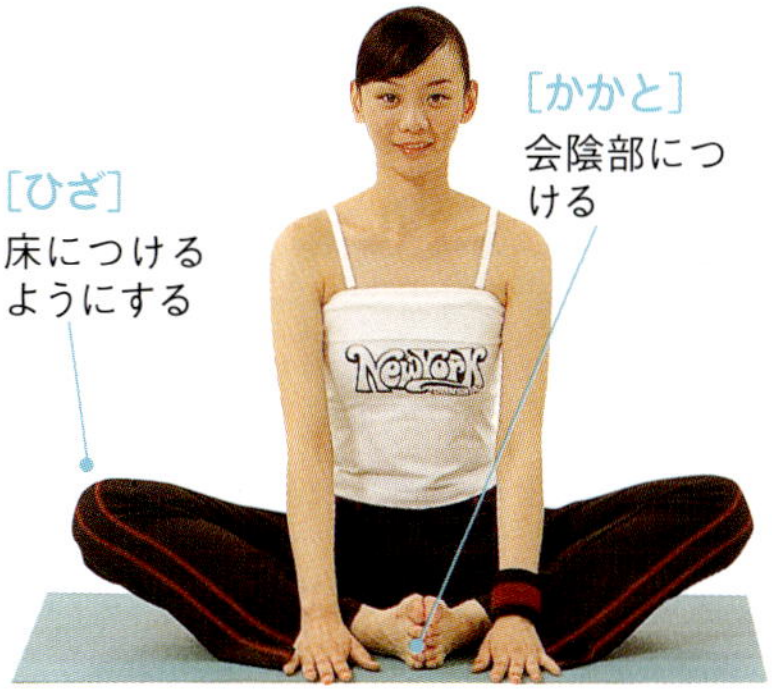

［ひざ］
床につけるようにする

［かかと］
会陰部につける

1

足を前に出して座る。両足を開いてひざを曲げ、足の裏を合わせて両手で手前に引き寄せる。両手を足の前の床につけ、一息吸う。

2

息を吐きながら、上体を前へゆっくり倒す。お腹を床に近づけるようにして、30秒ほどキープ。

息を吸いながら、ゆっくり1の姿勢に戻る。

ポーズ 30秒 自然呼吸

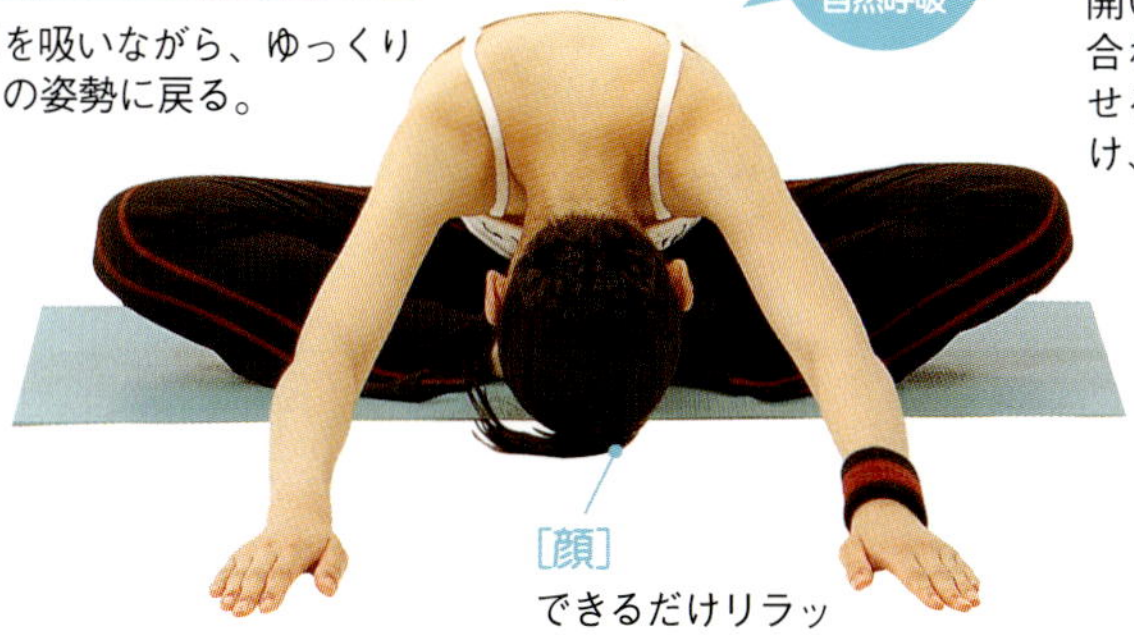

［腰］
股関節が痛まない範囲で伸ばす

［顔］
できるだけリラックスさせておく

POINT

2では、腰→お腹→胸→あご→額の順に前へ倒していく。

Beginner POSE ●ビギナーポーズ

上体を前へ倒すことができないときは、手を後ろについて、背筋と腰を伸ばすようにする。

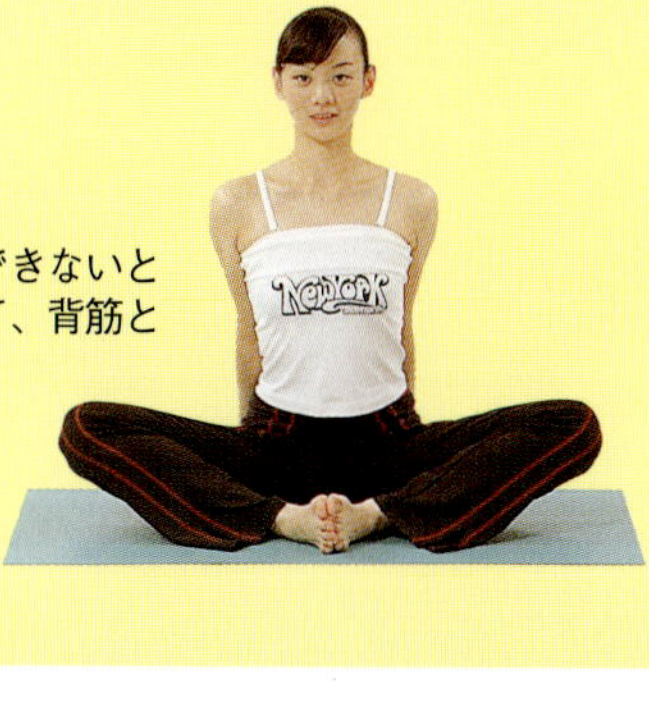

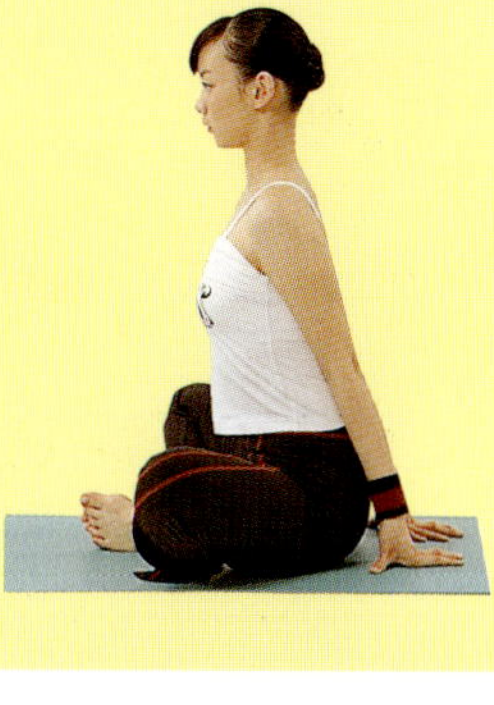

バストアップしよう

美容編 5
>>ラクダ

深い呼吸で代謝がアップ!
背骨の曲線を矯正し、バストラインを美しく保ちます

What pose?

太ももから、お腹、胸、首までと、ほぼ全身を反らせるポーズ。バストラインを美しくするほか、お腹や太ももの体脂肪を燃焼させ、猫背の矯正やお尻を引き締める効果も。

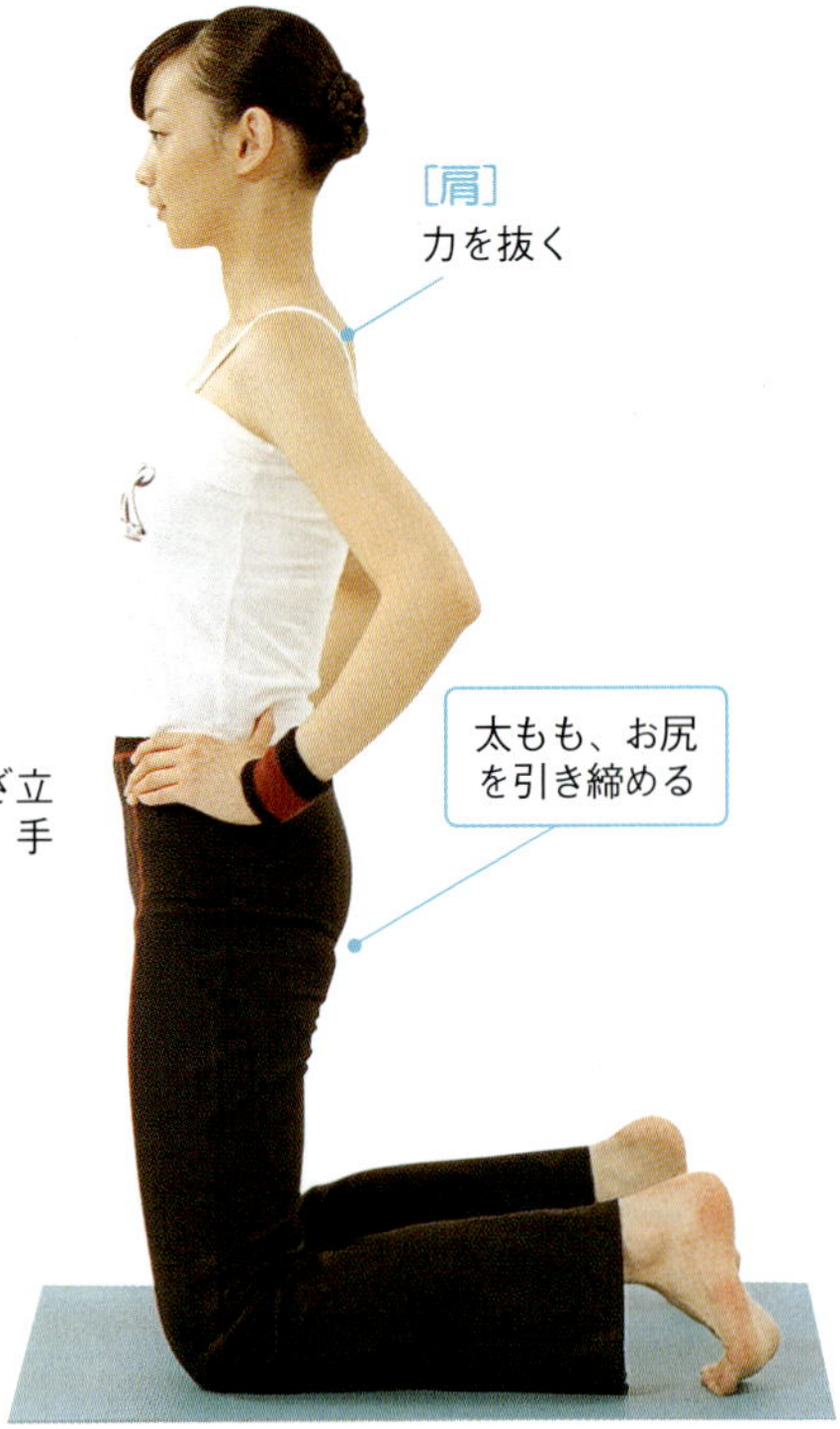
[肩]
力を抜く
太もも、お尻を引き締める

1
両足を肩幅に開いて、ひざ立ちになり、背筋を伸ばす。手は腰に置き、息を吐く。

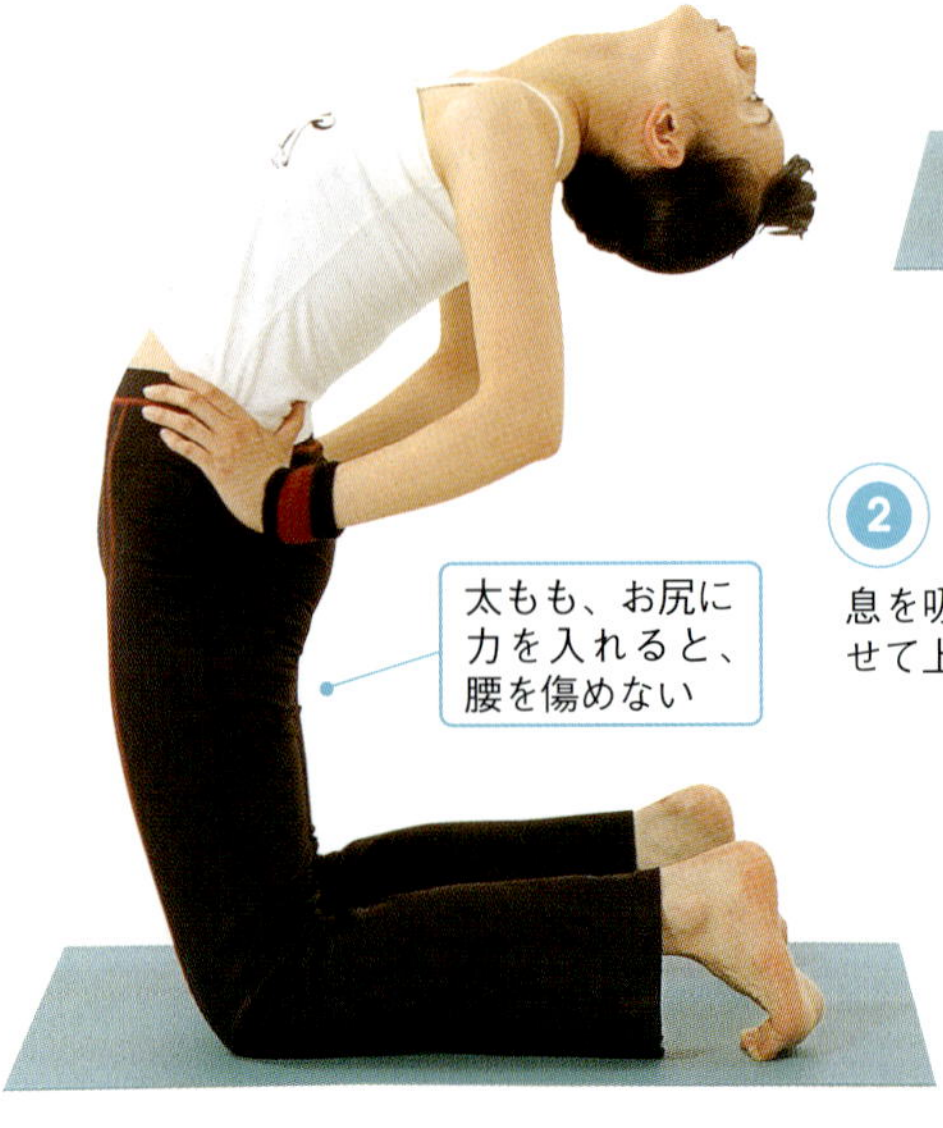
太もも、お尻に力を入れると、腰を傷めない

2
息を吸いながら、上体を反らせて上を見上げる。

ポーズ 30秒 自然呼吸

3

届くようなら、それぞれの手で足のかかとを握り、胸を反らせた状態で30秒ほどキープする。

息を吐きながら、ゆっくり２→１の姿勢に戻る。

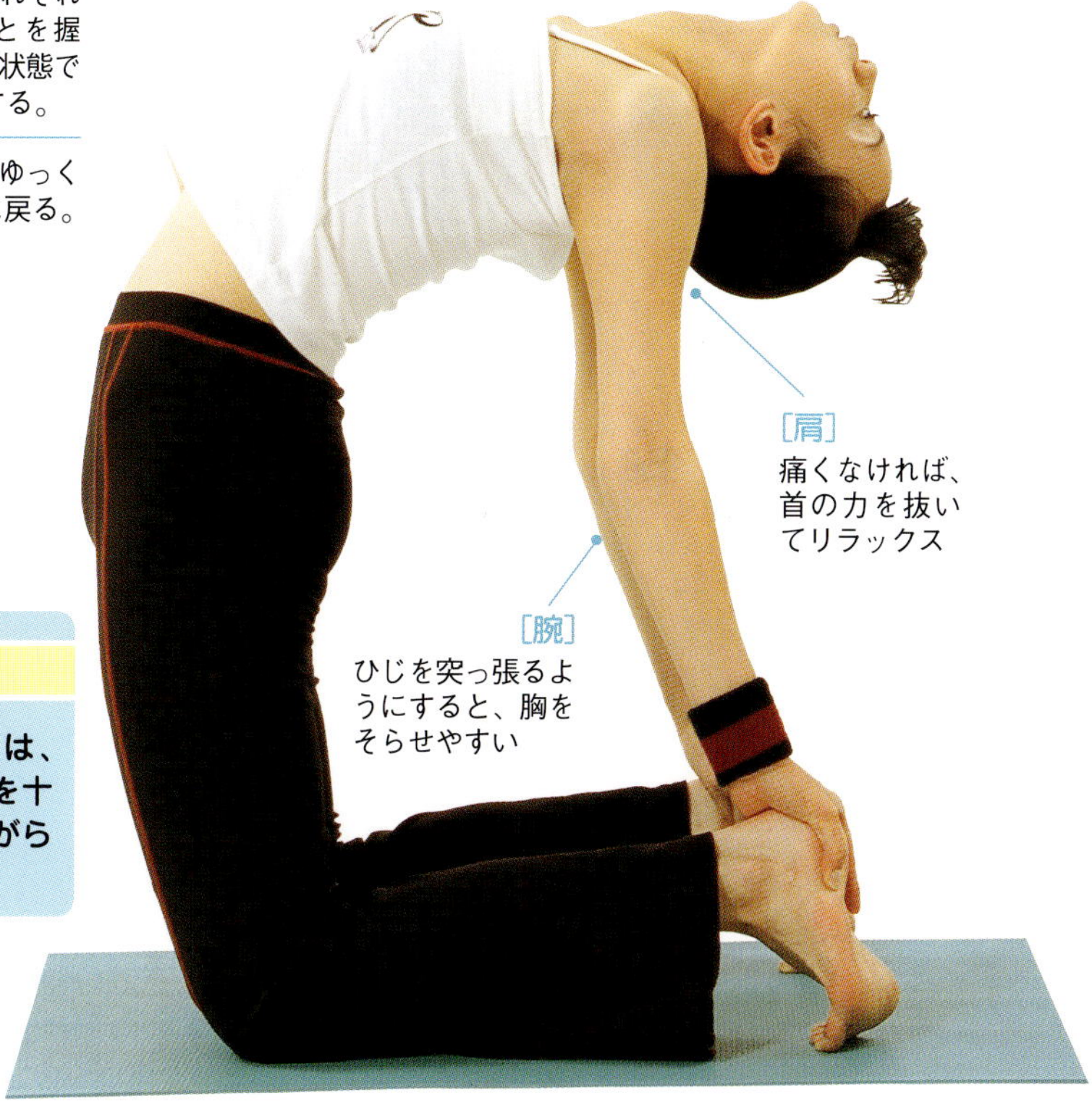

［肩］
痛くなければ、首の力を抜いてリラックス
［腕］
ひじを突っ張るようにすると、胸をそらせやすい

POINT

腰が痛いときは、２の姿勢で胸を十分に反らせながらキープ。

Beginner POSE ●ビギナーポーズ

かかとが握れないときは、床に手をつき、胸を反らせてもOK。そのとき、指先は外側に向けるように。

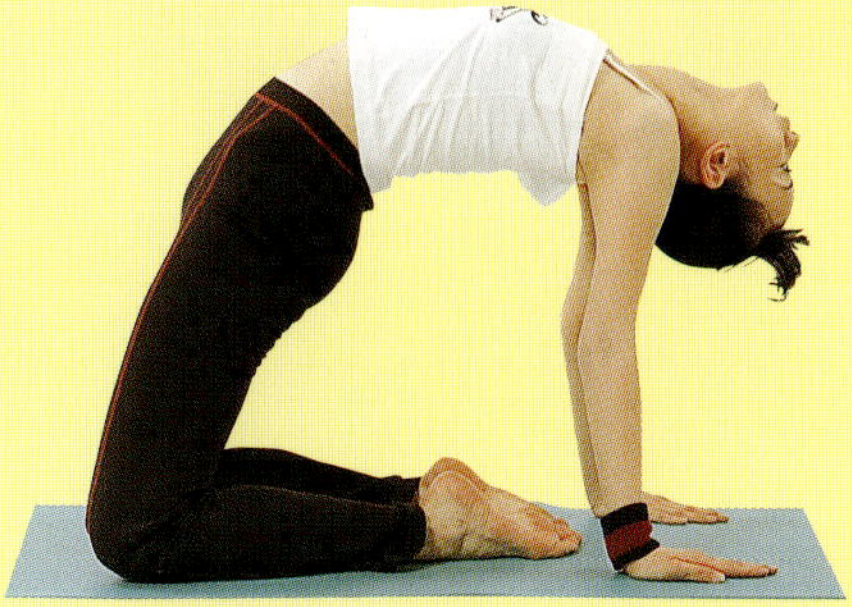

すべすべの小顔になる

美容編 6
>>肩立ち

**シミ、肌荒れが気になるときに。血行が促進され、
老廃物の排出効果がスムーズに。肥満解消や老化防止にも**

What pose?

全身の血流がよくなり、顔のむくみも解消。甲状腺があごで圧迫されるため、過剰な食欲が抑えられます。また、内臓が逆転して刺激されるため、若返って全身の機能がアップします。

1

仰向けに寝て、両足をそろえて伸ばし、手を身体にそって、手のひらを下にして置く。肩の力を抜いて一息吐く。

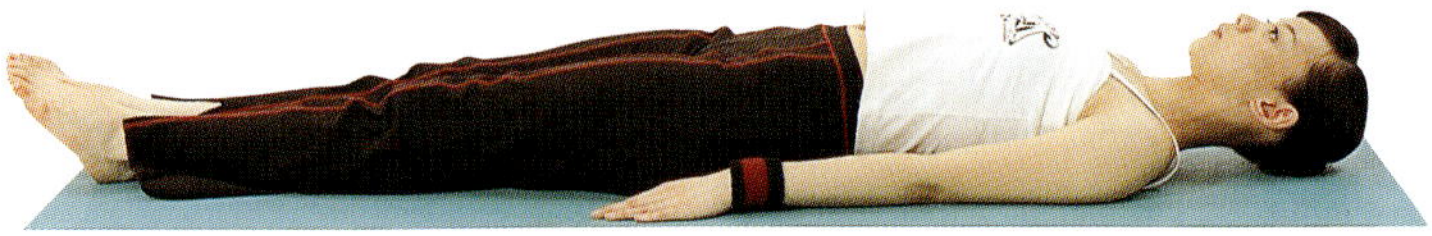

2

息を吸いながら、両足をそろえて伸ばしたまま、床と直角になるように持ち上げる。

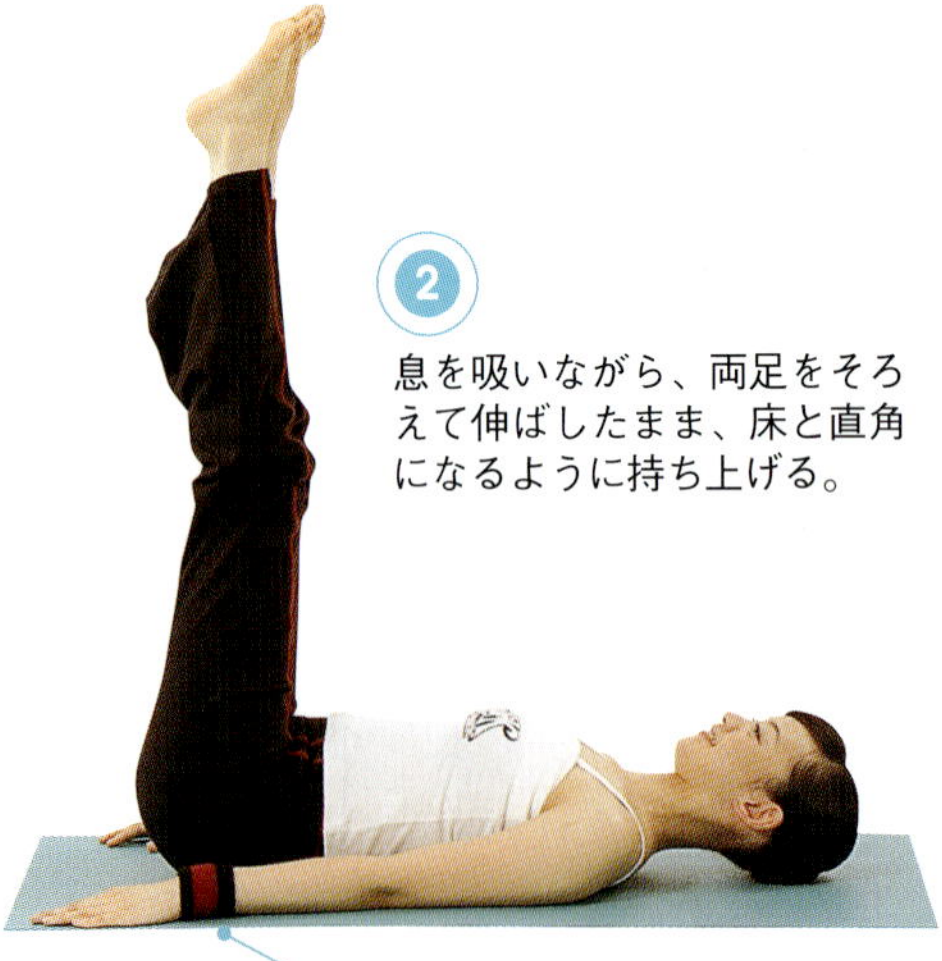

おしりと太ももを
内側に引き締める

3

両手のひらでしっかり床を押さえ、息を吐きながら、腰を上げる。両手を腰に当て、息を吸いながら、ゆっくりおしりを持ち上げていく。

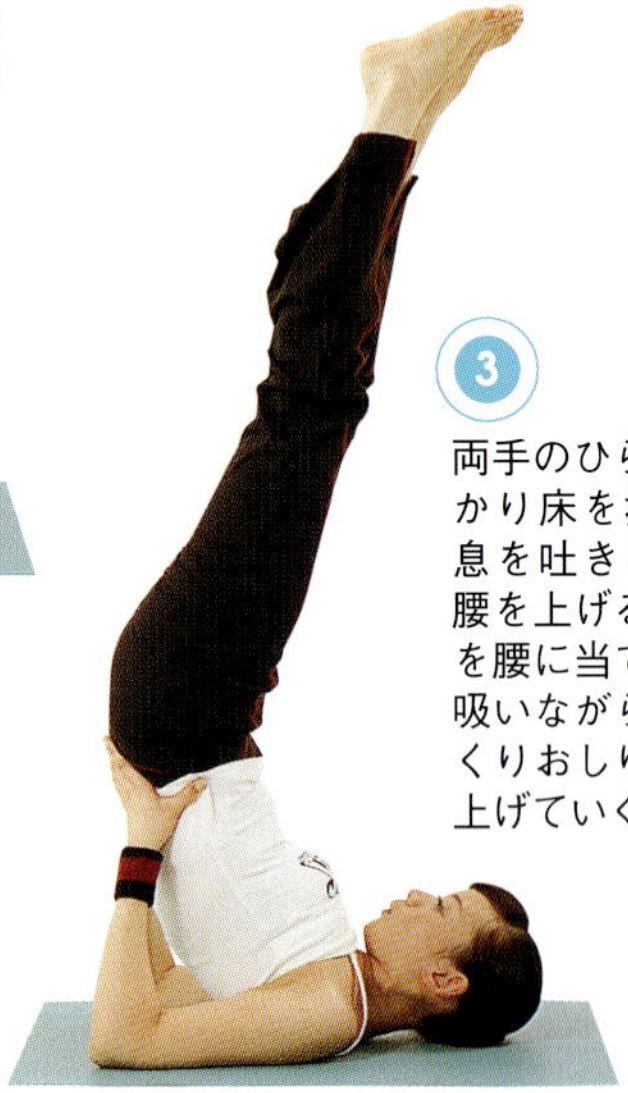

④

背中と足が一直線になったら、あごを胸に、胸もあごに寄せて、30秒ほどキープする。

自然な呼吸で3→2の姿勢に戻り、呼吸を調えてから息を吐きながら1の姿勢に戻る。

ポーズ 30秒 自然呼吸

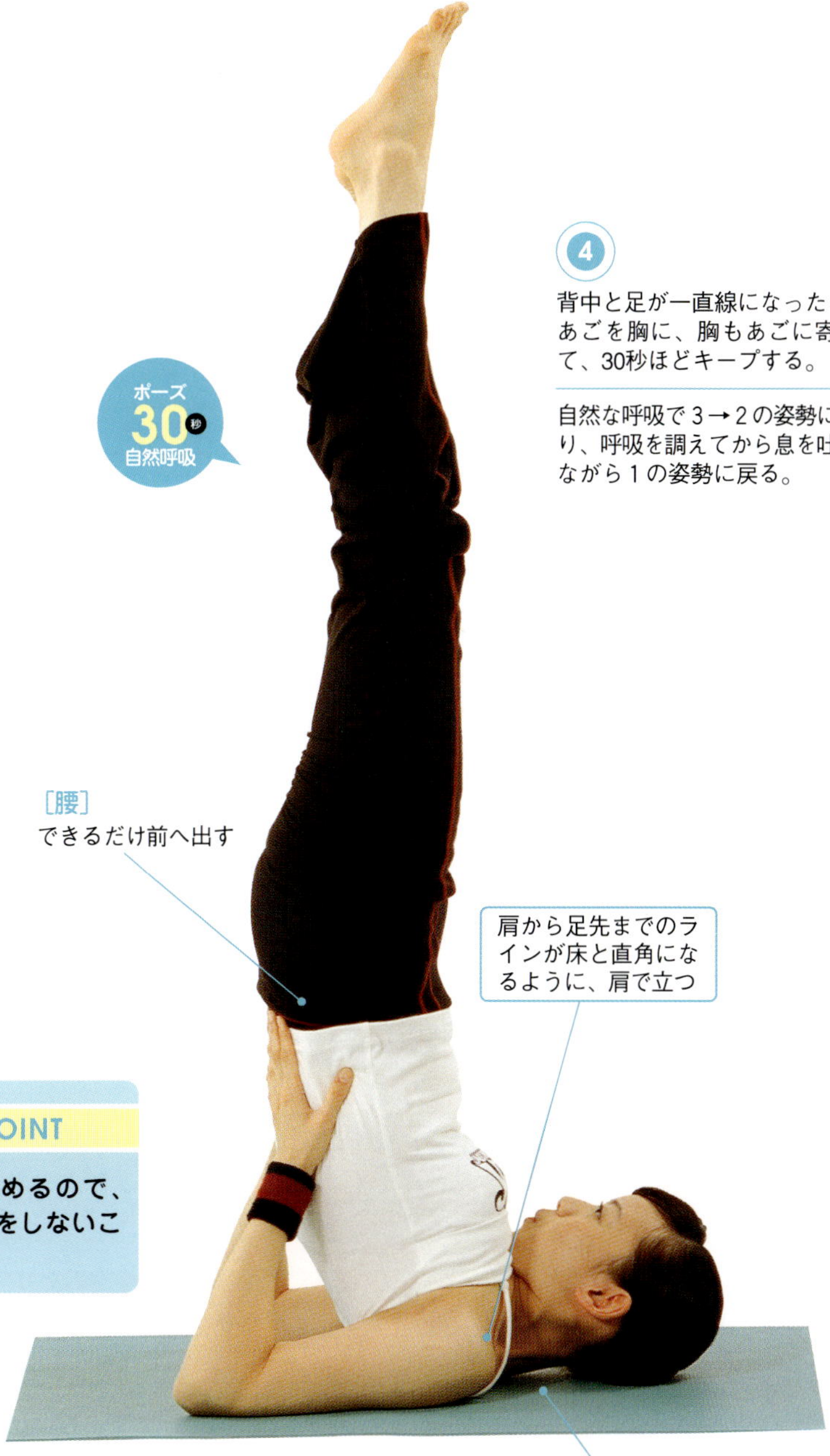

［腰］
できるだけ前へ出す

肩から足先までのラインが床と直角になるように、肩で立つ

POINT

首を傷めるので、よそ見をしないこと。

［首］
痛くなければ首の力を抜き、肩で体重を支えるようにする

腕・背中をスッキリと

美容編 7
>>アーチ

腕・背中のラインを美しく！
ヒップライン・ウエストもスッキリ引き締まります

What pose?

背中、お尻、太ももを持ち上げて伸ばすことで、そのラインが美しく引き締まるポーズ。お腹をストレッチするので便秘にも効果があり、自律神経の働きが調ってイライラも解消。

1

仰向けに寝て、両ひざを立てて、両かかとをおしりの両側に置く。手は指先を肩に向けて両耳の横に置く。肩の力を抜いて一息吐く。

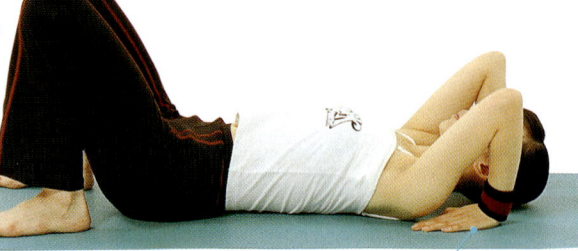

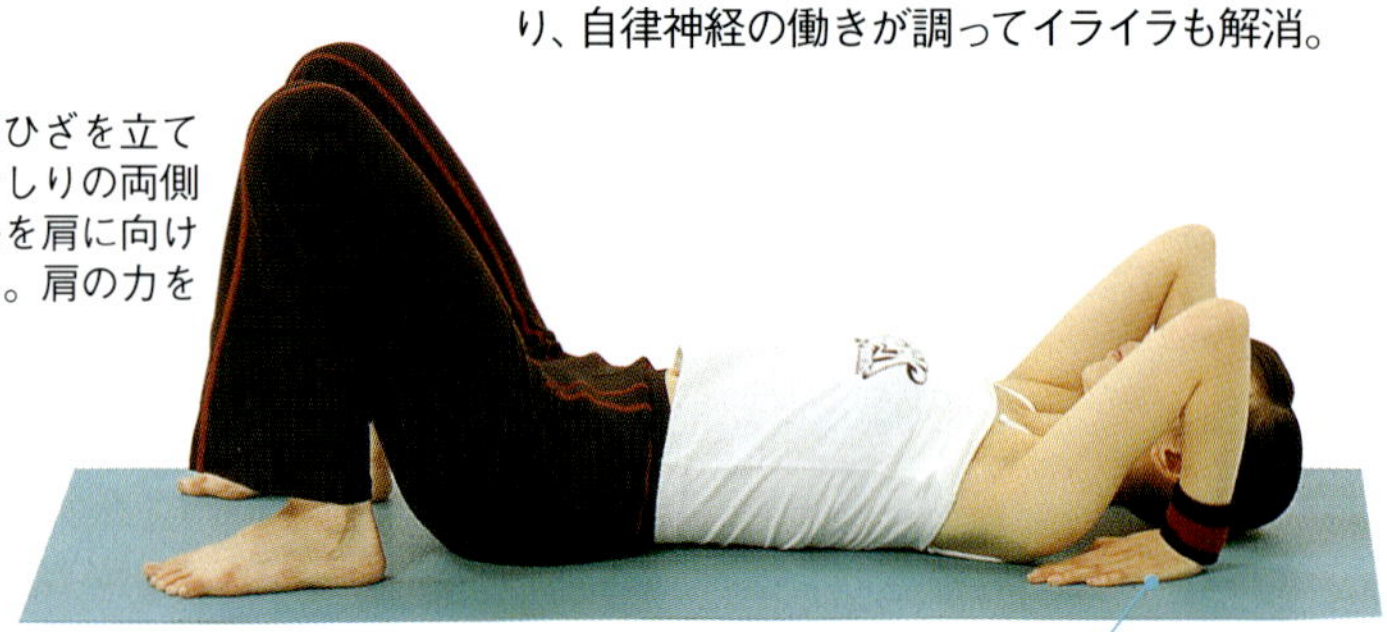

［手］
髪の毛を手で押さえないように注意

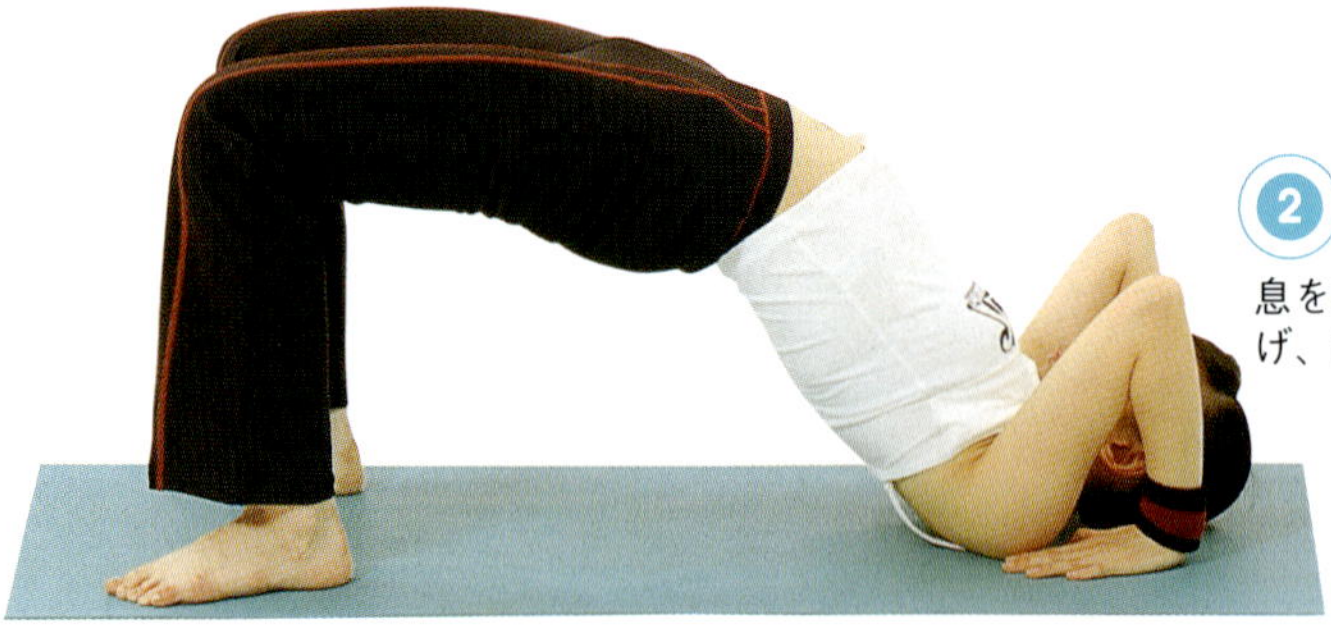

2

息を吸いながら、腰を持ち上げ、両肩と両足で支える。

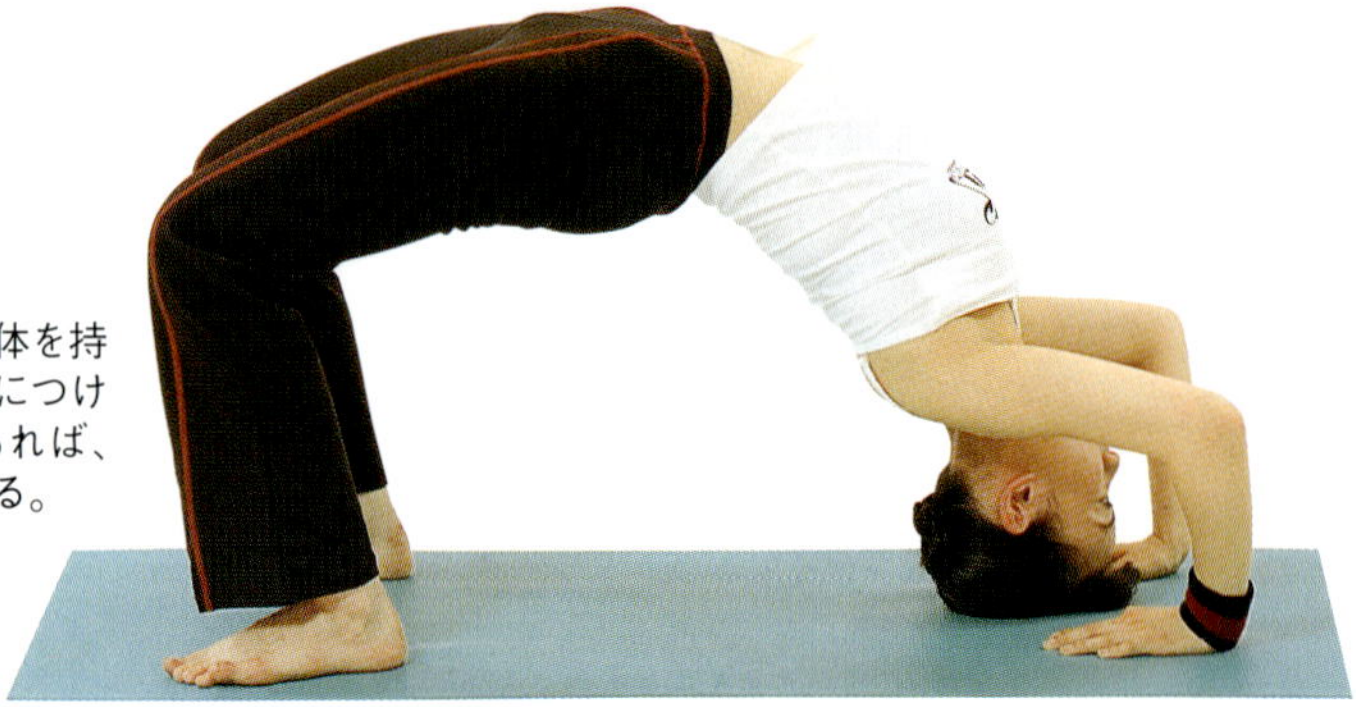

3

両手に力を入れて、体を持ちあげる。頭頂を床につけて支える。余裕があれば、手と足を少し近づける。

④

両手両足に力を入れて、頭と身体を持ち上げる。腰をできるだけ高く持ち上げて、呼吸を調え、30秒程度キープする。

頭、お尻の順にゆっくり床に戻す。

ポーズ 30秒 自然呼吸

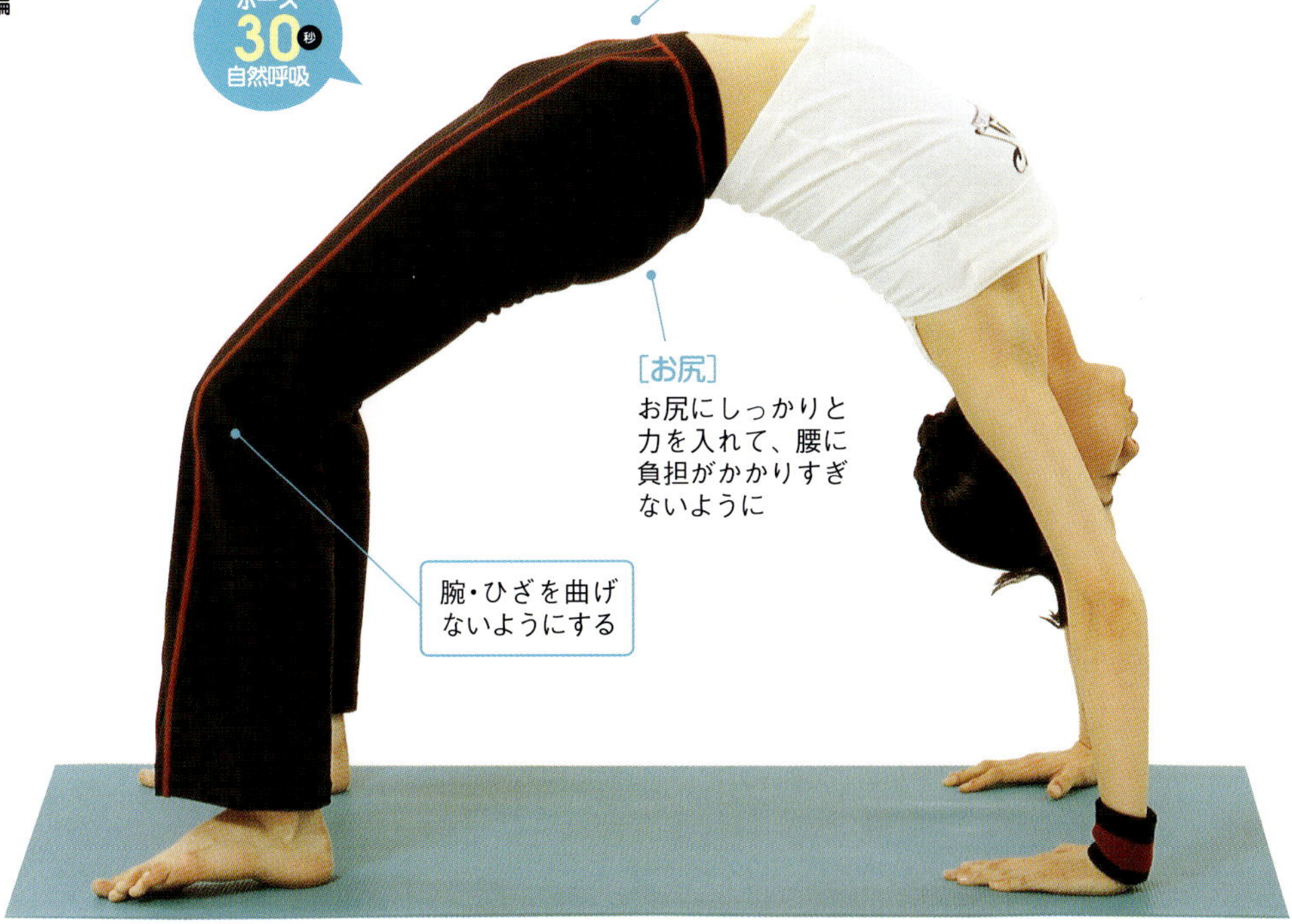
腰をできるだけ
高く持ち上げ、
弓なりになる
[お尻]
お尻にしっかりと
力を入れて、腰に
負担がかかりすぎ
ないように
腕・ひざを曲げ
ないようにする

POINT

両ひじが開かないように、脇の筋肉を引き締める。

目覚めを爽やかに

気分スッキリ編 1
>>ネコ

毎朝、起きぬけに行うと効果倍増！背中とお腹のストレッチで、気持ちよく1日をスタート

What pose?

その名を耳にしたことくらいはあるかもしれない、有名なポーズ。背中のストレッチで代謝をよくし、お腹を刺激して内臓機能を高めるので、朝の体と心がシャキッとします。

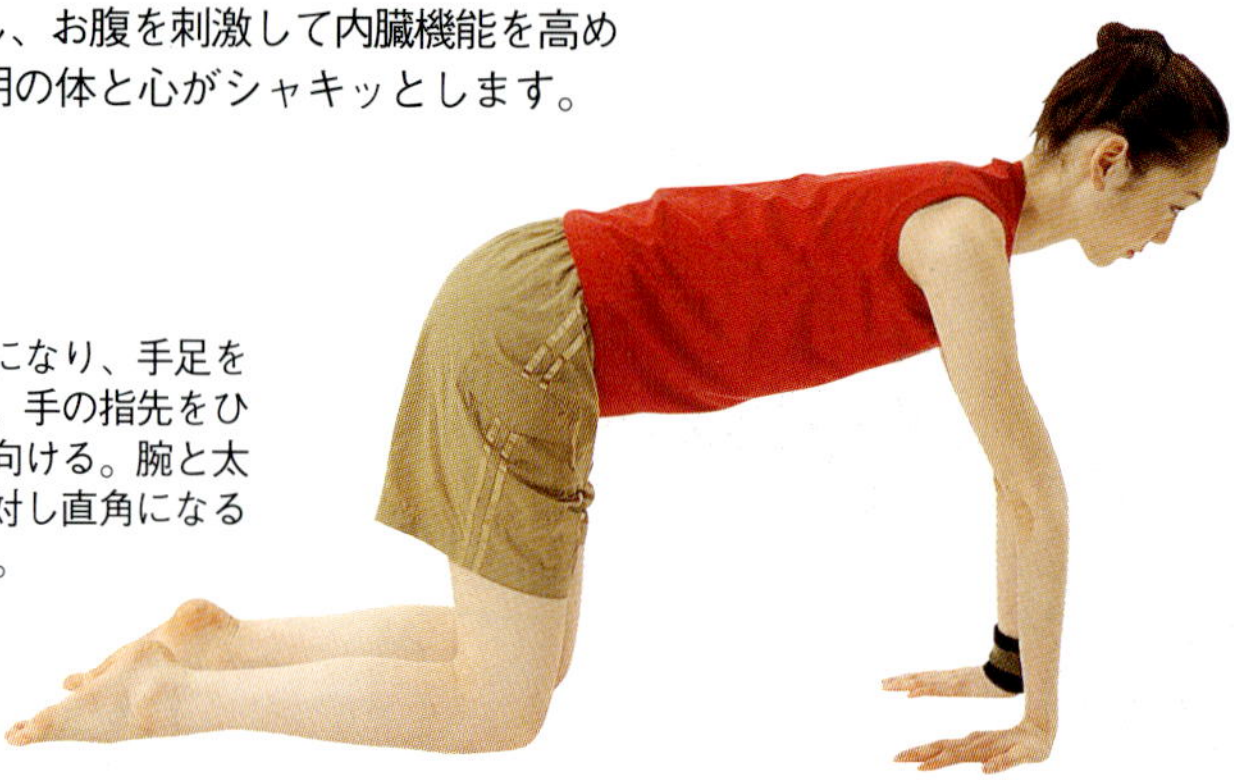

1

四つんばいになり、手足を肩幅に広げ、手の指先をひざのほうに向ける。腕と太ももは床に対し直角になるようにする。

ポーズ 30秒 自然呼吸

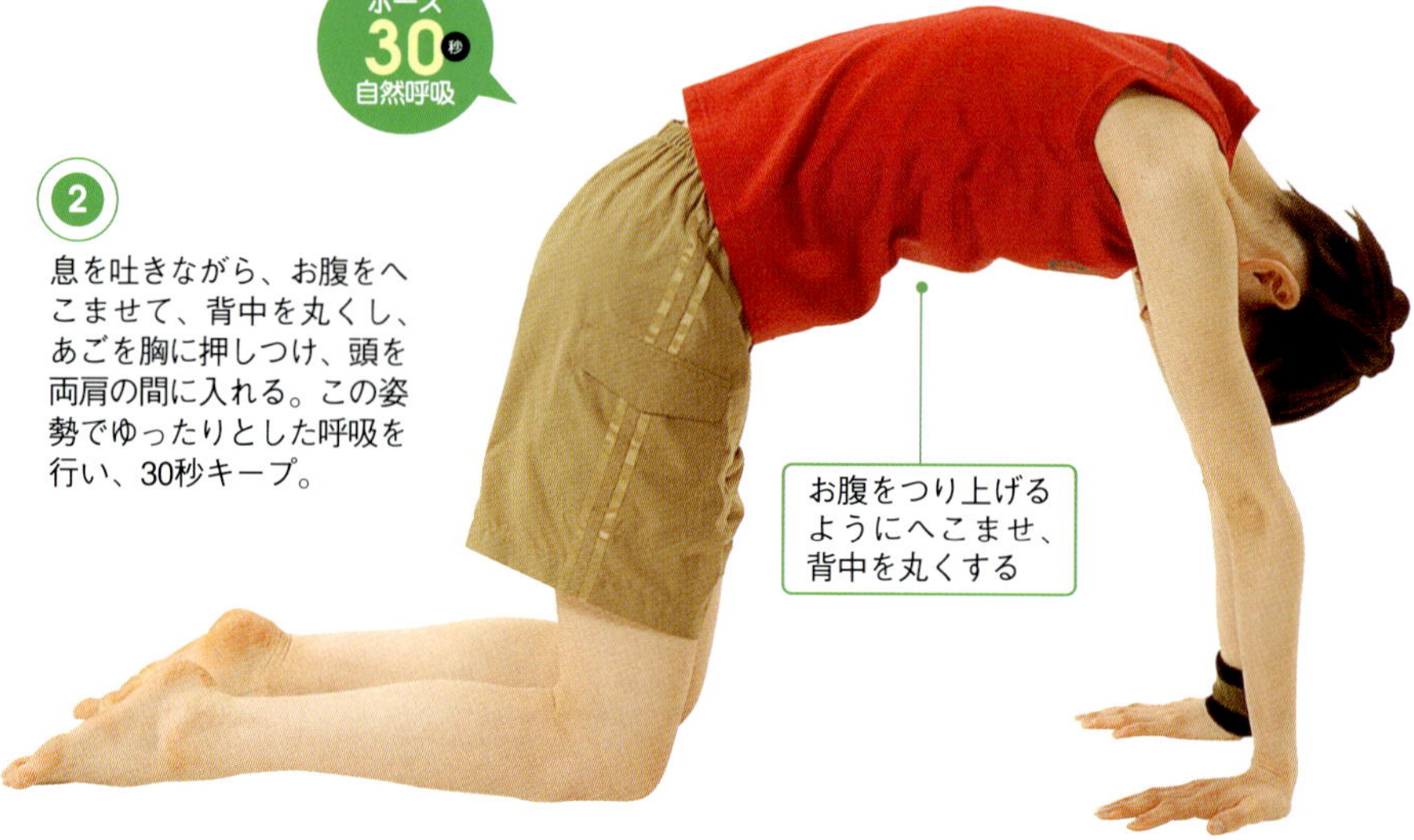
お腹をつり上げるようにへこませ、背中を丸くする

2

息を吐きながら、お腹をへこませて、背中を丸くし、あごを胸に押しつけ、頭を両肩の間に入れる。この姿勢でゆったりとした呼吸を行い、30秒キープ。

3

息を吸いながら、頭と背中を反らせ、胸を張り、30秒ほどキープする。

息を吐きながら、頭をゆっくり下げ、1の姿勢に戻る。

ポーズ 30秒 自然呼吸

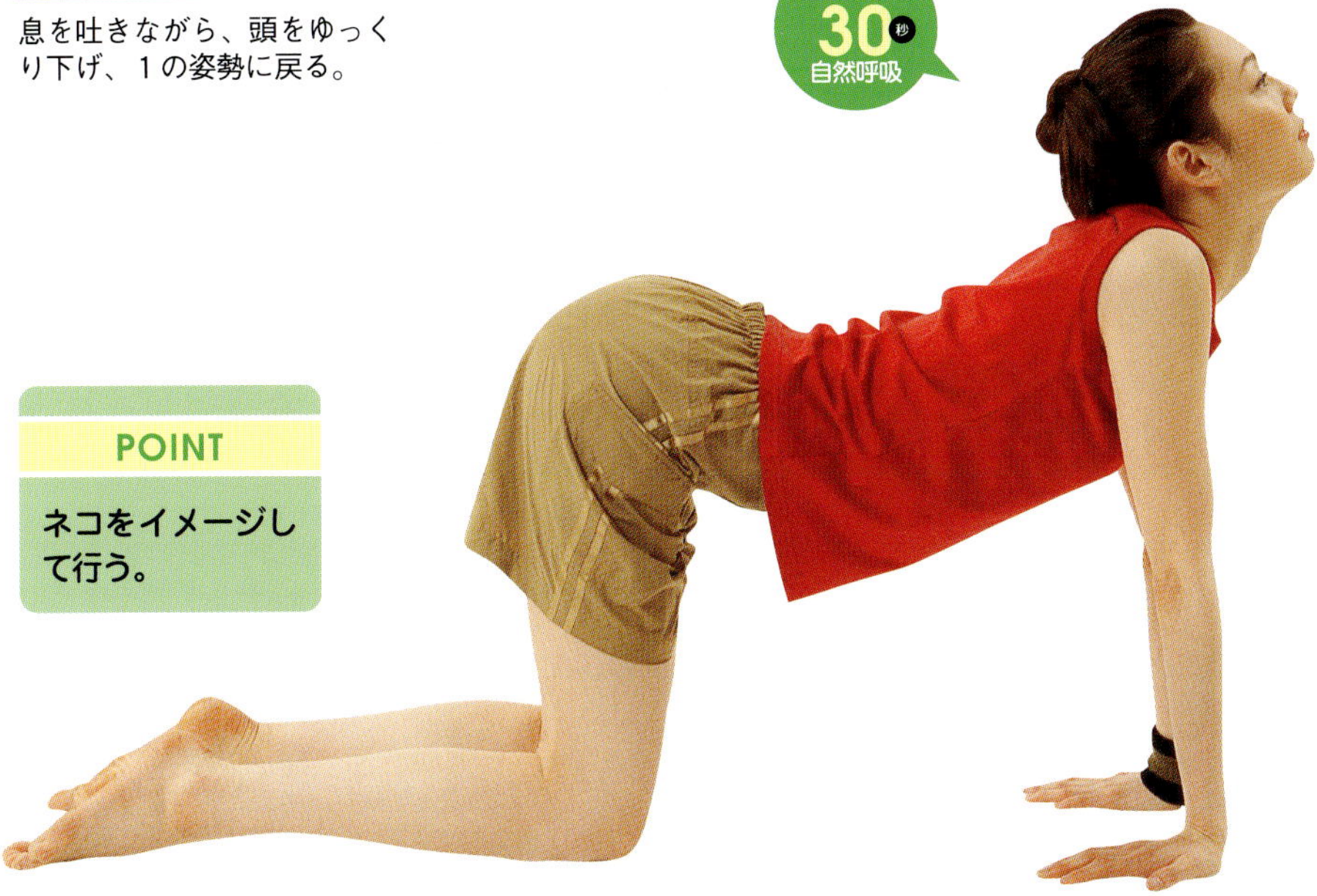

POINT

ネコをイメージして行う。

Upper POSE ●アッパーポーズ

1～3がラクにクリアできたときは、2に続けて、息を吐きながら、右足を胸のほうへ近づけて、30秒ほどキープする。

次に息を吸いながら、頭を後ろへ反らして胸を張り、右足を思いきり後方に上げて、30秒ほどキープする。

息を吐きながら、1の姿勢に戻る。反対側も同様に行う。

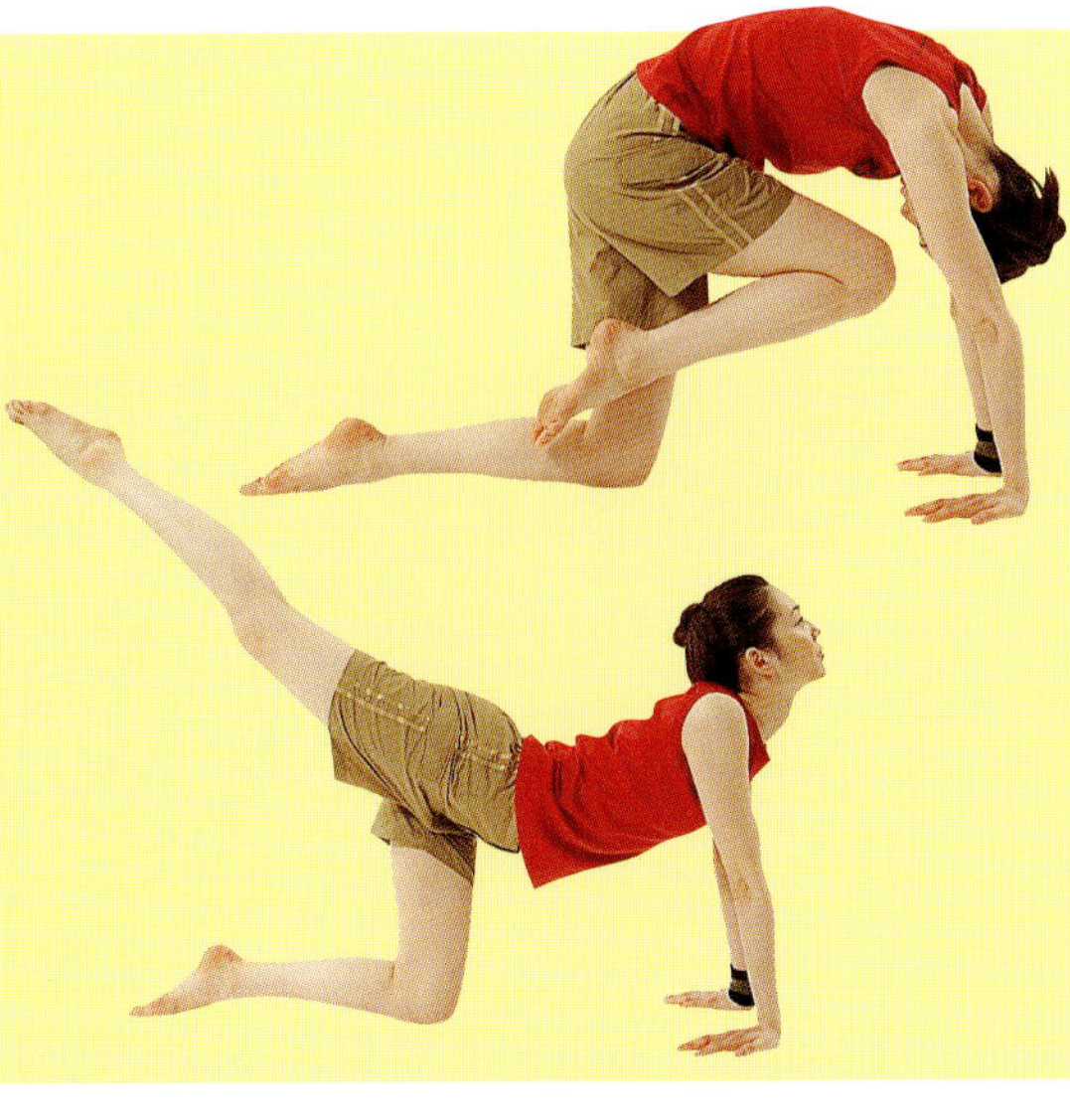

集中力を高める

気分スッキリ編 2
>>壮美

精神の集中を高めるポーズ！ 体のバランスがとれるに従い、心も安定し、実力が発揮できるように

What pose?

初心者でも比較的バランスをとりやすいポーズで、精神を集中させ、心を鎮める作用があります。背中や太もものラインを美しくし、下半身の疲労をとる効果も。はじめは壁や柱に手をあてて行ってもかまいません。

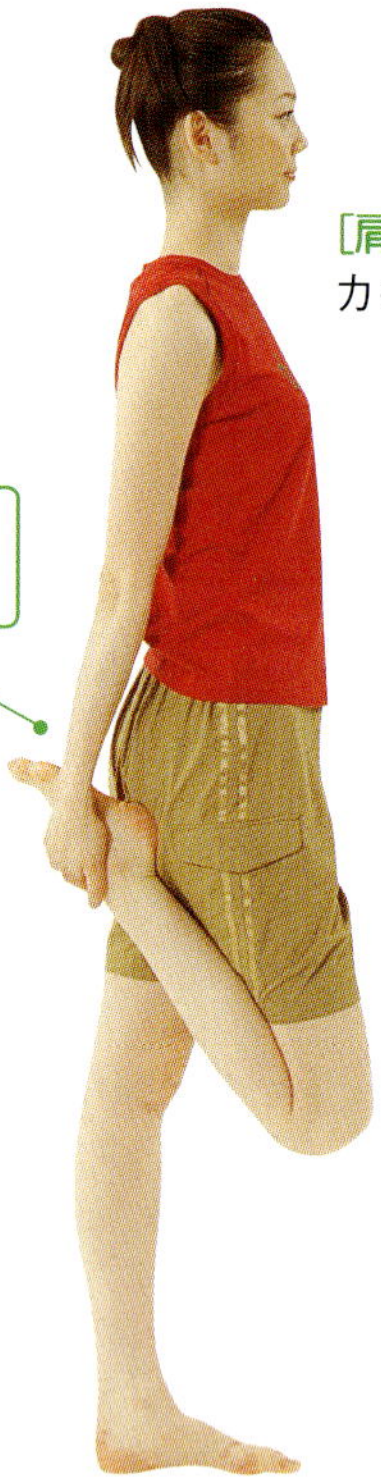

［肩］
力を抜く

お尻を引き締め、
背筋を伸ばす

1

背筋を伸ばして左足で立ち、右ひざを曲げ、右手で足首を外側からつかむ。肩の力を抜き、楽に呼吸する。

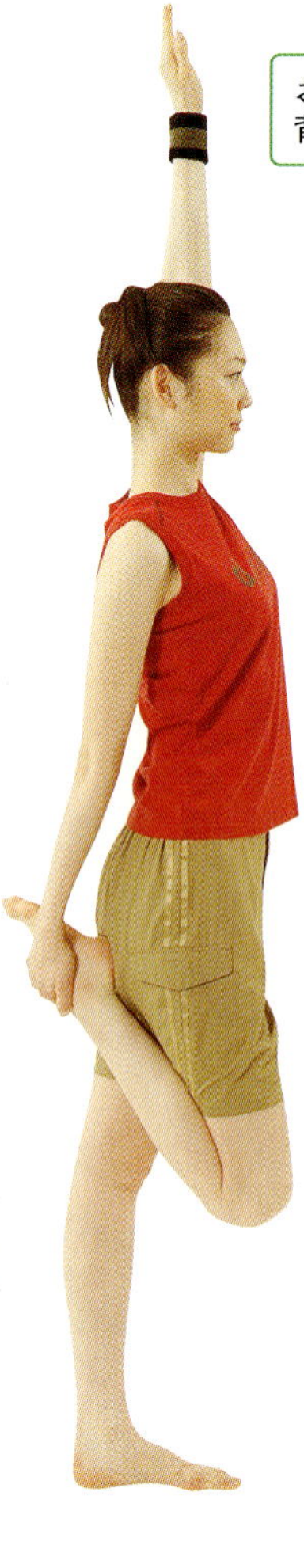

2

息を吸いながら、左手をまっすぐ上に向けて伸ばす。視線は、一点を見るようにし、あちこち動かさない。

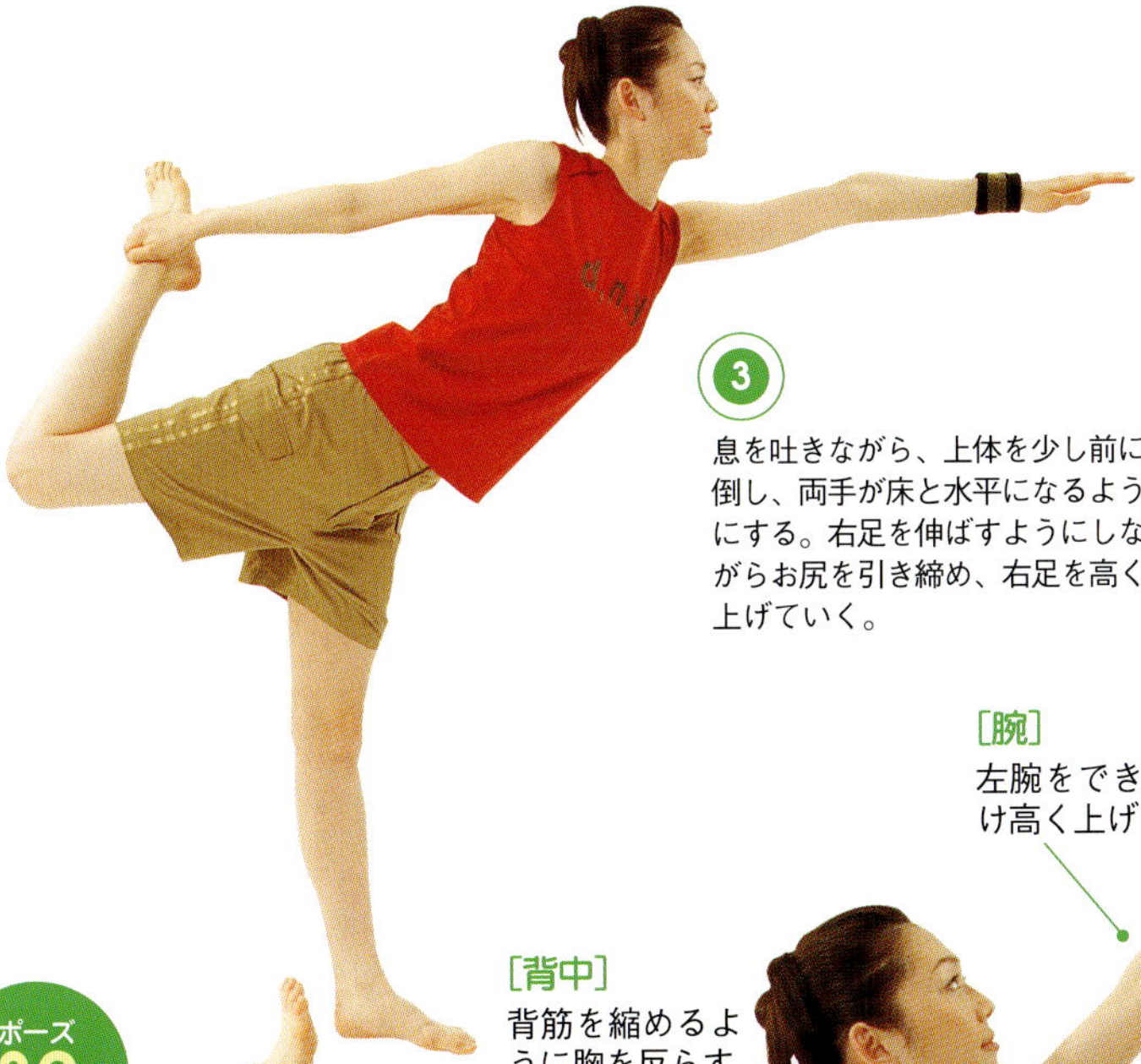

3

息を吐きながら、上体を少し前に倒し、両手が床と水平になるようにする。右足を伸ばすようにしながらお尻を引き締め、右足を高く上げていく。

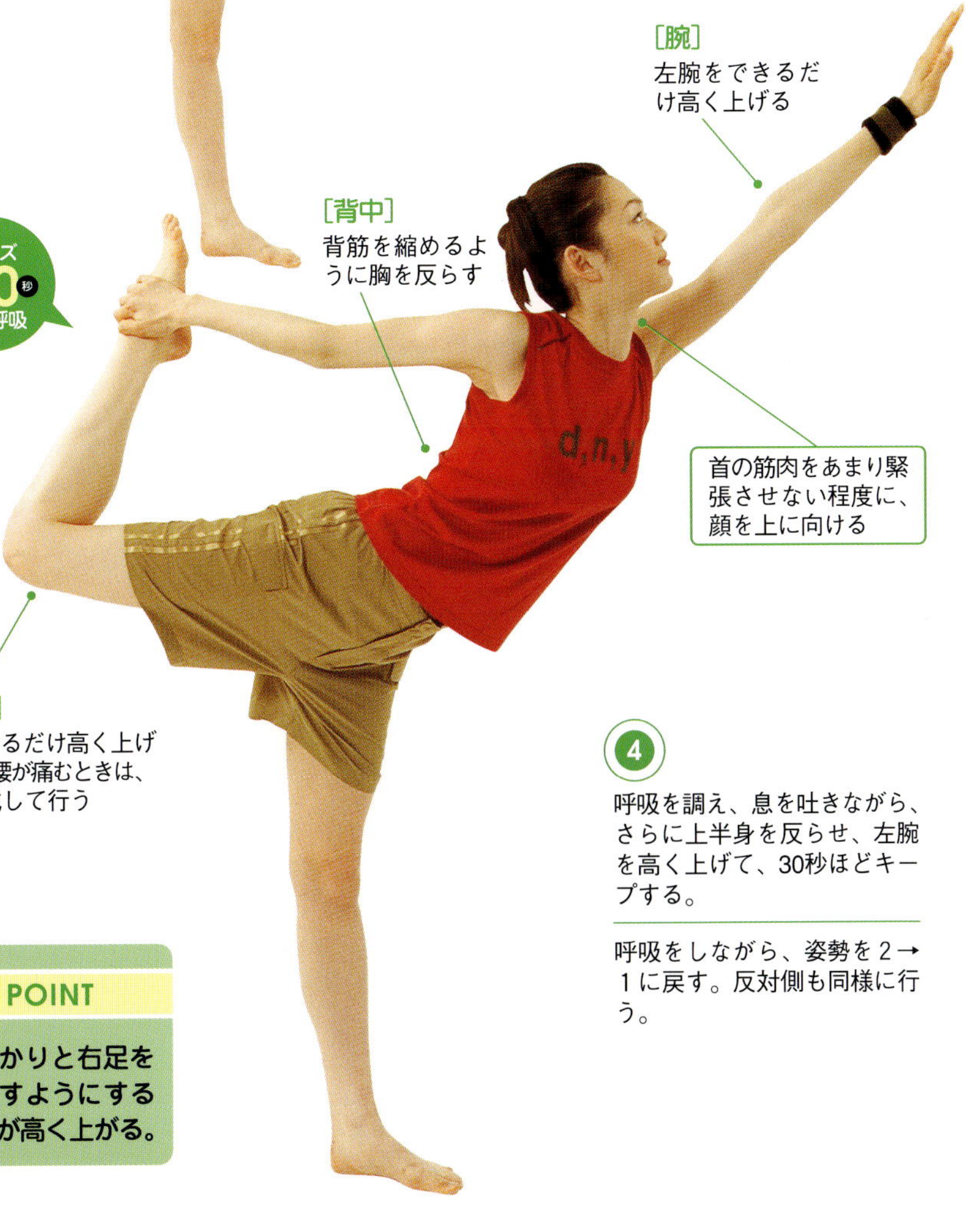

ポーズ 30秒 自然呼吸

［腕］
左腕をできるだけ高く上げる

［背中］
背筋を縮めるように胸を反らす

首の筋肉をあまり緊張させない程度に、顔を上に向ける

［足］
できるだけ高く上げる。腰が痛むときは、加減して行う

4

呼吸を調え、息を吐きながら、さらに上半身を反らせ、左腕を高く上げて、30秒ほどキープする。

呼吸をしながら、姿勢を2→1に戻す。反対側も同様に行う。

POINT

しっかりと右足を伸ばすようにすると足が高く上がる。

うつ気分を解消する

気分スッキリ編 3
>>英雄

憂うつな気分はこのポーズで解消！
腕、肩、足、お尻と、全身を使うので気分爽快に

What pose?

下半身の安定感が精神的な安定感をつくりだし、胸の反りと天空を目指す姿勢が気分をスッキリとさせ、うつ気分を解消してくれます。同時に、背中や下半身を引き締め、全身をシェイプアップしてくれます。肩こり解消にも有効。

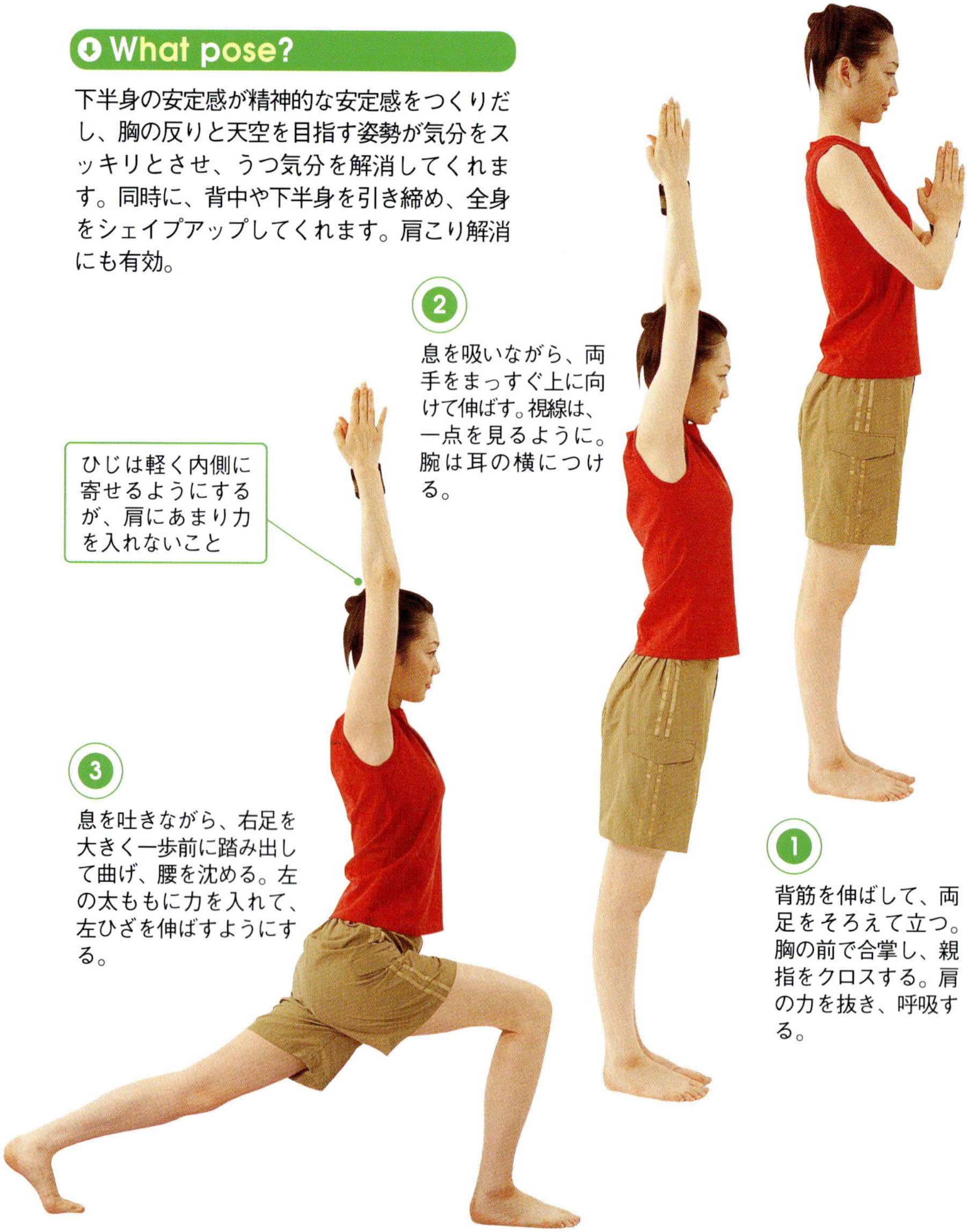

1 背筋を伸ばして、両足をそろえて立つ。胸の前で合掌し、親指をクロスする。肩の力を抜き、呼吸する。

2 息を吸いながら、両手をまっすぐ上に向けて伸ばす。視線は、一点を見るように。腕は耳の横につける。

3 息を吐きながら、右足を大きく一歩前に踏み出して曲げ、腰を沈める。左の太ももに力を入れて、左ひざを伸ばすようにする。

ひじは軽く内側に寄せるようにするが、肩にあまり力を入れないこと

ポーズ 30秒 自然呼吸

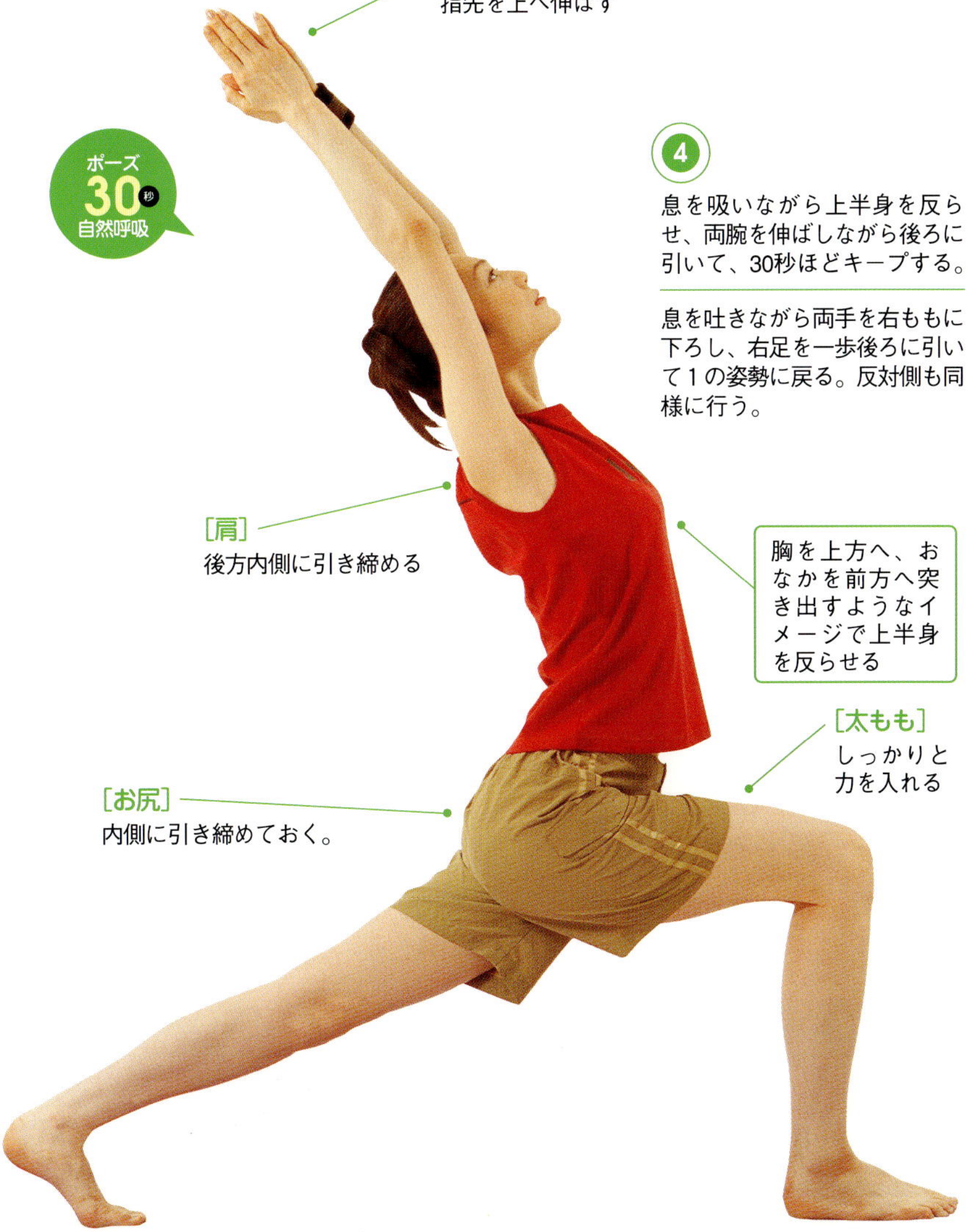
[手]
指先を上へ伸ばす
[肩]
後方内側に引き締める
胸を上方へ、おなかを前方へ突き出すようなイメージで上半身を反らせる
[太もも]
しっかりと力を入れる
[お尻]
内側に引き締めておく。

4

息を吸いながら上半身を反らせ、両腕を伸ばしながら後ろに引いて、30秒ほどキープする。

息を吐きながら両手を右ももに下ろし、右足を一歩後ろに引いて1の姿勢に戻る。反対側も同様に行う。

POINT

下半身を引き締めると、安定する。

不眠を解消する1

気分スッキリ編4
>>弓

**おやすみ前にふとんの上で。
心身がほぐれリラックスして、いい眠りが訪れます**

What pose?

疲れすぎや目が冴えて眠れない夜におすすめのポーズ。背中、お尻、太ももなど、広範囲の筋肉を緊張させることで、逆に蓄積した緊張や疲労を解消します。同時にストレス解消と血行促進をはかるため、ぐっすりと深い眠りへと誘います。

[手]
5本の指をそろえるように握る

1
うつ伏せに寝て、両ひざを曲げ、両足首をそれぞれの手で外側から握る。

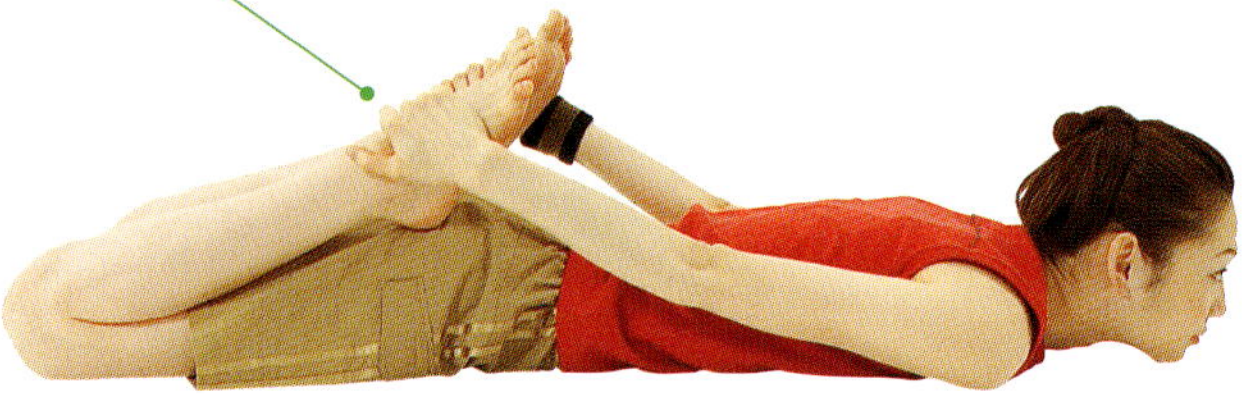

POINT

息を止めずに行うこと。

2
息を吸いながら、両足を高く持ち上げ、上半身を反らせて顔を上方へ向け、30秒ほどキープする。

息を吐きながら、ゆっくり1の姿勢に戻る。

ポーズ 30秒 自然呼吸

両足を伸ばす方向に力を入れると高く足が上がる

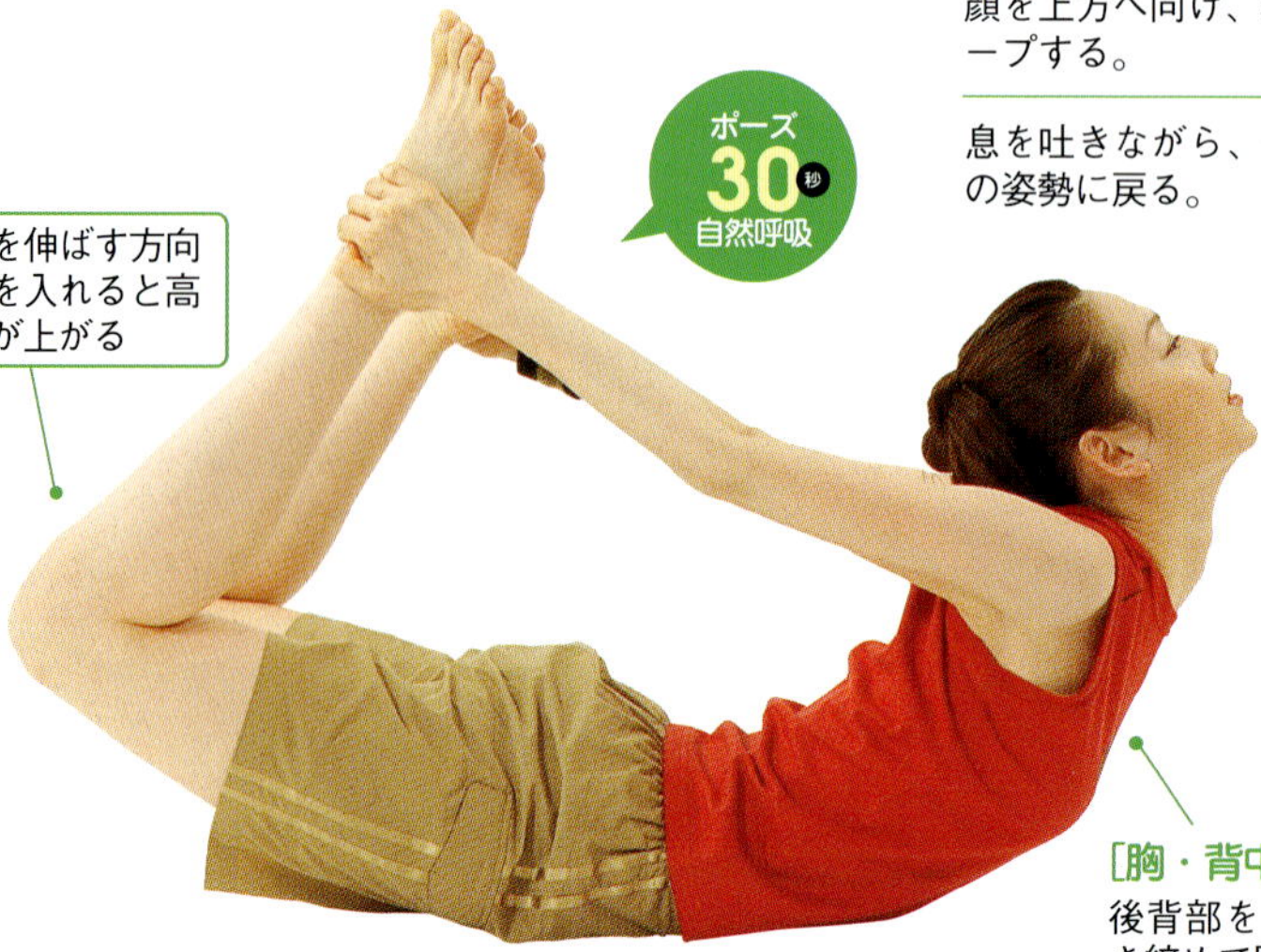

[胸・背中]
後背部をしっかり引き締めて胸郭を開く

不眠を解消する2

気分スッキリ編 5
>>背中を伸ばす

**こちらもふとんの上でできるポーズ！
背中や足のストレスを解消し、快眠をゲット**

What pose?

背中のゆがみとこりを治し、自律神経の機能を調えてくれるこのポーズで、1日の疲れのケアをします。足の後ろ側のストレッチでだるさも軽減され、心地よい眠りにつけます。

①

床に腰を下ろし、両足をそろえて前に伸ばす。それぞれの足の親指に手の人差し指をかけ、一息吸う。

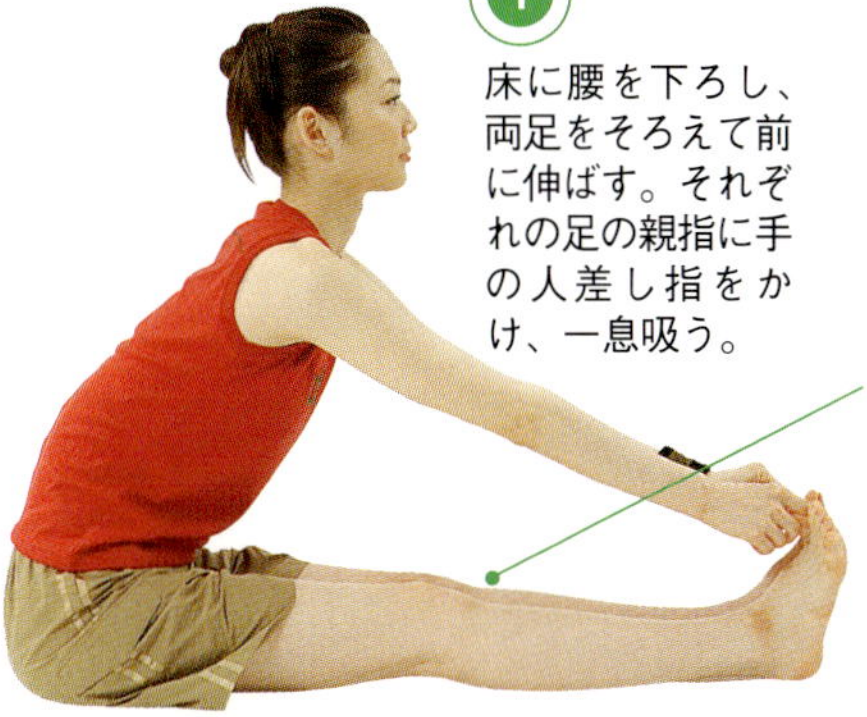

[足]
ひざを曲げない

POINT

ひざを曲げないようにする。

②

息を吐きながら、上体を前へ倒し、背筋を伸ばしながらお腹を太ももに近づけ、ゆったりと深い呼吸を行いながら、30秒ほどキープする。

息を吸いながら、ゆっくり上体を起こし、親指を離す。

ポーズ 30秒 自然呼吸

[上半身]
上半身は完全に力をぬいてリラックス

[腕]
ひじを床につける

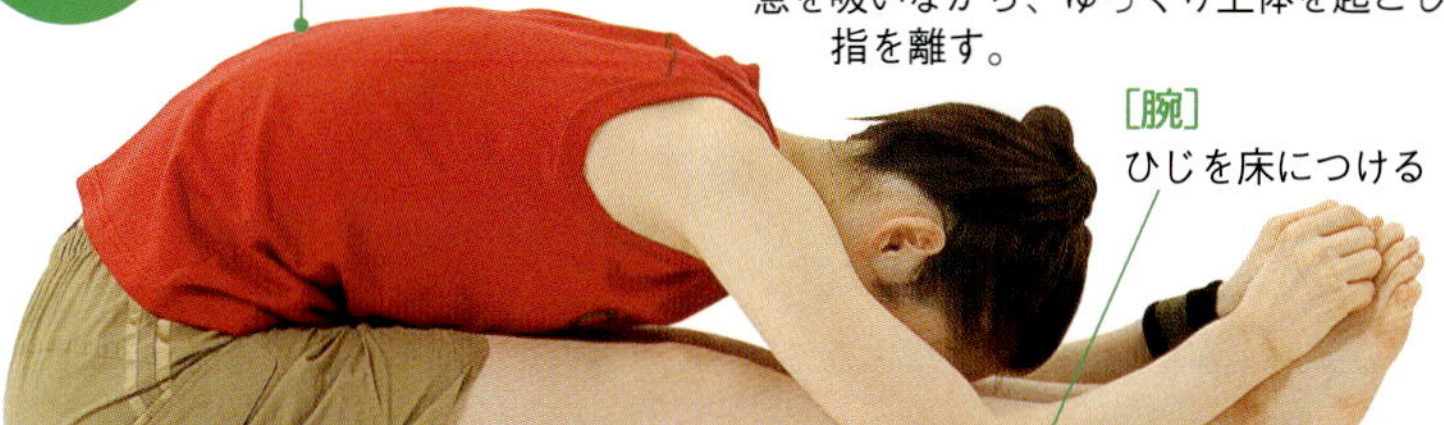

Beginner POSE ●ビギナーポーズ

手が足先に届かないときは、ベルトやひもを足にかけて行ってもOK。つかないからと、はずみをつけたり、誰かに背中を押してもらうのはタブー。

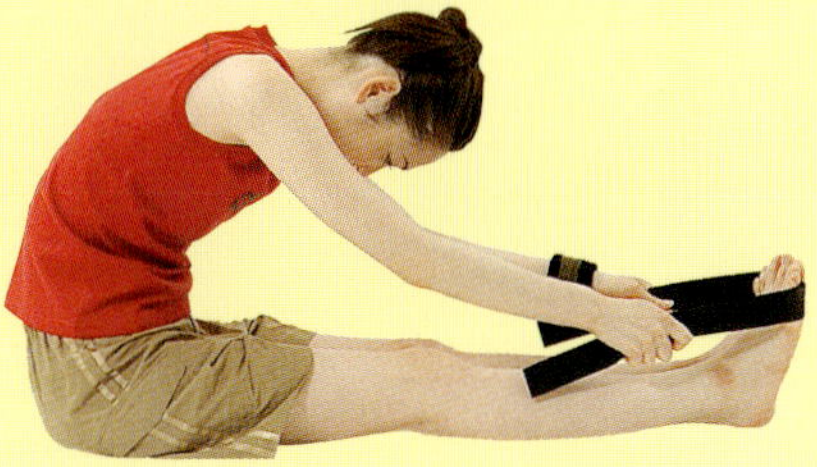

イライラを解消する

気分スッキリ編 6
>>ツル

**ストレスがたまると呼吸が浅くなり、全身カチカチに。
呼吸を楽にして全身に蓄積したストレスの芽を解消！**

What pose?

ストレスが続き、硬くなっている肩甲骨の後ろや首筋など呼吸関連の筋肉の緊張を解き放つポーズ。また、イライラしているときは全身に行き場のないエネルギーが淀んでいるので、これを発散することができ、忙しい！というときにぜひ試したいポーズです。

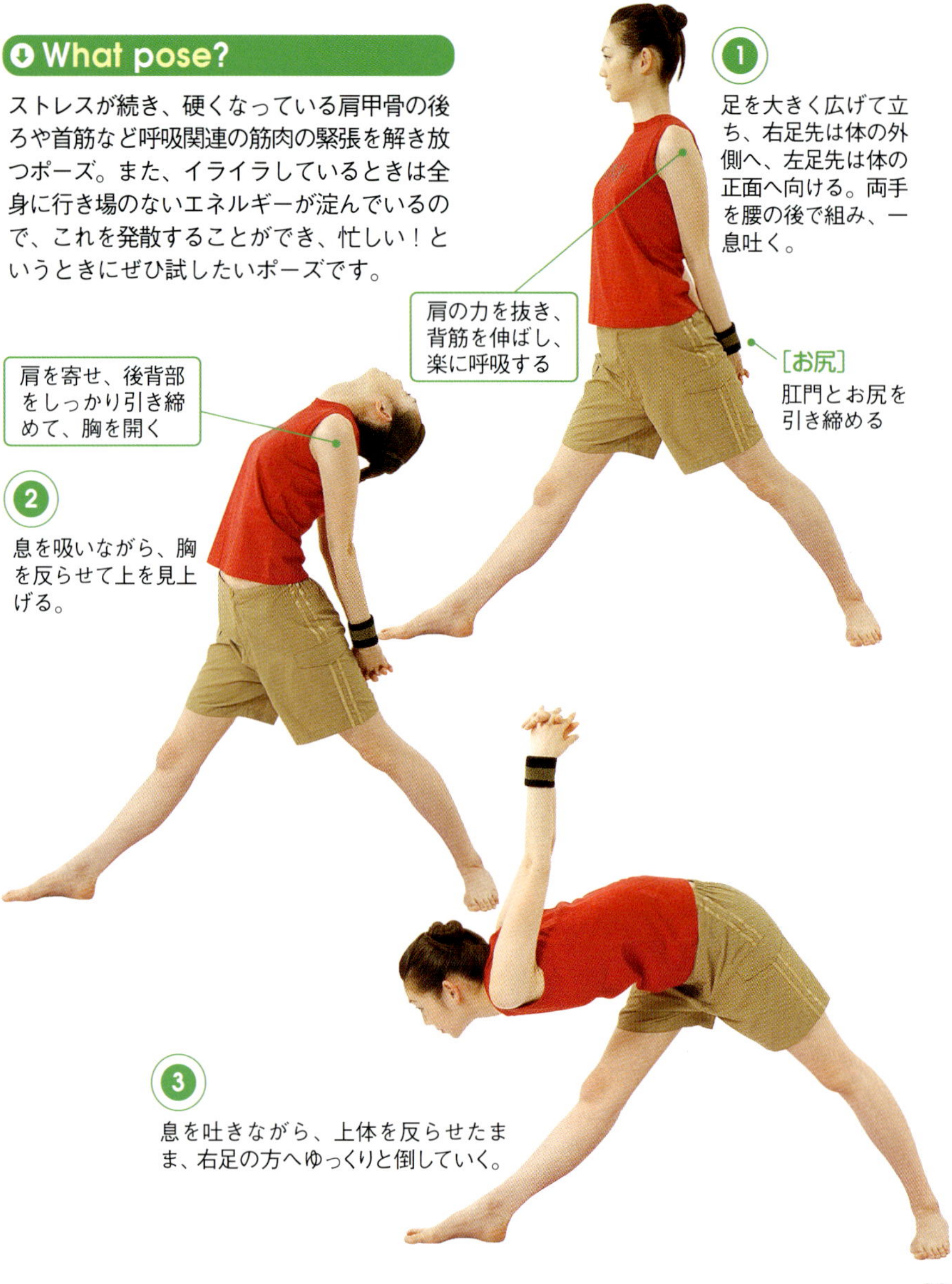

1

足を大きく広げて立ち、右足先は体の外側へ、左足先は体の正面へ向ける。両手を腰の後で組み、一息吐く。

肩の力を抜き、背筋を伸ばし、楽に呼吸する

[お尻]
肛門とお尻を引き締める

肩を寄せ、後背部をしっかり引き締めて、胸を開く

2

息を吸いながら、胸を反らせて上を見上げる。

3

息を吐きながら、上体を反らせたまま、右足の方へゆっくりと倒していく。

4

さらに上体を前へ倒し、30秒ほどキープする。

息を吸いながら１の姿勢に戻る。反対側も同様に行う。

［腰］
痛まない範囲でしっかりと伸ばしておく

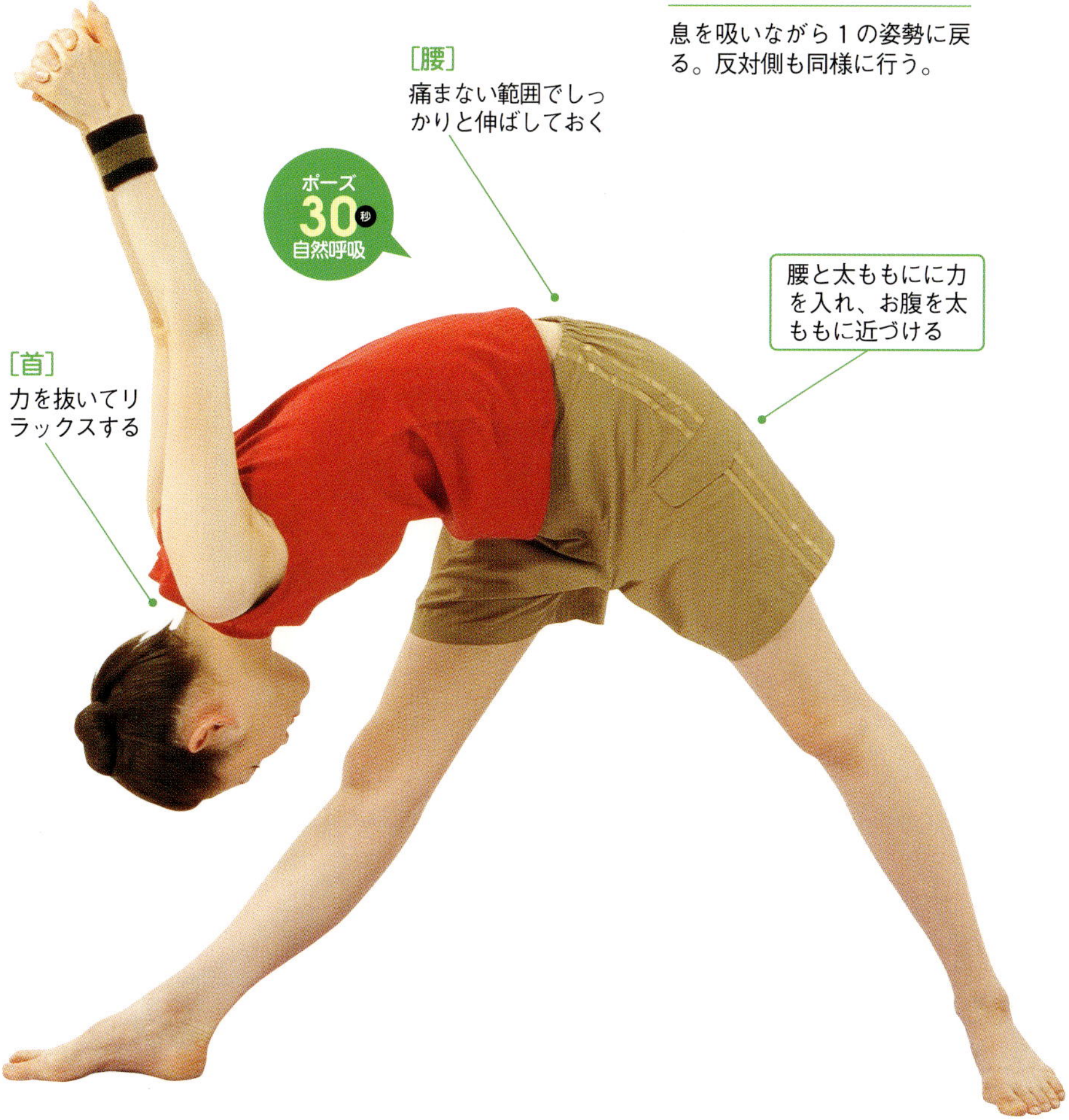

腰と太ももにに力を入れ、お腹を太ももに近づける

［首］
力を抜いてリラックスする

［足］
片側の足に体重をかけすぎて、ひざを傷めないように注意

POINT

肛門とお尻をしっかり引き締めると、下半身が安定する。

頭痛を解消する

身体スッキリ編 1
>>押し上げ

**ストレスや過労、肩こりが原因の緊張型頭痛に効果的！
いつでもどこでも実行できて、気分転換にもピッタリ**

What pose?

こわばっている肩や肩甲骨の周囲、脇腹、腕をストレッチして筋肉をほぐし、頭部への血流を促します。また、立って思いっきり伸びをすることで、気の流れがよくなり、頭痛や頭の重さが解消されます。気分転換にも最適。

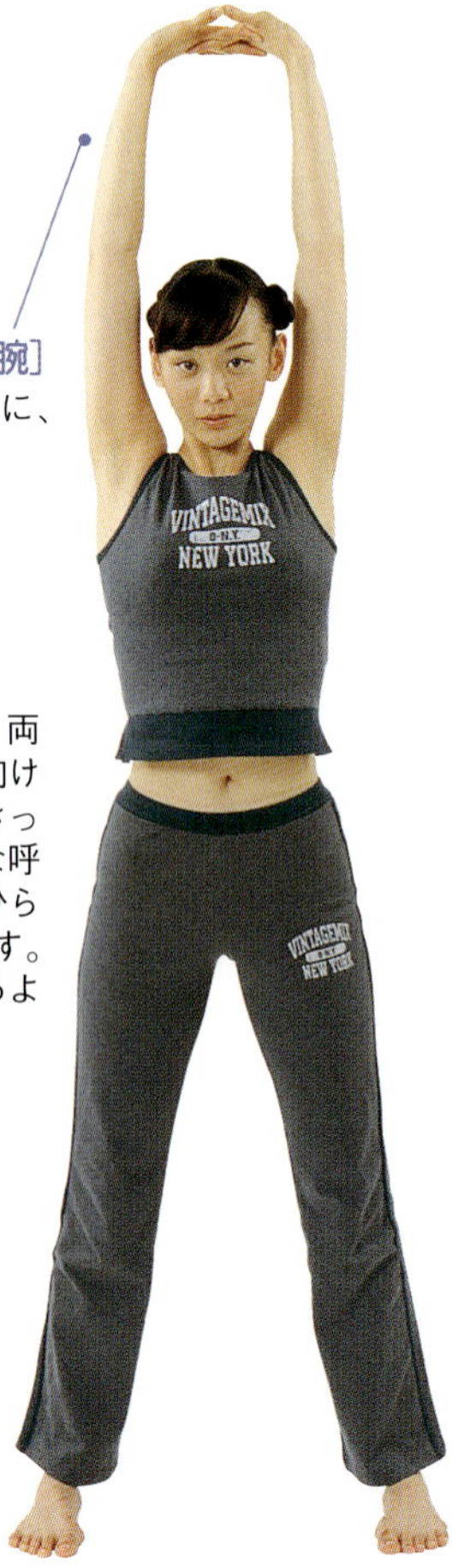

［腕］
耳をはさむように、思いきり伸ばす

②

息を吸いながら、両手を天井の方へ向けて伸ばし、伸びきったところで自然な呼吸を行い両手のひらを上に向けて返す。視線は一点を見るように。

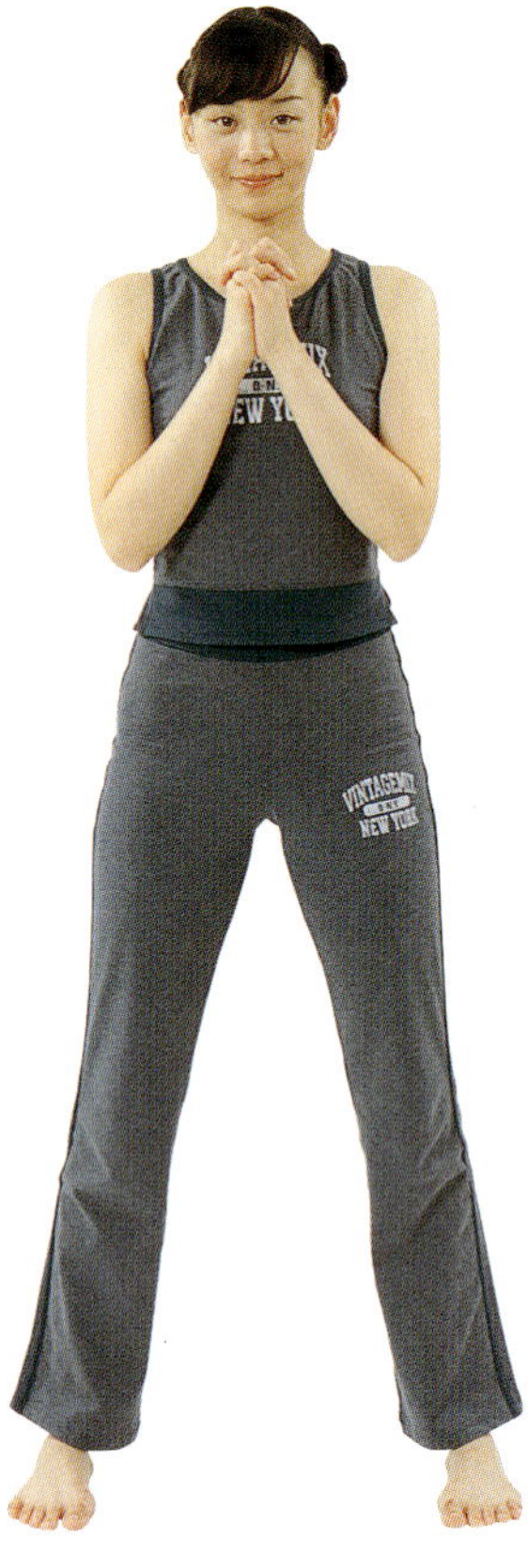

①

背筋を伸ばし、両足を肩幅に開いて立つ。胸の前で両手を組み、肩の力を抜いて一息吐く。

ポーズ 30秒 自然呼吸

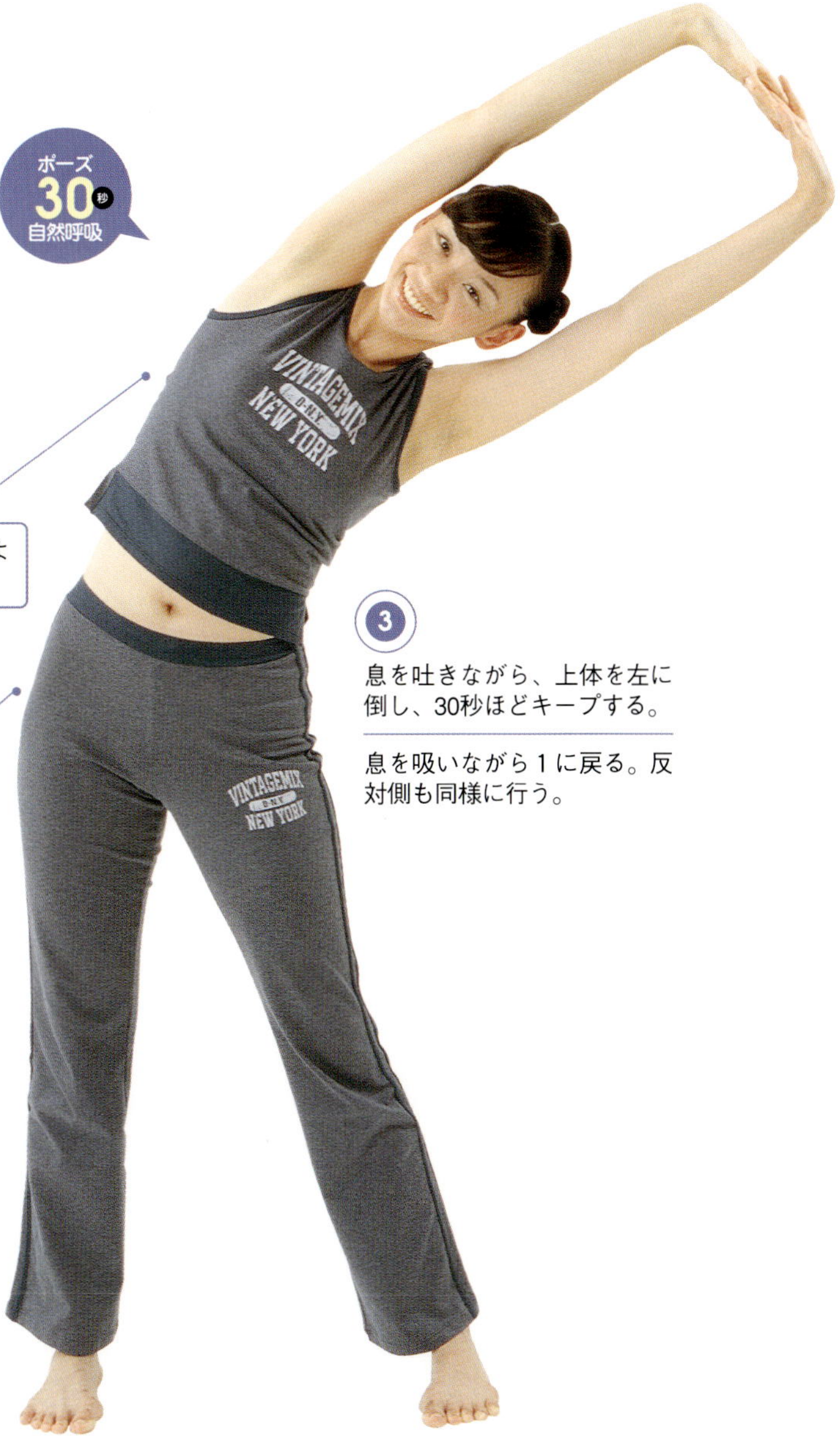

背筋を気持よく伸ばす

下半身をしっかりと引き締めて、上半身の体重を支える

3

息を吐きながら、上体を左に倒し、30秒ほどキープする。

息を吸いながら１に戻る。反対側も同様に行う。

POINT

キープするときは自然な呼吸をする。

目の疲れをとる

身体スッキリ編 2
>>鋤

老廃物はすみやかに体の外へ。
肌がイキイキし、お腹まわりもスッキリ

What pose?

目の緊張は、目の周辺の筋肉と視神経からの刺激を処理する後頭部の緊張を引き起こします。このポーズは後頭部の緊張を効率的に取り除き、間接的に目の疲れを解消することができます。

1

仰向けに寝て、両足をそろえて伸ばす。腕は体にそわせて、手のひらを床につけ、一息吐く。

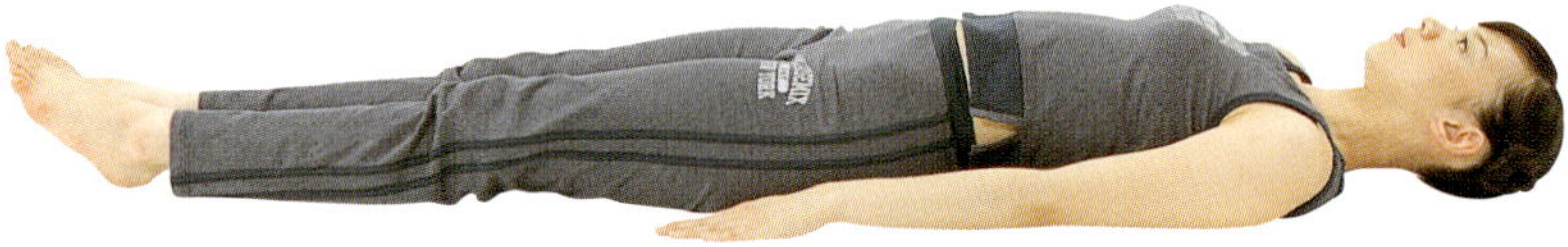

2

息を吸いながら、両足をそろえ伸ばしたまま、床と直角になるように上げる。

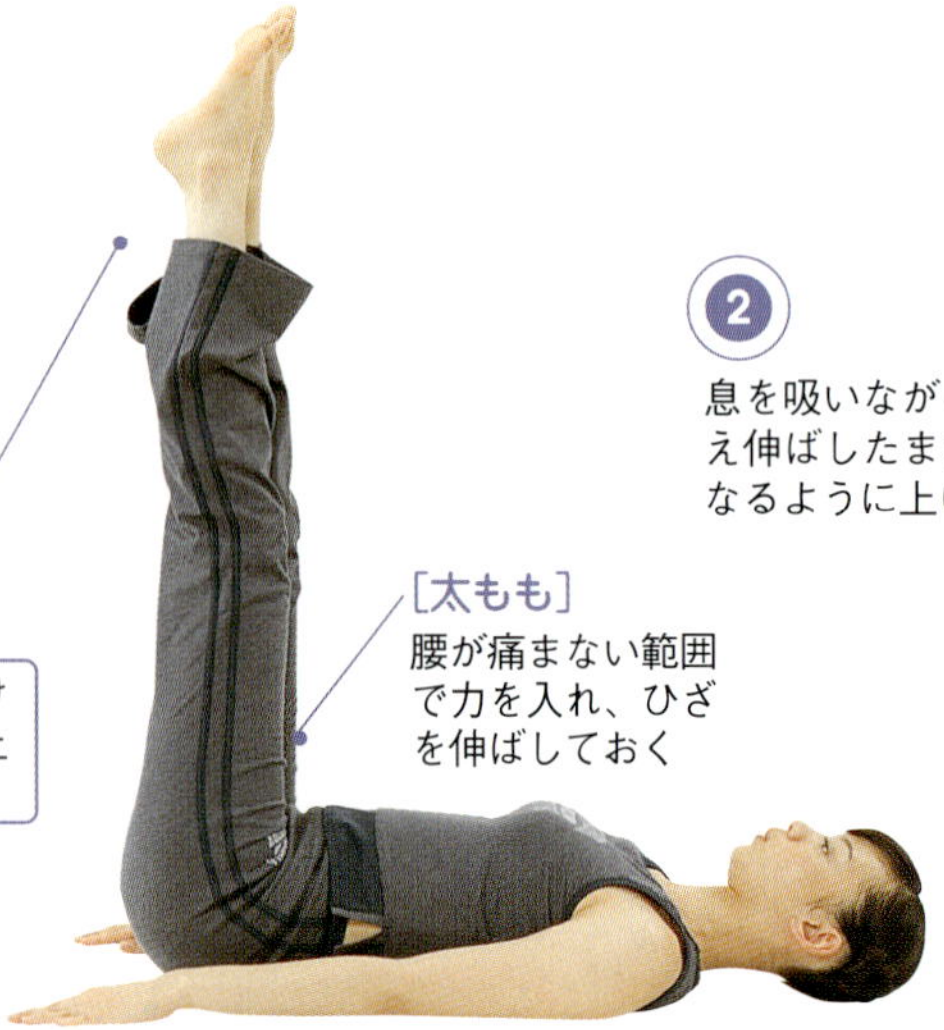
足をできるだけゆっくり持ち上げると効果的
[太もも]
腰が痛まない範囲で力を入れ、ひざを伸ばしておく

3

息を吐きながら、腕の力を使ってお尻を持ち上げ、足先を頭の後方の床につけ、30秒ほどキープする。

息を吸いながら２の姿勢へ、吐きながら１の姿勢へ戻る。

POINT

ひざを伸ばしておく。呼吸は楽に。

ポーズ
30秒
自然呼吸

[足]
足先をできるだけ
頭の後方へつける

背筋を伸ばし、上
体が床と垂直にな
るようにする

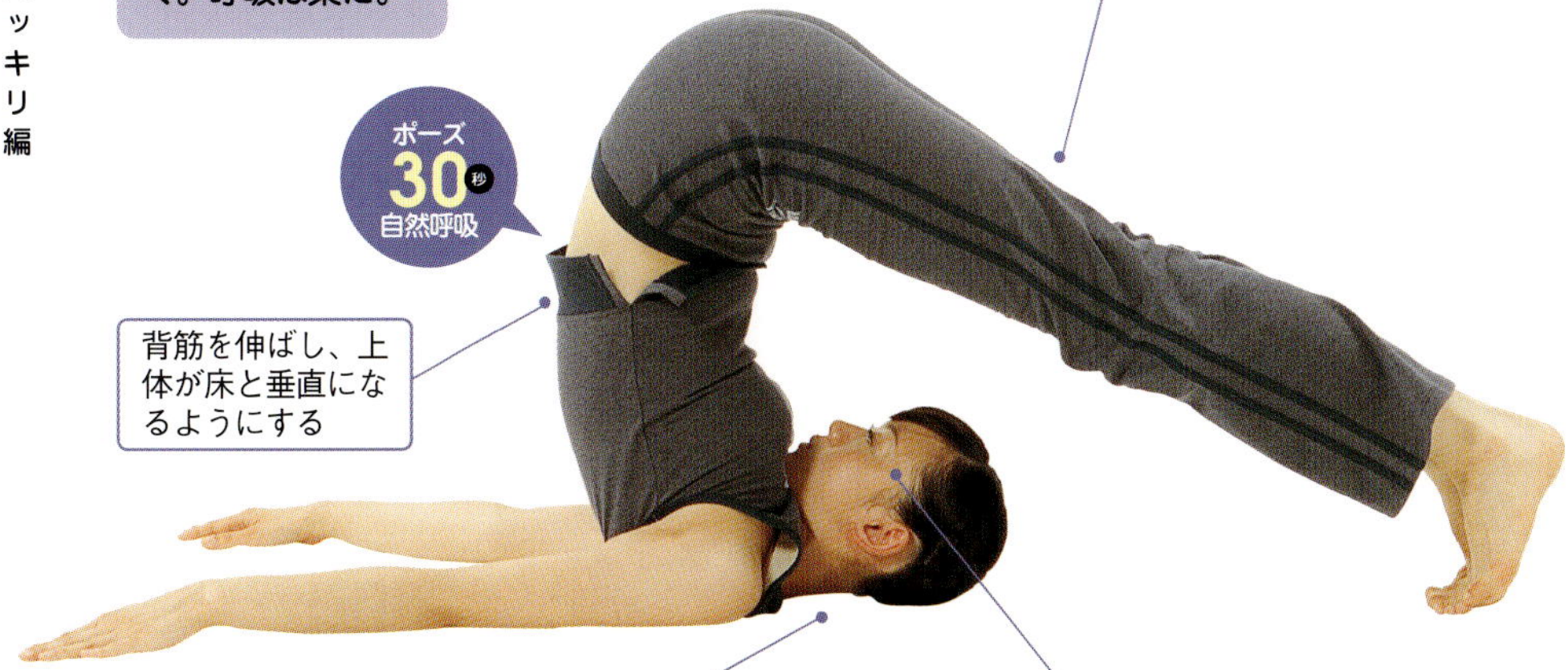

[首]
痛まない範囲で首の力を抜き、
うなじをストレッチする

[視線]
首を痛めるので絶対に
よそ見をしないように

Upper POSE ●アッパーポーズ

余裕があるときは、腕を頭のほうへそろえて伸ばし、30秒ほどキープする。

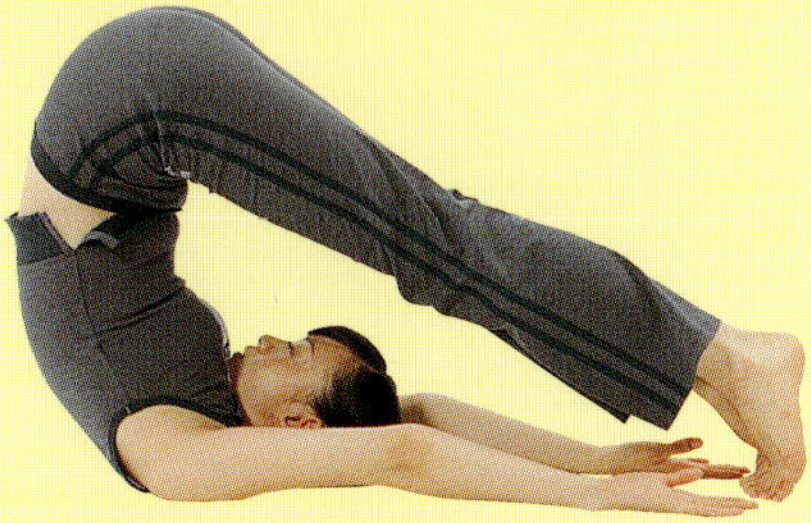

肩こりを解消する

身体スッキリ編 3
>>牛の顔

**肩や首の疲れをとり、こりをほぐしてくれるポーズ。
引き締め効果も高く、ネックラインがスッキリ！**

What pose?

全身のシェイプアップと疲労軽減に効くポーズですが、特に効果があるのが肩、それにお尻。左右やってみて、つらいと感じる方を長めにやってみましょう。準備運動やほかのポーズで体を柔軟にしてから行うほうがベター。

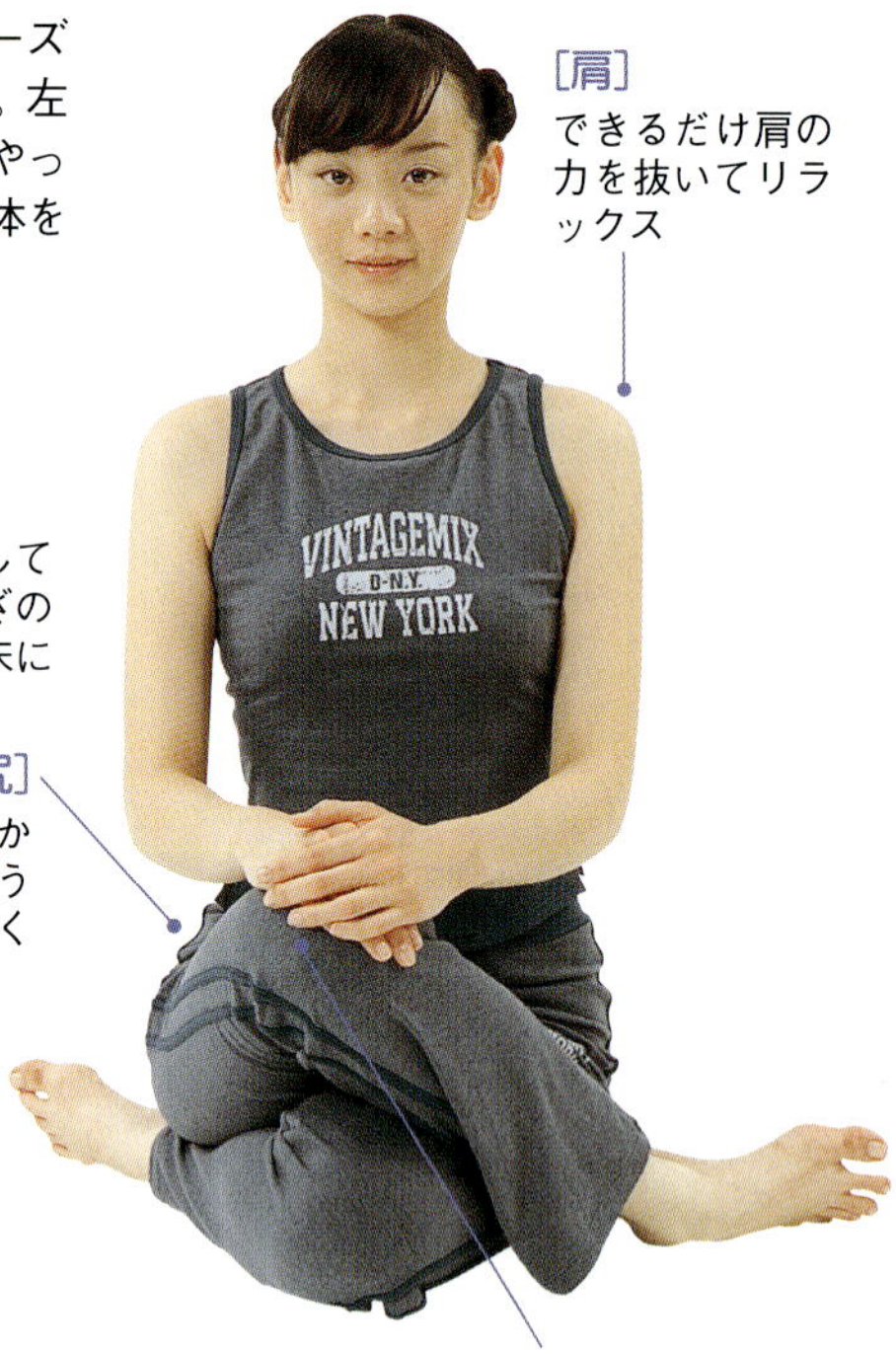

[肩]
できるだけ肩の力を抜いてリラックス

①
両足を右に崩して横座りしてから右ひざを立て、左ひざの外側に回して、足の甲を床につける。

[お尻]
右のおしりが床から浮かないように。床になるべく密着させる

[ひざ]
できるだけ両ひざを近付ける

[ひじ]
できるだけ頭の後方へもってくる

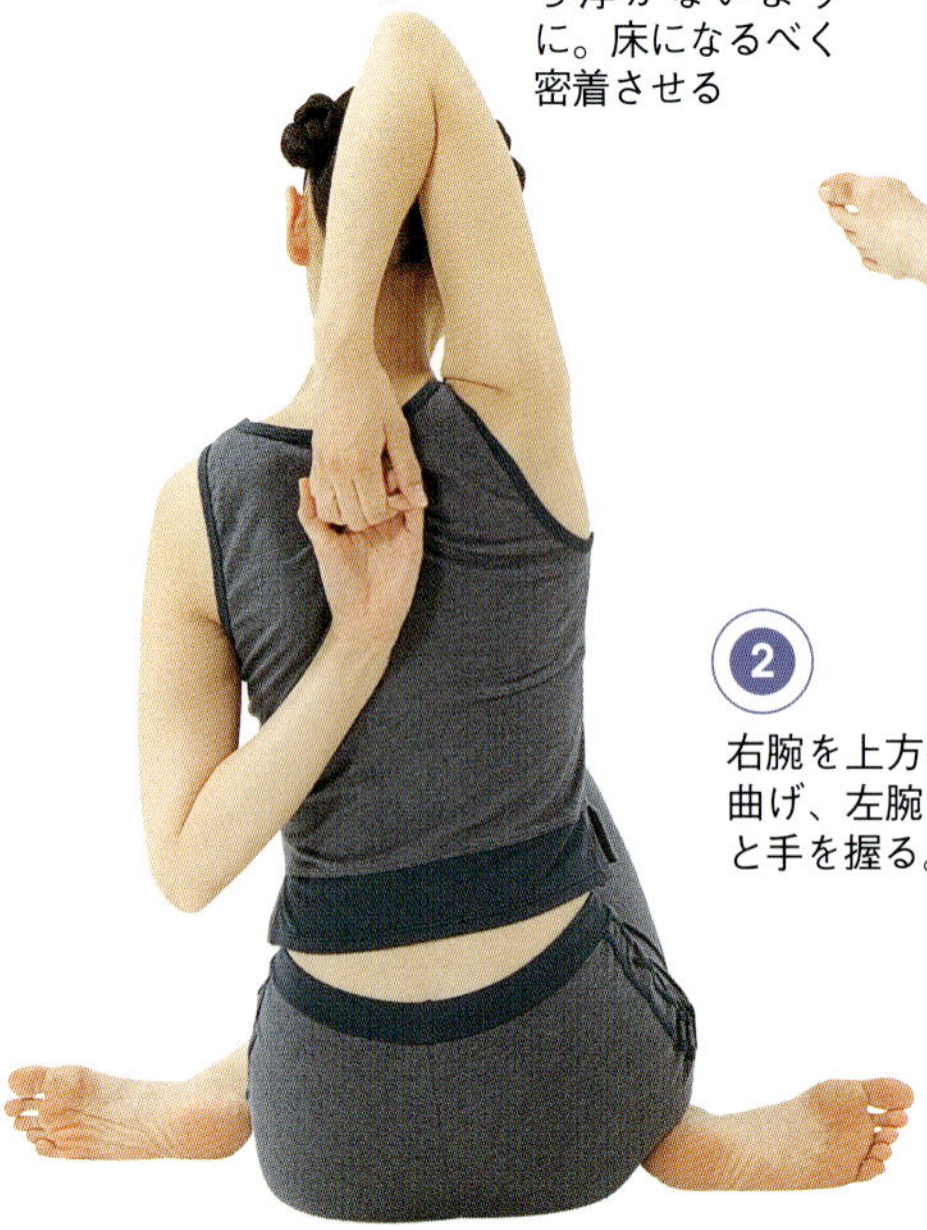

②
右腕を上方へ伸ばし、ひじを曲げ、左腕を下から回して手と手を握る。

3

息を吐きながら、上体を前へ倒し、30秒ほどキープする。

息を吸いながら2の姿勢に戻る。反対側も同様に行う。

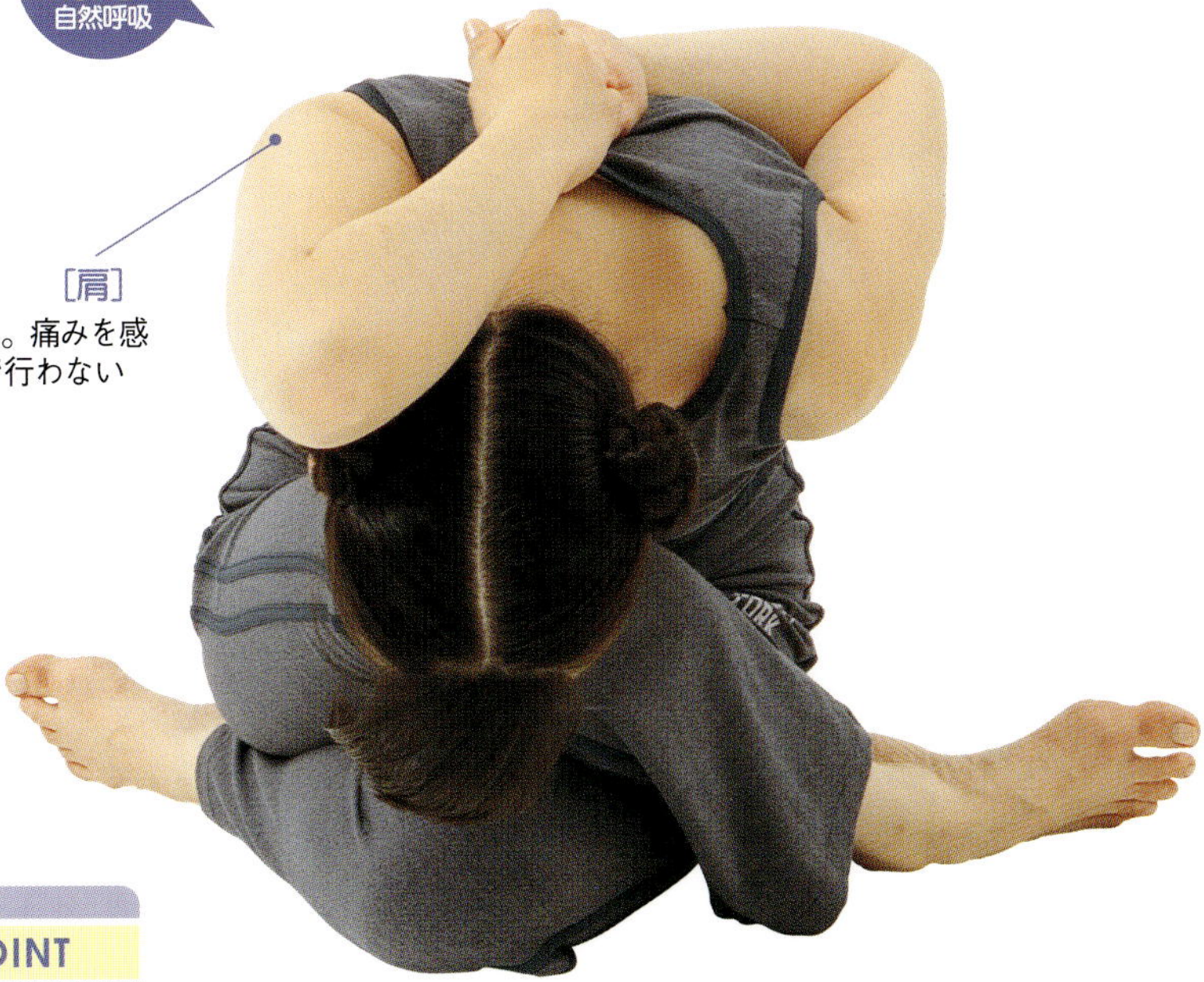
ポーズ
30秒
自然呼吸
[肩]
力を抜く。痛みを感じるまで行わない

POINT

呼吸を止めずに行う。

Beginner POSE ●ビギナーポーズ

2で両手が届かないときは、タオルやベルトなどを持ち、3のポーズを行う。

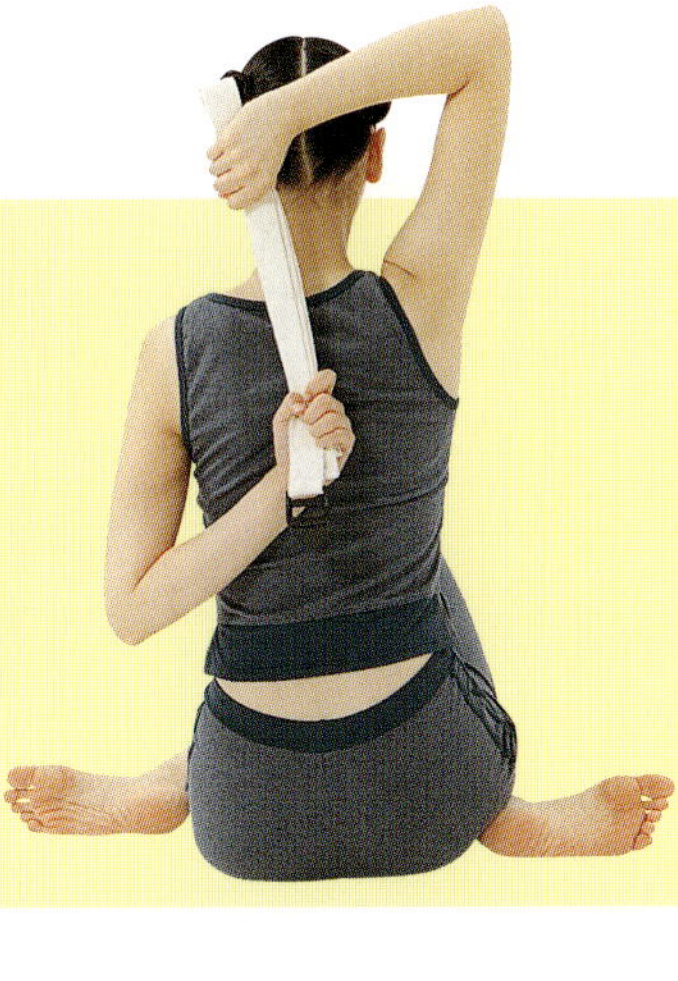

便秘をなおす

身体スッキリ編 4
>>ワニ

背骨をねじることで自律神経の機能を調え、腸を刺激して働きを促進させ、便秘解消！

What pose?

内臓をしっかりと圧迫して腸の働きを促進。また背骨をねじることで背骨周辺の緊張を取り除き、自律神経の機能を調えます。冷え性の解消にも効果的です！

1

仰向けになり、両足をそろえて伸ばす。両手を左右に広げて、手のひらを下にして床につけ、一息吐く。

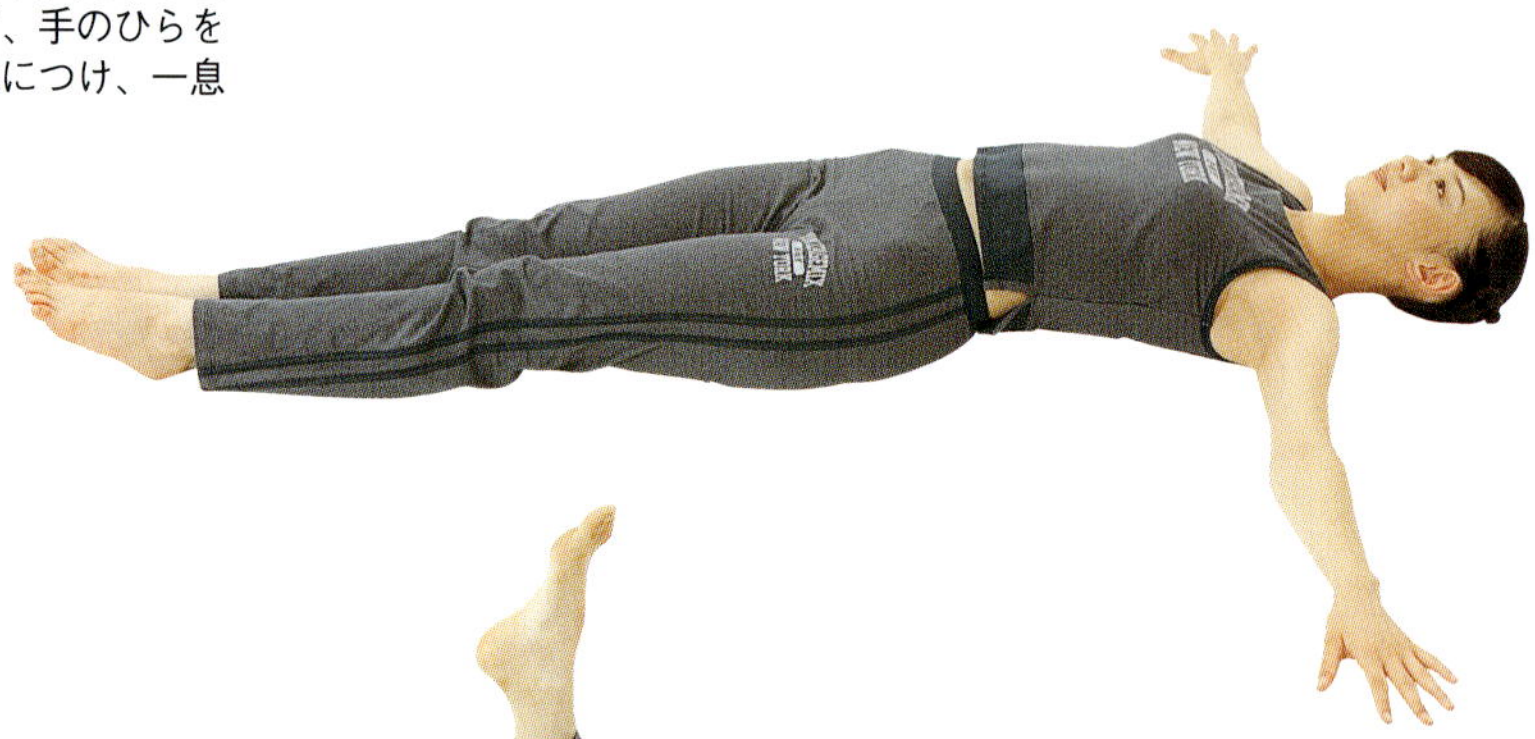

2

息を吸いながら、右足を上方へ、床と直角になるように上げる。

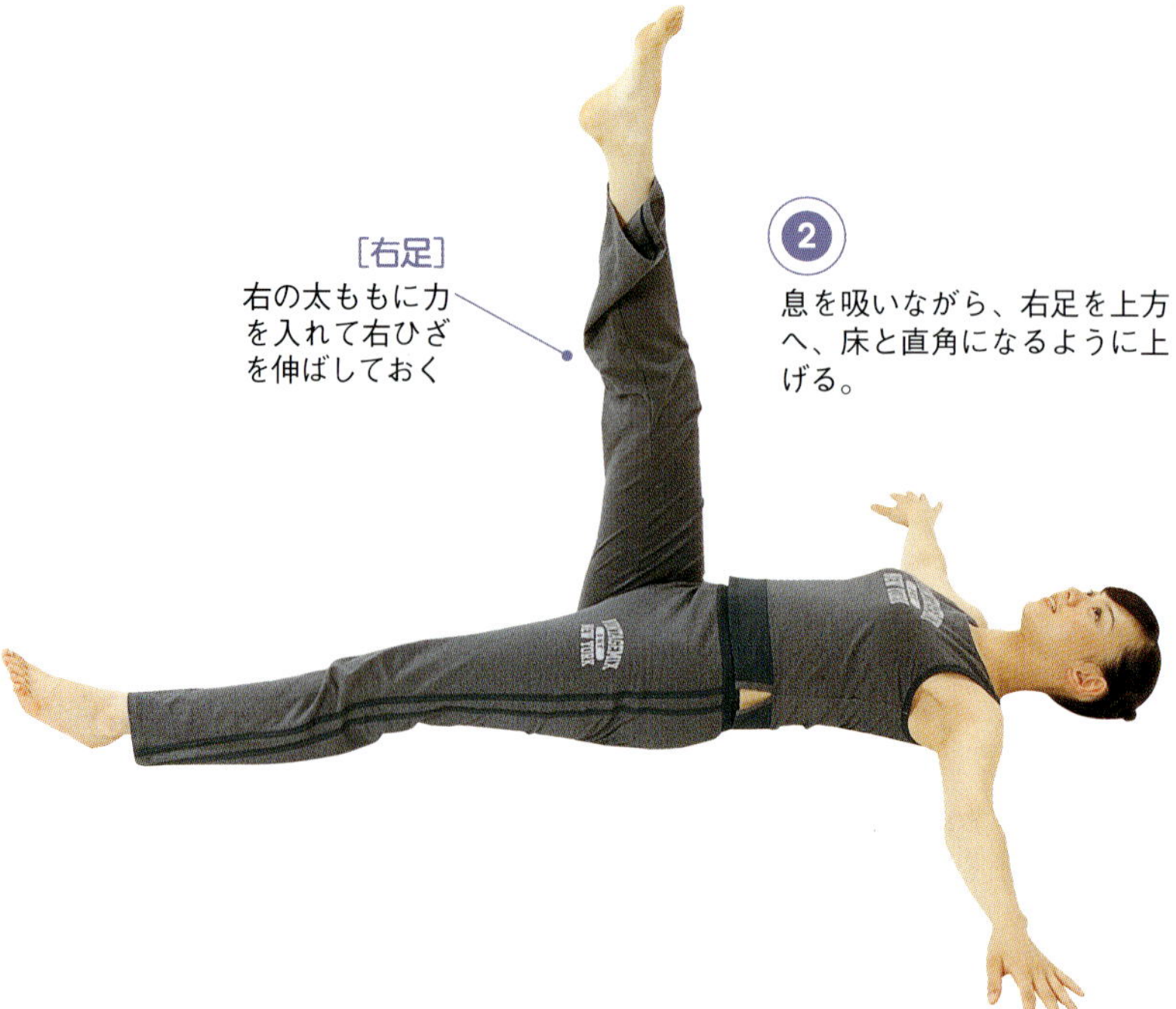

［右足］
右の太ももに力を入れて右ひざを伸ばしておく

3

息を吐きながら、右足を伸ばしたまま左側へ倒し、顔を右へ向けて、30秒ほどキープする。

息を吸いながら2の姿勢に、吐きながら1の姿勢に戻る。反対側も同様に行う。

POINT

足のひざを曲げないようにする。

ポーズ 30秒 自然呼吸

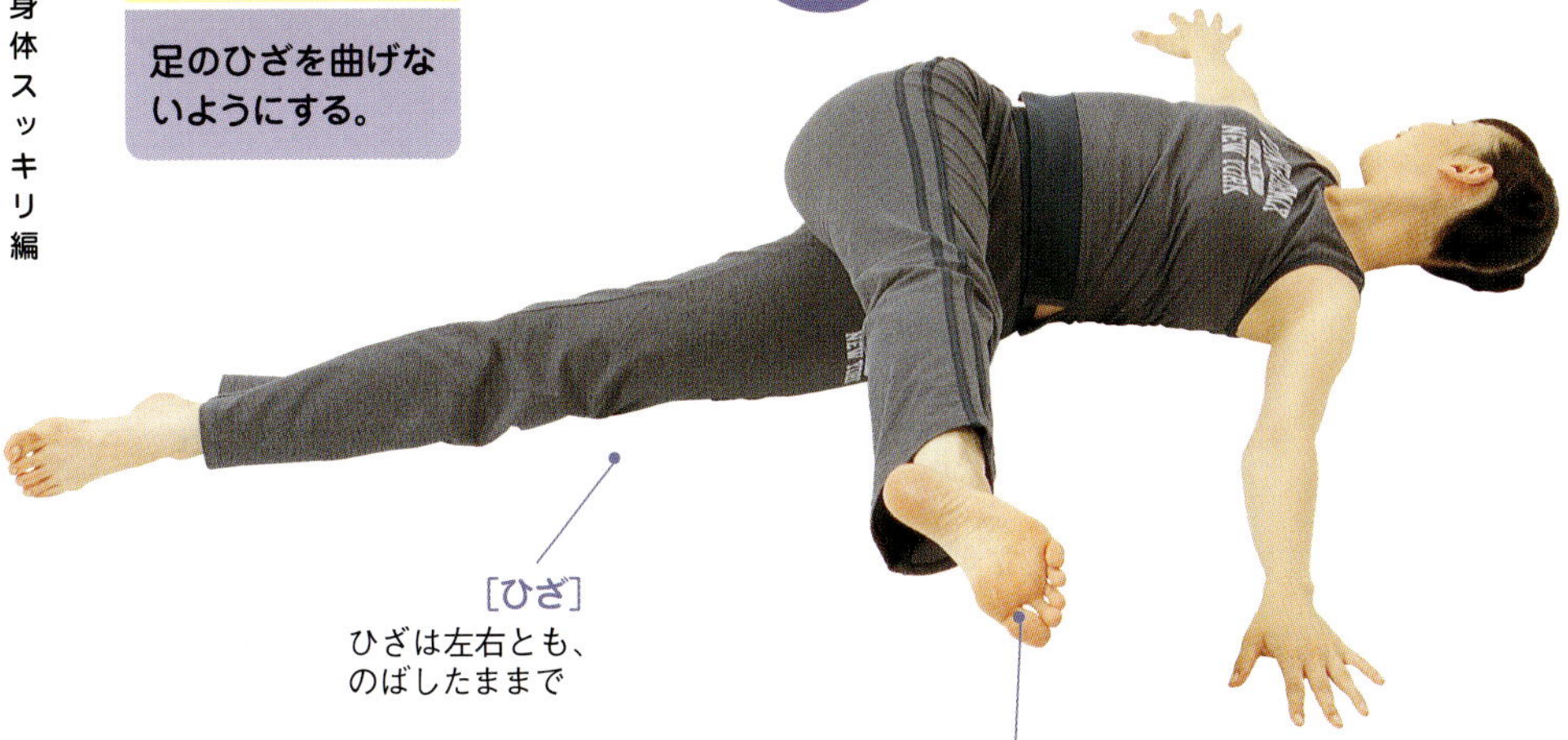

［ひざ］
ひざは左右とも、のばしたままで

腹筋と右足の力を使って、右足を床からすれすれの位置でキープ

Upper POSE ●アッパーポーズ

余裕があるときは、クロスした足を反対側の手でつかみ、30秒ほどキープする。

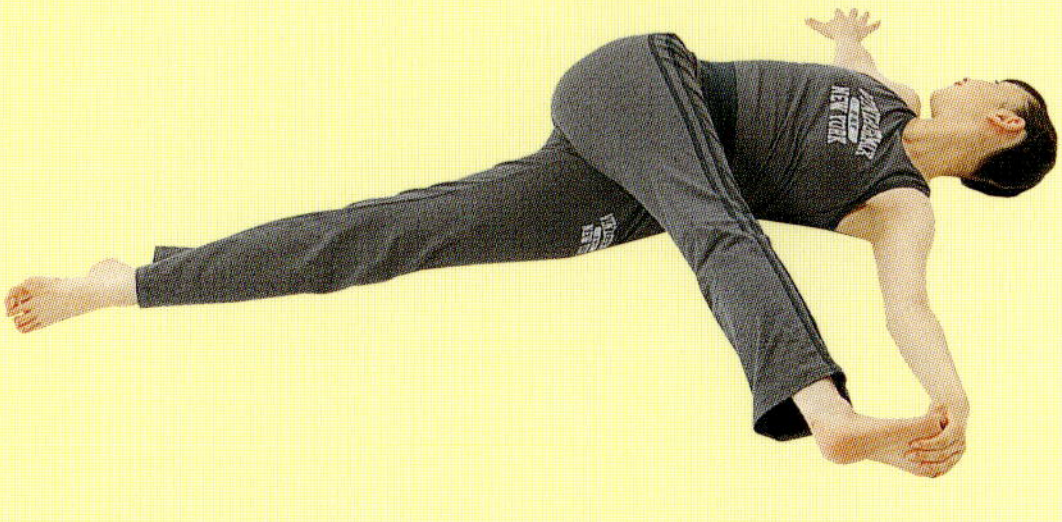

月経前症候群をラクに >> 身体スッキリ編5 ピラミッド

PMS（月経前症候群）の軽減におすすめのポーズ。
ふだんから実行して、骨盤のズレや血流の停滞の解消を！

What pose?

開脚しての前屈姿勢が、骨盤の開閉運動を促すので、骨盤のゆがみ解消に効果的です。血行促進効果と相まって、PMSの軽減に有効です。頭頂にある内臓調整に効果のあるツボ「百会」を刺激するため、体調アップにも効果的。

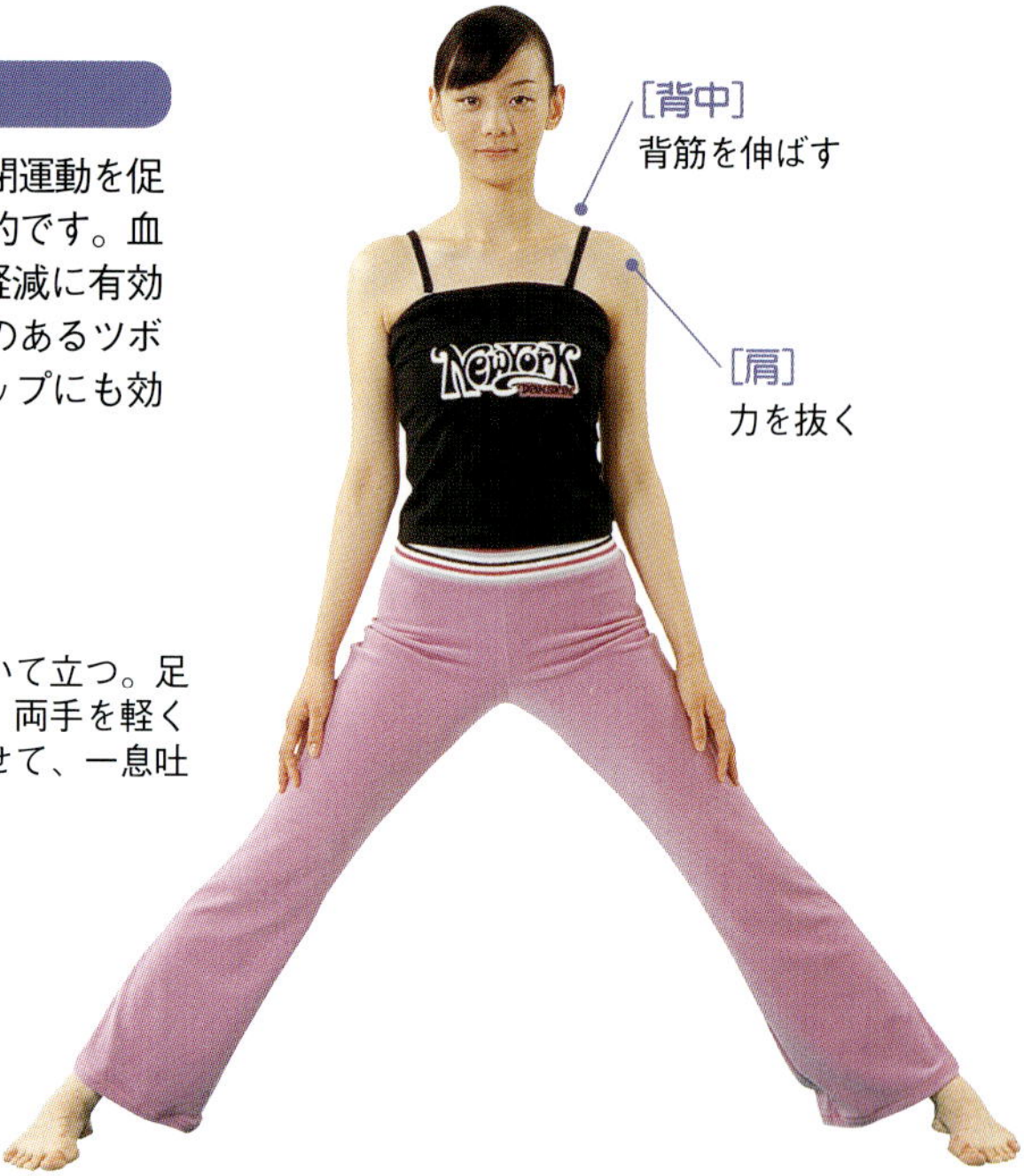

［背中］
背筋を伸ばす

［肩］
力を抜く

①
両足を大きく開いて立つ。足先は正面に向け、両手を軽く太ももの上にのせて、一息吐く。

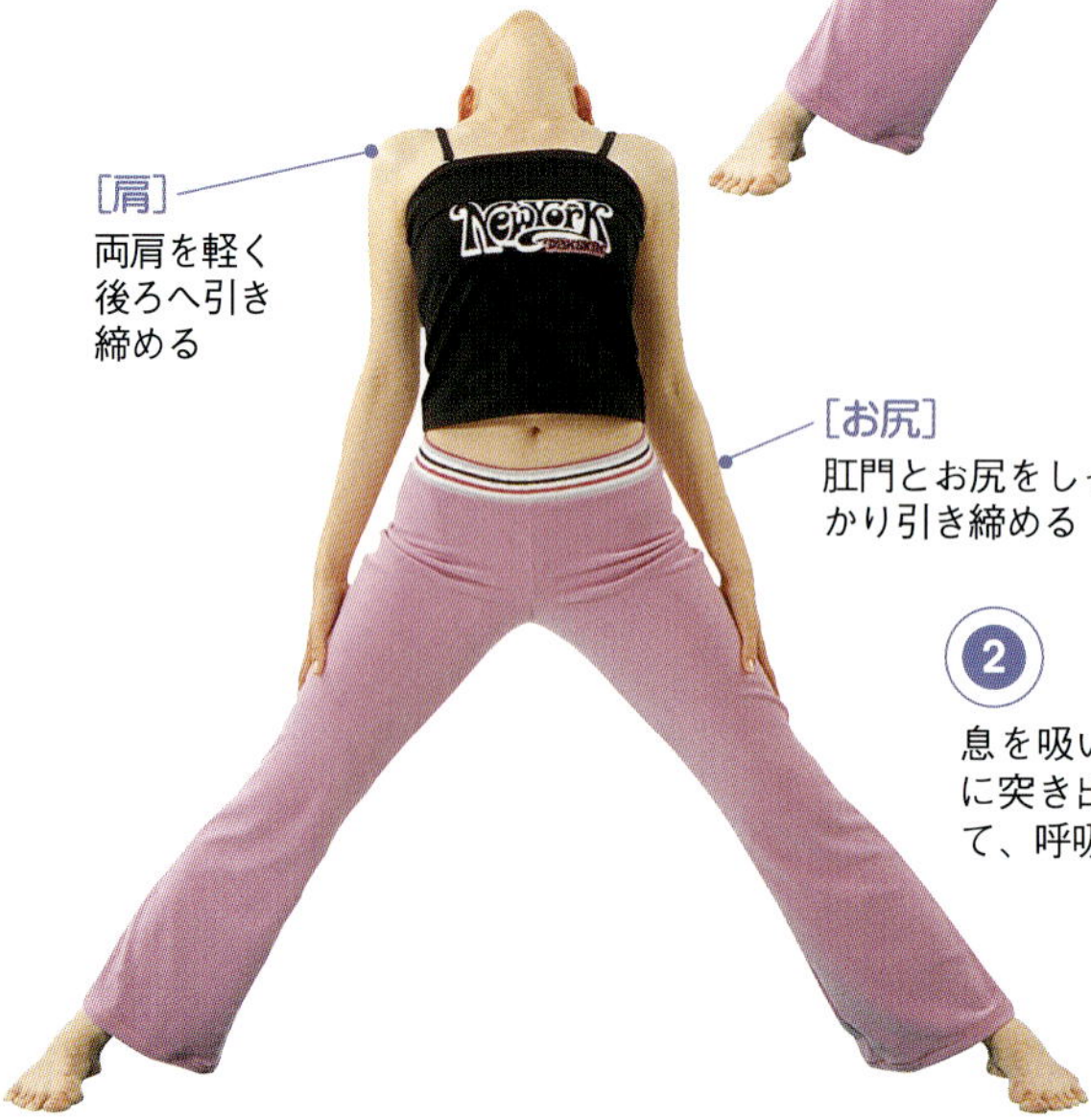

［肩］
両肩を軽く後ろへ引き締める

［お尻］
肛門とお尻をしっかり引き締める

②
息を吸いながら、胸を前に突き出し、上を見上げて、呼吸を調える。

この姿勢でくらくらする場合は、あまり長くキープしない

ポーズ 30秒 自然呼吸

POINT

下半身を引き締めて体を支える。

3

息を吐きながら、両手を足にそえ、上体を反らせたまま前へ倒す。頭の頂点が床につくように足を開き、両手で足首をつかみ、30秒ほどキープする。

息を吸いながら、1の姿勢に戻る。

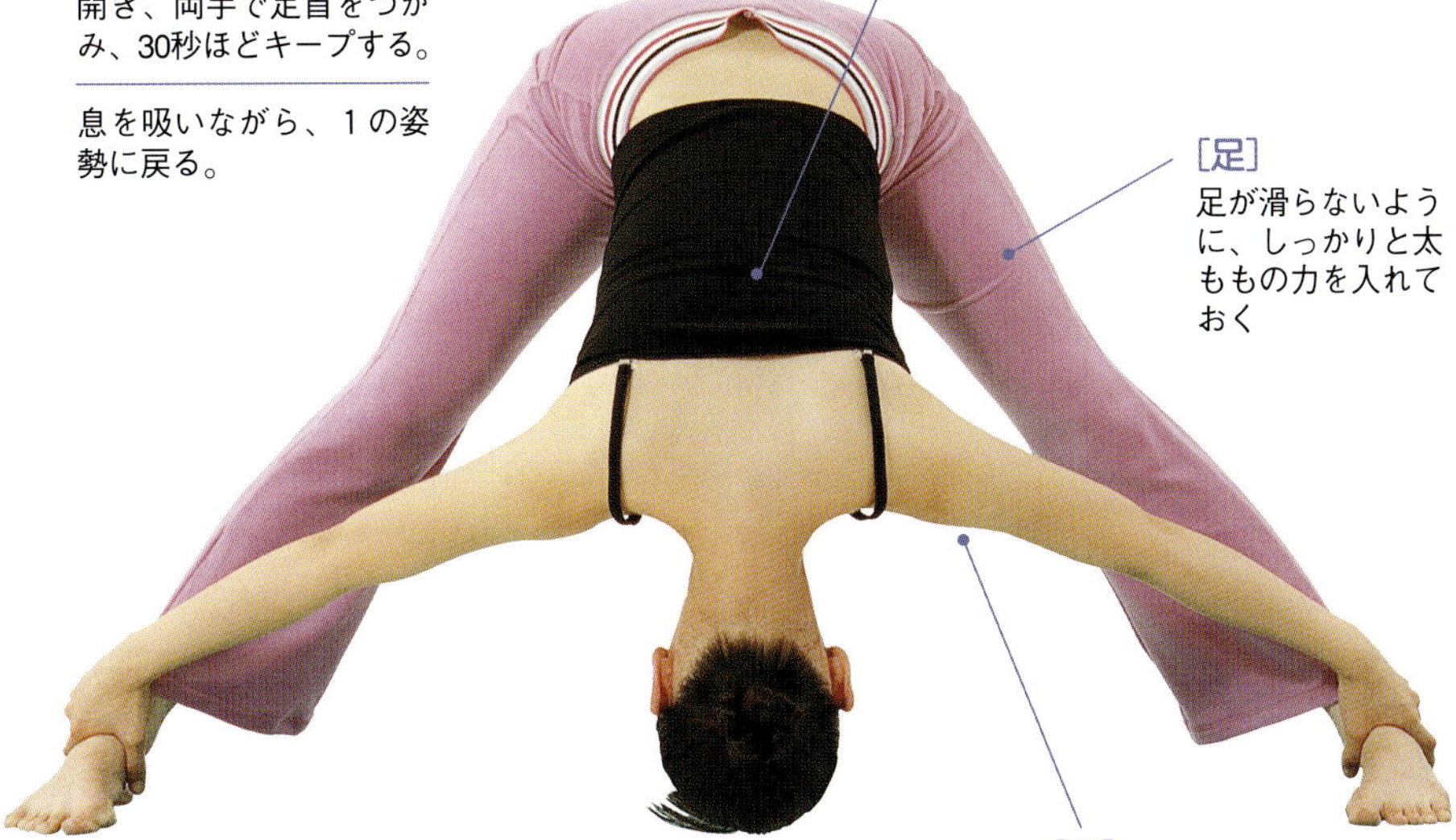
[背中]
背筋を伸ばす
[足]
足が滑らないように、しっかりと太ももの力を入れておく
[肩]
力を抜く

Beginner POSE ●ビギナーポーズ

頭が床につかない、筋力的につらいときは、ブロックなどに頭を置いて行う。

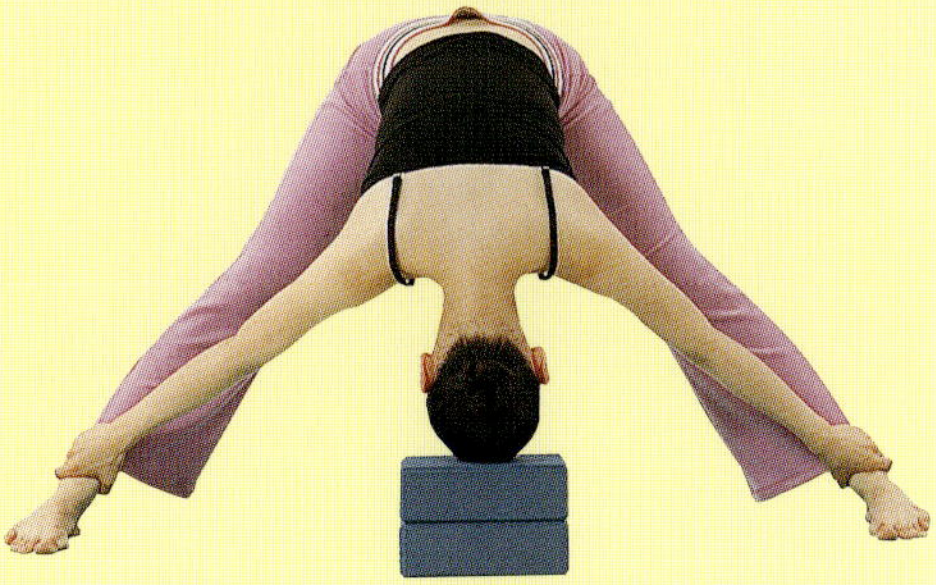

生理痛を軽くする

身体スッキリ編 6
>>サル

できれば生理前の予防策に、
痛いときには軽く行うことで痛みを軽減！

What pose?

下半身の緊張や骨盤、股関節のゆがみを取り除くことで、子宮周辺の緊張を軽減するポーズ。事前に行っておくことで予防できますが、痛みがひどいときには軽くストレッチする程度に行うことで痛みが軽減できます。

1 正座をし、両手は楽な位置に置いてリラックスする。

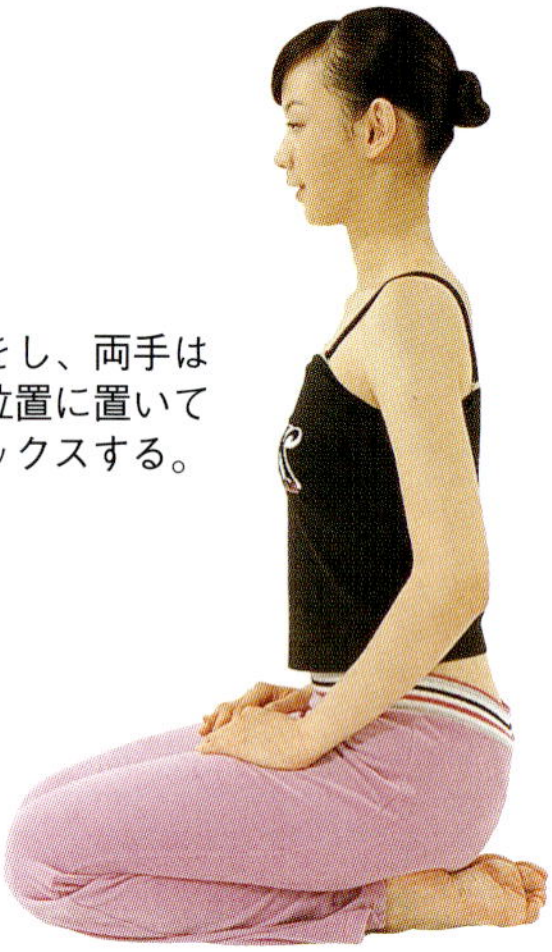

2 両手のひらを足のわきの床につけ、上体をやや前方へ傾け、右ひざを立てる。

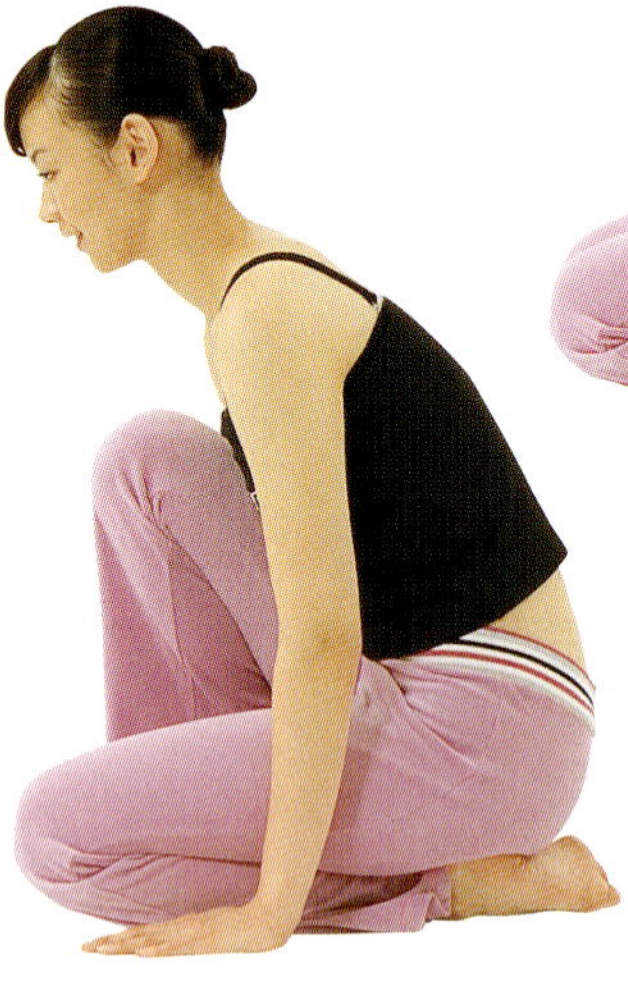

3 左足を後方へ引き、上体を前に倒して一息吐く。

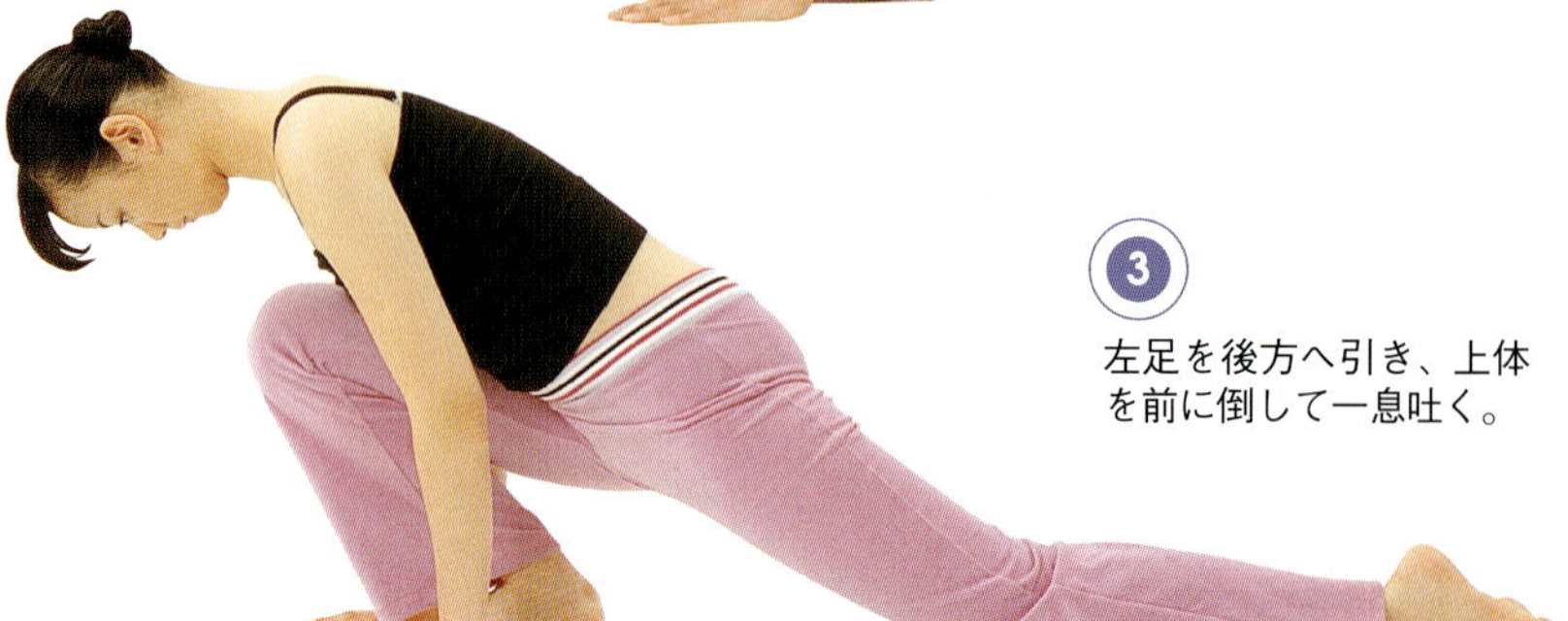

ポーズ 30秒 自然呼吸

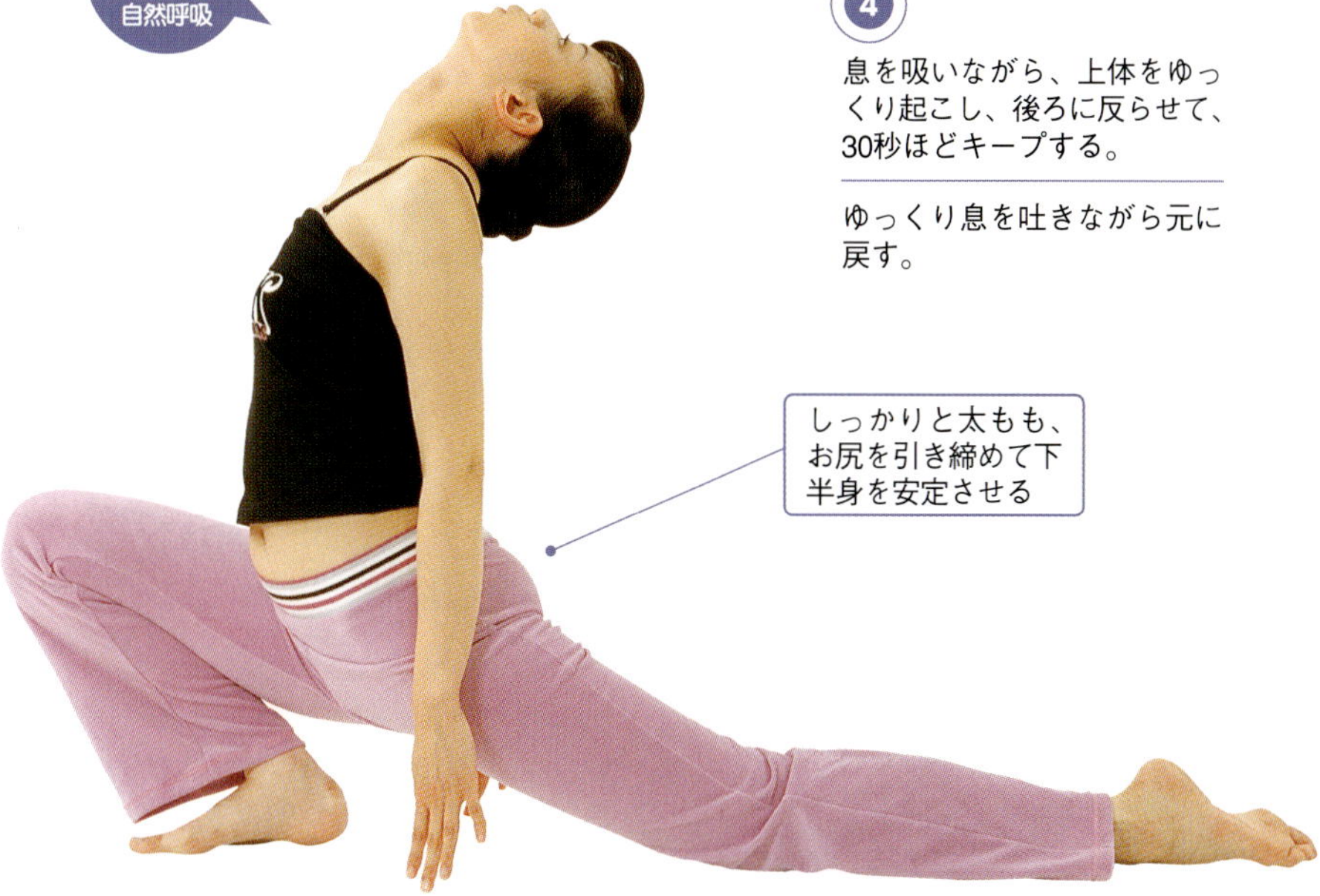

④

息を吸いながら、上体をゆっくり起こし、後ろに反らせて、30秒ほどキープする。

ゆっくり息を吐きながら元に戻す。

しっかりと太もも、お尻を引き締めて下半身を安定させる

POINT

背筋を伸ばし、足のひざも曲げないのがベスト。

Beginner POSE ●ビギナーポーズ

バランスがうまくとれないときは、上体を無理に反らそうとせずに、上方を見るだけでもOK。

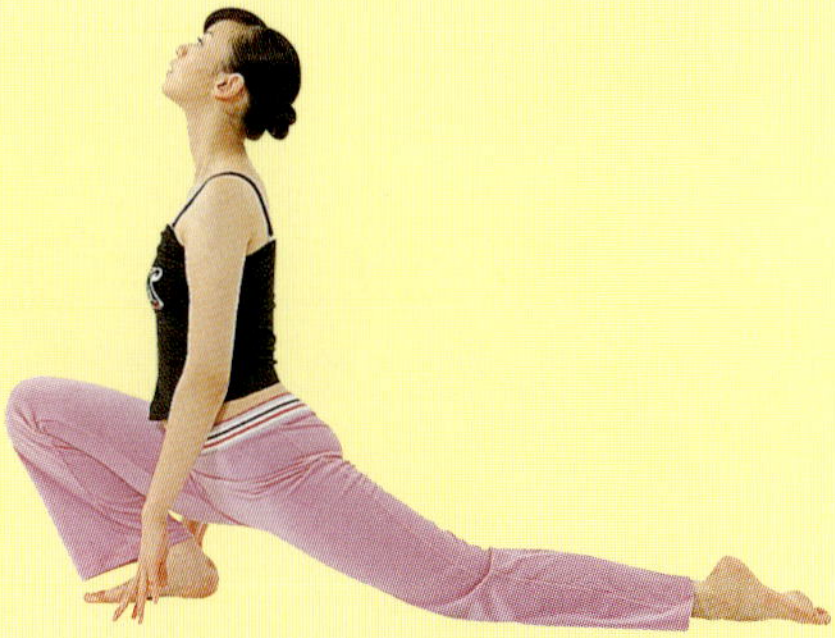

腰痛から解放される1 >>足に顔をつける

身体スッキリ編 7

**腰まわりの緊張がほぐれ、腰痛がラクに！
たまった疲れもとれ、リフレッシュ**

What pose?

開脚して体を横に倒し、骨盤を動かすポーズ。腰周囲の緊張がほぐれ、血行がよくなるので、腰痛の軽減に効果的です。冷え性や座骨神経痛の緩和にも。内ももやひざを傷めないように注意しましょう。

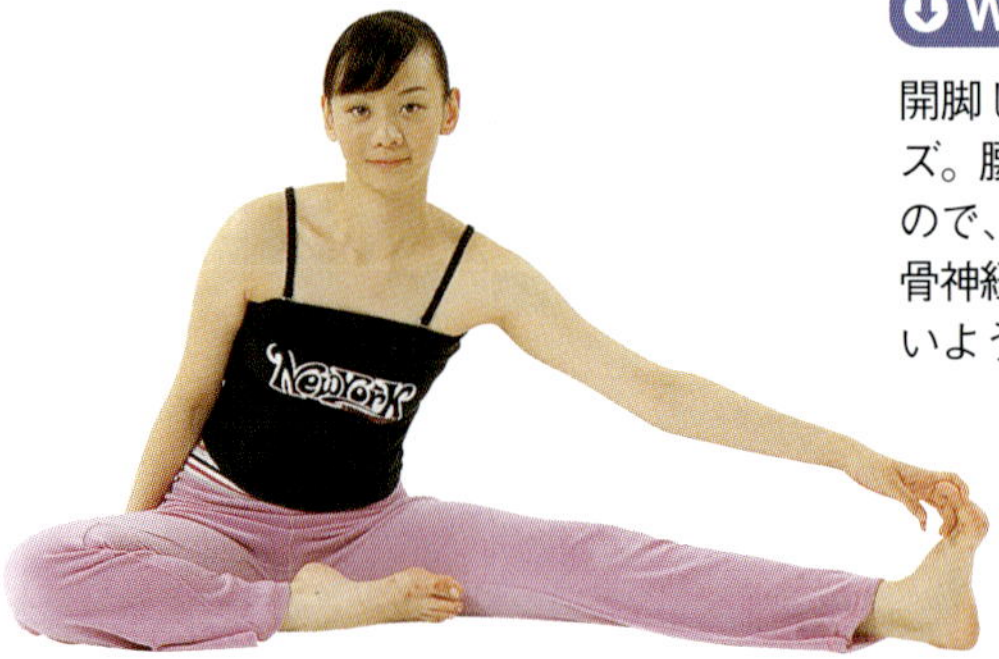

1

左足を左側へ開脚し、右足は曲げてかかとを会陰部へつけて座る。左手で左足のつま先を持つ。持てない場合は足首でもOK。

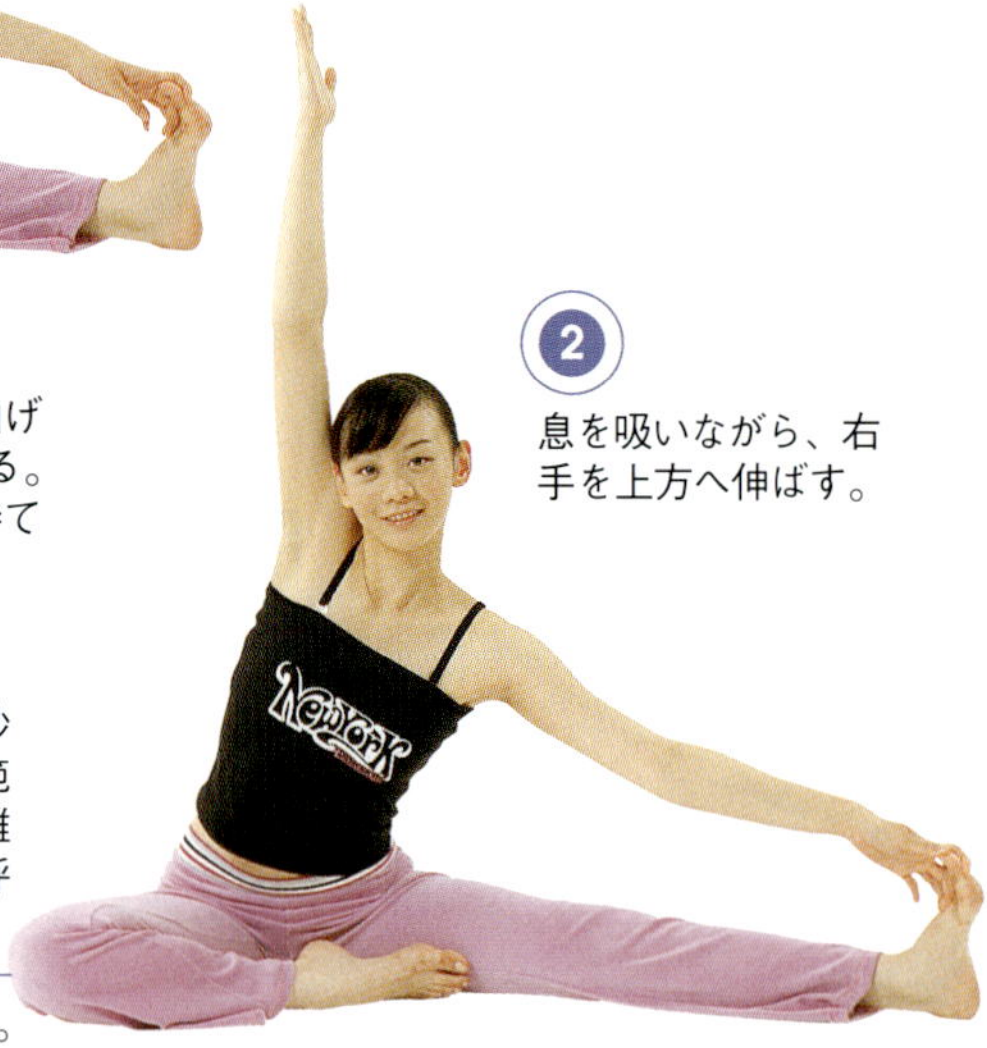

2

息を吸いながら、右手を上方へ伸ばす。

3

息を吐きながら、上体を左側へ倒し、30秒ほどキープする。左のひざ裏が痛まない範囲で上体を左へ伸ばし、右ひざが床から離れないように注意する。その姿勢のまま呼吸してキープする。

息を吸いながら元に戻す。逆も同様に行う。

POINT

あまり前かがみにならないこと。

ウエストの左を縮め、右をゆるめる

ポーズ 30秒 自然呼吸

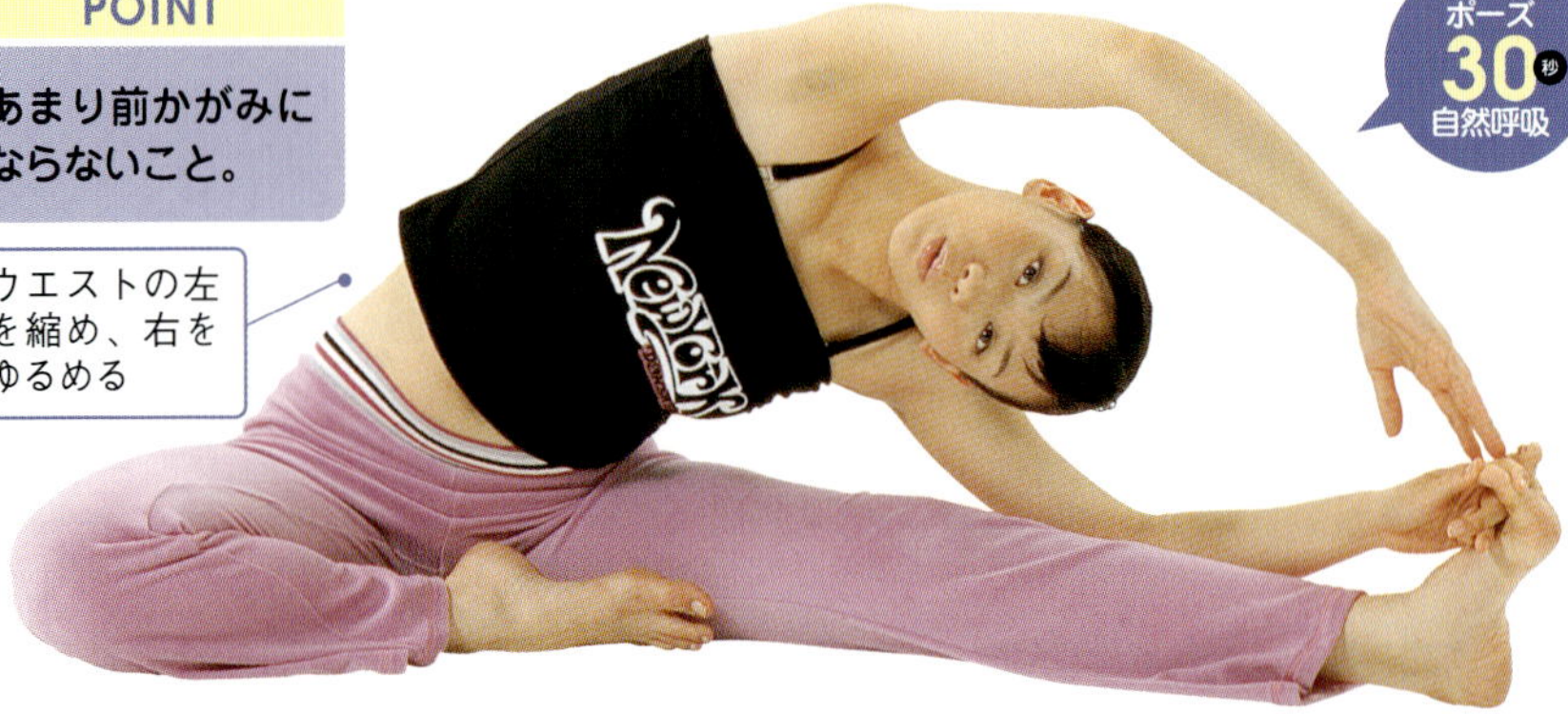

腰痛から解放される2

身体スッキリ編 8
>>赤ちゃん

**こわばった腰をやさしくストレッチ！
ふだんから行えば腰痛の予防に効果的**

What pose?

背中と腰を伸ばすポーズ。腰痛に効きます。また、腹筋を使うので、お腹の脂肪を燃焼させてくれます。さらに、内臓を刺激するので、代謝を活性化する働きもあり、肌が美しくなります。

1

仰向けになり、両ひざを折り曲げ、両手で抱える。

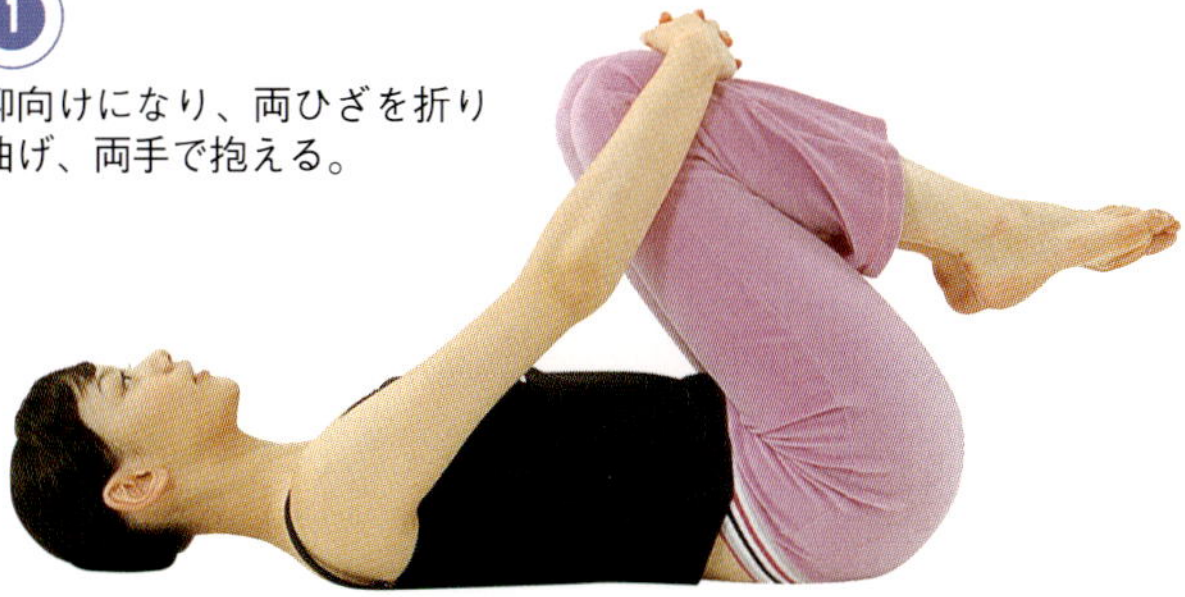

2

息を吐きながら、両手で両足を引き寄せ上半身を起こし、両ひざを胸に近づけて、30秒ほどキープする。

息を吸いながら、ゆっくり1の姿勢に戻る。

ポーズ 30秒 自然呼吸

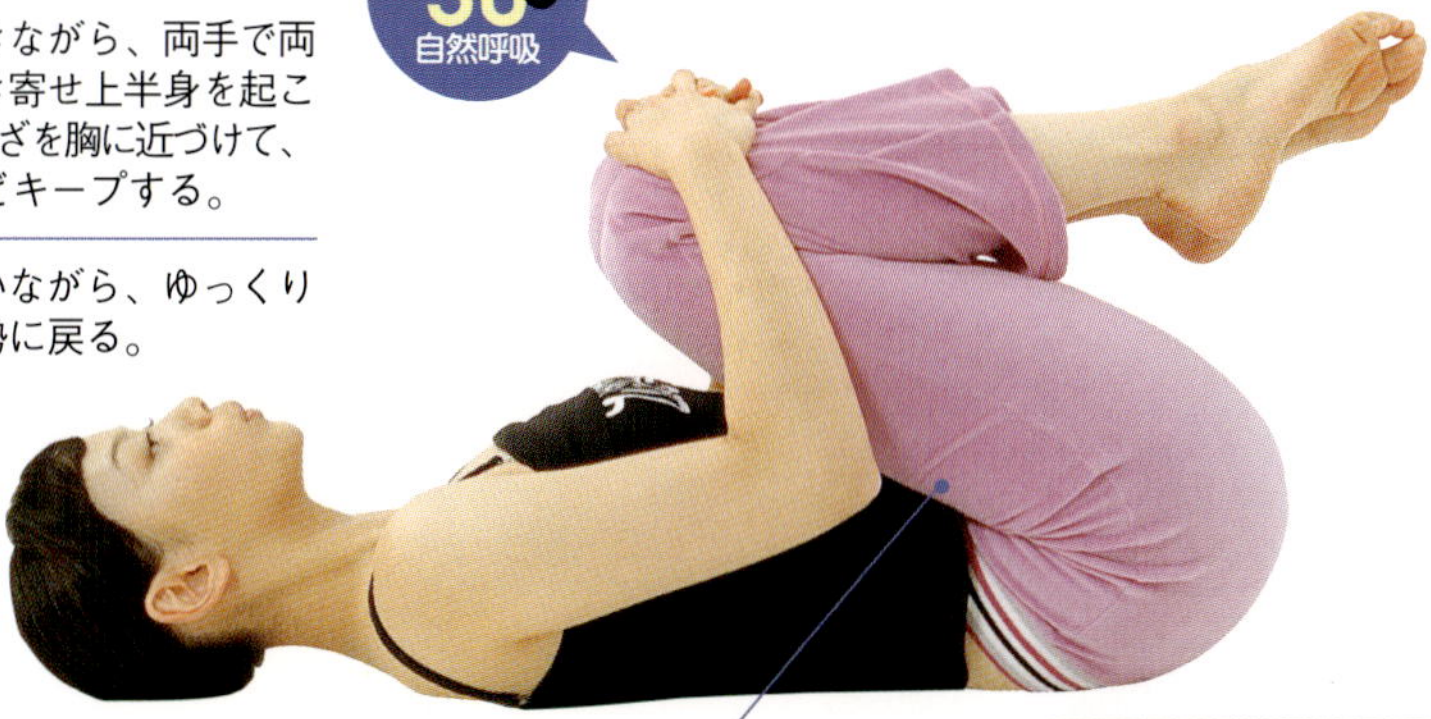

お腹が背中につくイメージで、思いきり息を吐く

POINT

しっかりとお尻を引き締め、腰の筋肉に意識を集中。

冷え性を改善する1

身体スッキリ編 9
>>足を開く

**開脚ストレッチが女性特有の悩みに効く！
腰からじわっと温かくなるポーズ**

What pose?

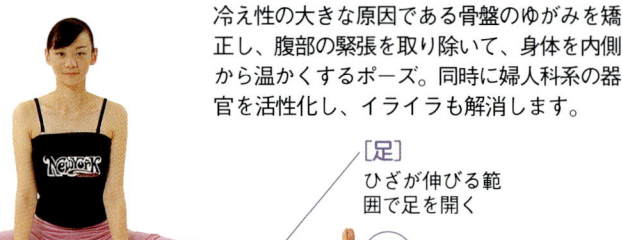

冷え性の大きな原因である骨盤のゆがみを矯正し、腹部の緊張を取り除いて、身体を内側から温かくするポーズ。同時に婦人科系の器官を活性化し、イライラも解消します。

1

両足を大きく開いて座り、手のひらを太ももの前の床につける。ひざが床から浮かないようにし、肩の力を抜いて、一息吸う。

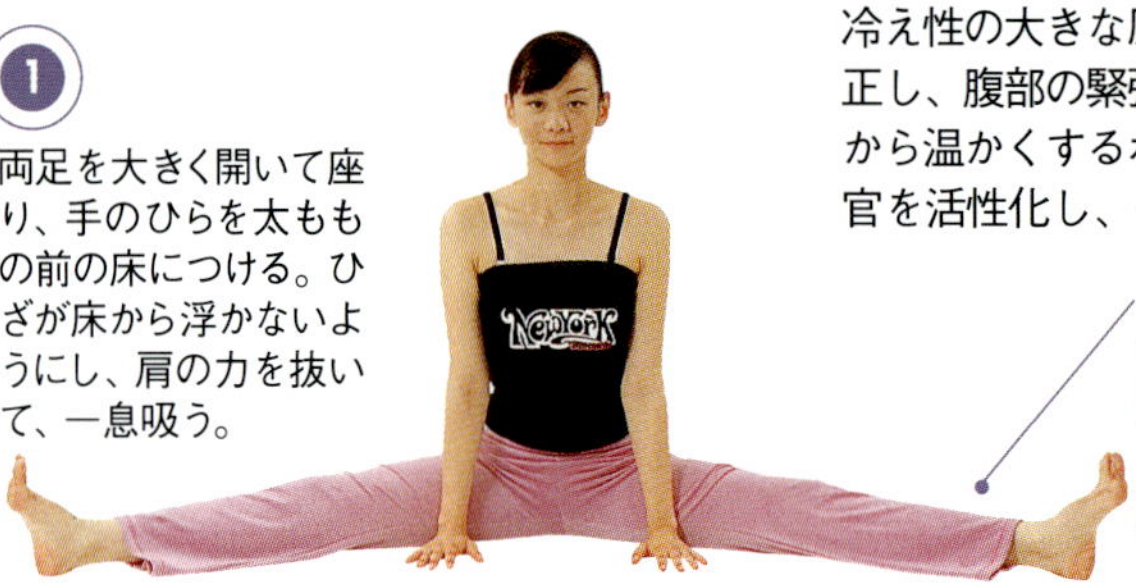

[足]
ひざが伸びる範囲で足を開く

2

息を吐きながら、両腕を床の前方へと伸ばしていき、お腹、胸、あごの順に床につけ、30秒程度キープする。

息を吸いながら1の上体に戻る。

ポーズ 30秒 自然呼吸

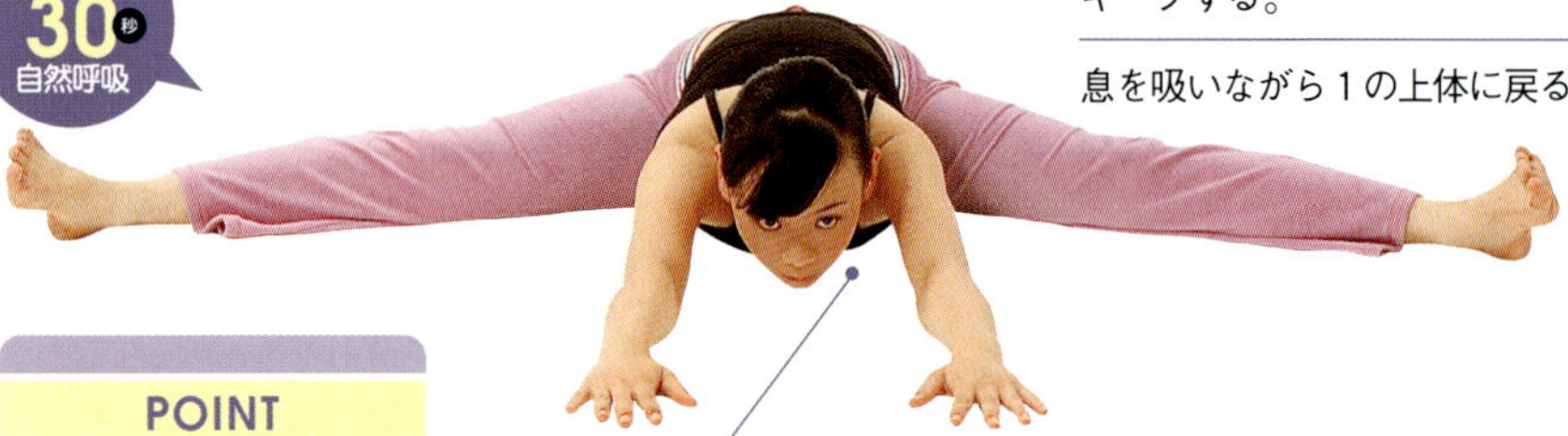

絶対に痛くない範囲で、上半身を前に倒す

POINT

ひざが床から浮かない範囲で。

Beginner POSE

●ビギナーポーズ

前方へ倒すことができないときは、手のひらを足の太ももの外側の床へつけ、背筋を伸ばして、腰を起こすポーズを。2のポーズを反動をつけて行うのは危険。初心者は注意を。

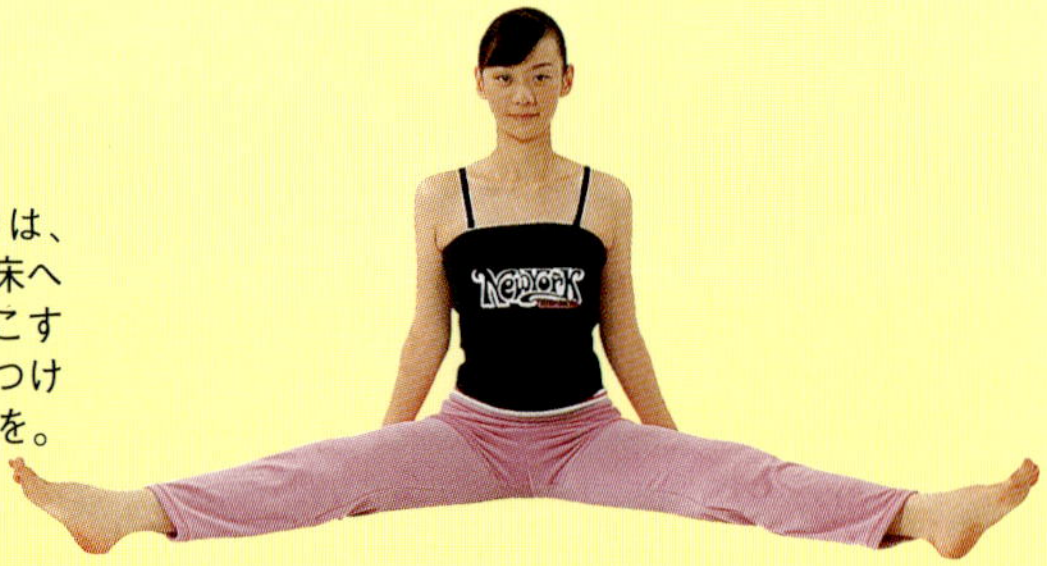

冷え性を改善する2

身体スッキリ編10
>>コブラ

**腰をグッと反らせるポーズも女性の悩みに効果的。
骨盤の位置がリセットされ、不快な症状が軽減！**

What pose?

背骨と骨盤を矯正し、気の流れを調えるポーズ。「足を開く」（P98）と対で行うと効果的。腰痛をやわらげたり、あごのラインをスッキリさせ、バストアップする効果も。

1

うつ伏せになり、手のひらを下に床につけ、指先が肩のラインにそろうようにする。ひじは立て、脇につけて、一息吐く。

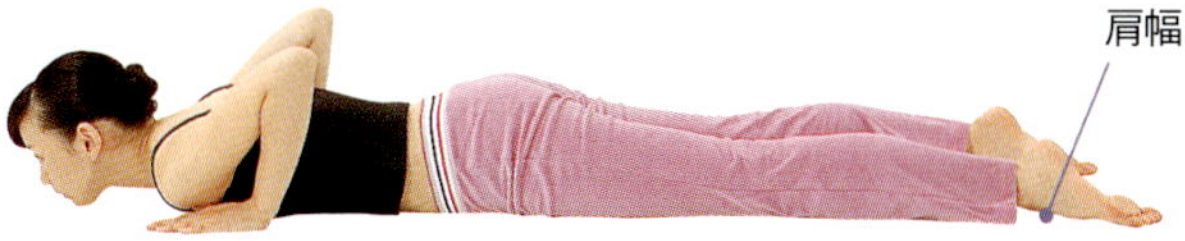
［足］
肩幅に開いて甲を床につける

POINT

肩甲骨の間に意識を集中させる。

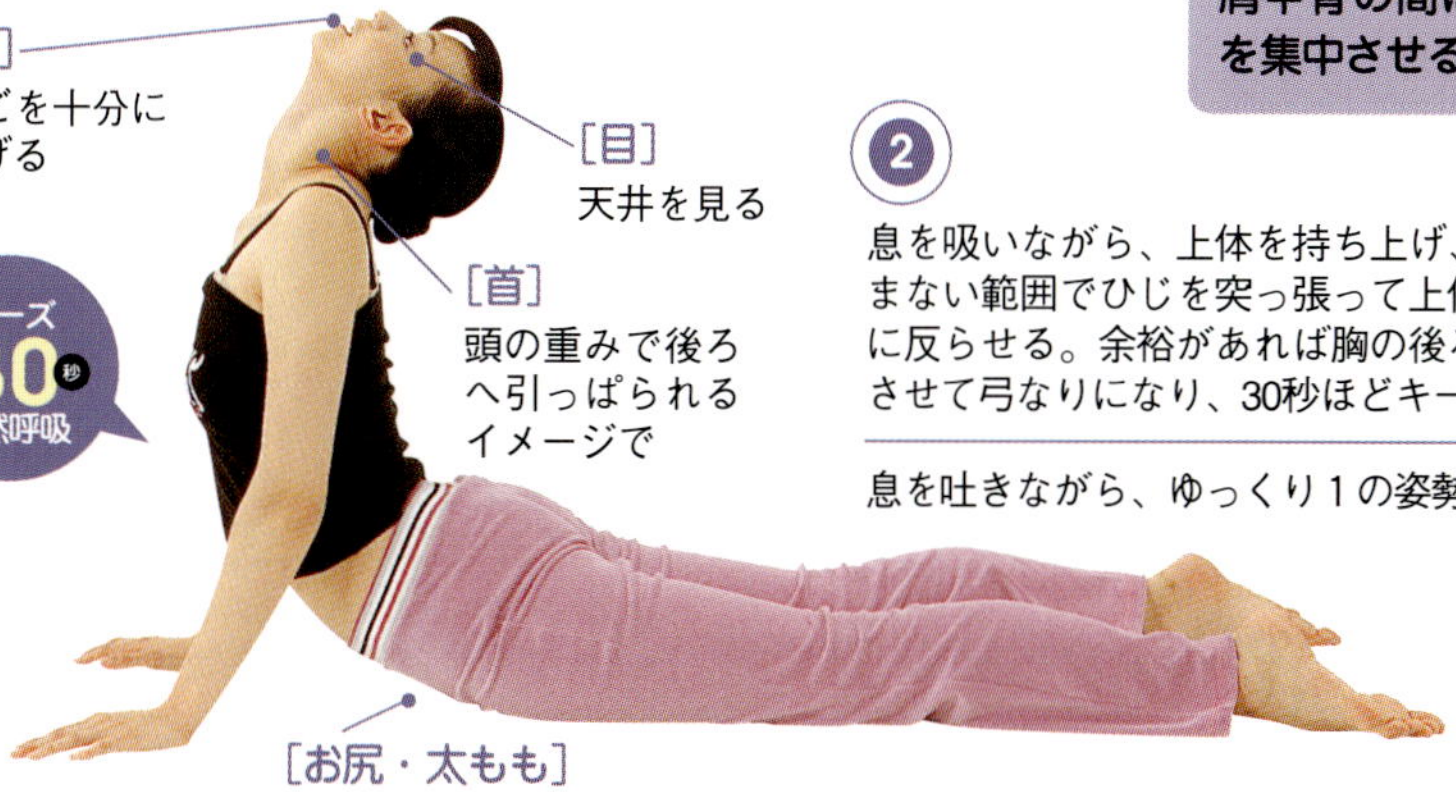
［顔］
あごを十分に上げる
［目］
天井を見る
［首］
頭の重みで後ろへ引っぱられるイメージで
ポーズ 30秒 自然呼吸
［お尻・太もも］
十分に引き締めて腰への負担を軽減

2

息を吸いながら、上体を持ち上げ、腰が痛まない範囲でひじを突っ張って上体を後ろに反らせる。余裕があれば胸の後ろを緊張させて弓なりになり、30秒ほどキープする。

息を吐きながら、ゆっくり1の姿勢に戻る。

Upper POSE ●アッパーポーズ

体に柔軟性があり余裕がある場合は、ひざを曲げ、足の裏を頭にできるだけ近づけて、30秒ほどキープする。

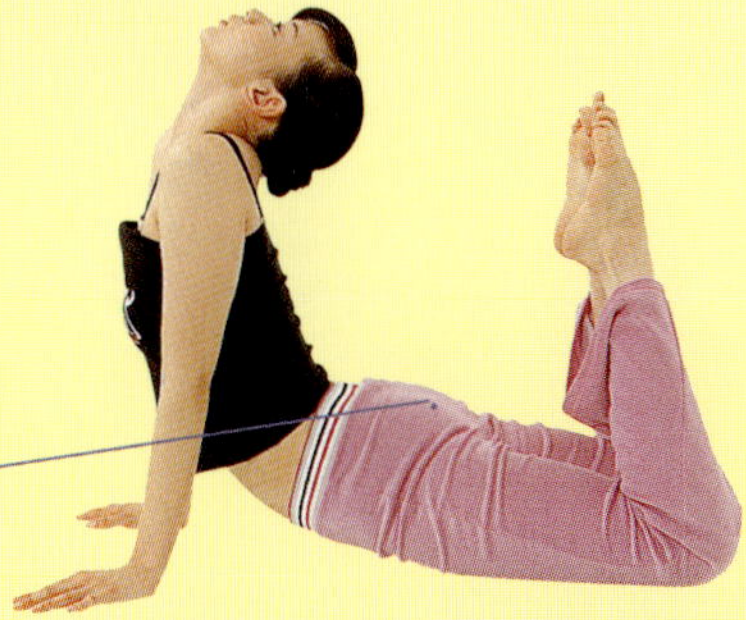
［お尻］
引き締める

自律神経症を軽減する

身体スッキリ編11
>>太陽礼拝

いろいろなポーズの効能がぎっしり。
自律神経の働きを調え、全身を引き締めます

What pose?

ヨガの最も基本的なポーズである「太陽礼拝」。12ポーズを一連の動きとして行うもので、これはその基本型。目覚めてすぐに行うと効果的で、自律神経の機能を調えます。

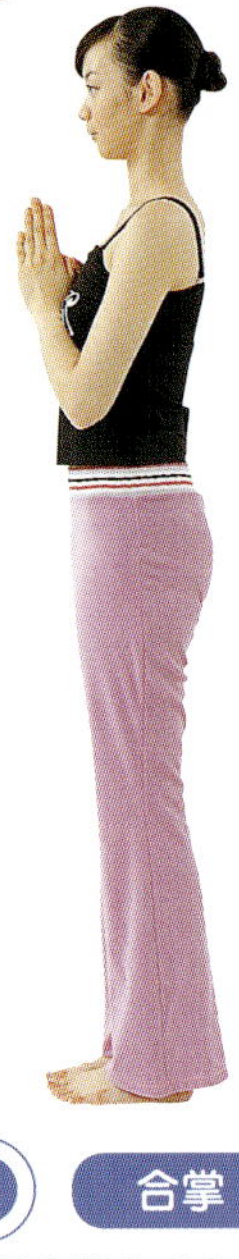

① 合掌

両足を閉じて立ち、胸の前で合掌する。

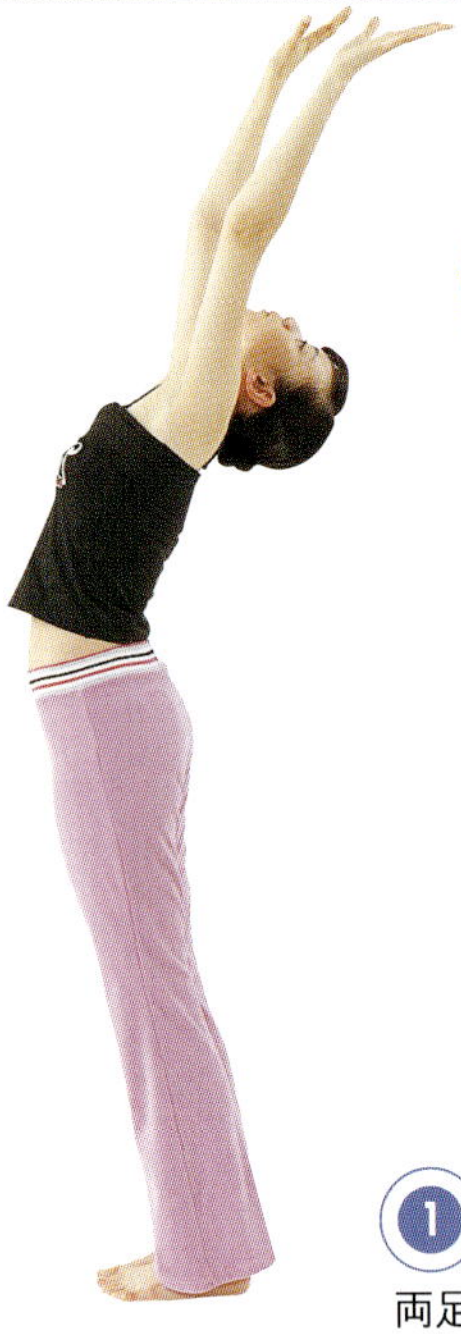

② 太陽を仰ぐ

息を吸いながら、両手を上方へ伸ばし、上を見上げて胸を反らせる。

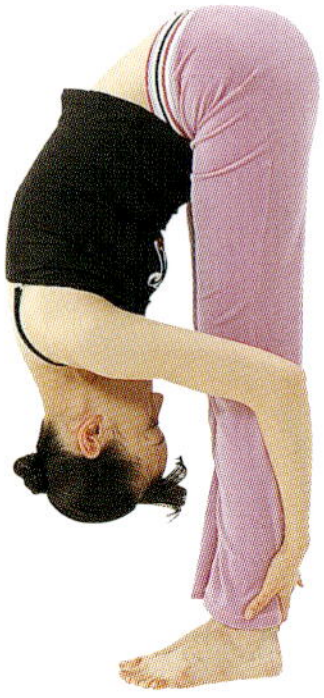

③ 足と手

息を吐きながら、上体を反らせたまま前へ倒し、両手ですねをつかむ。

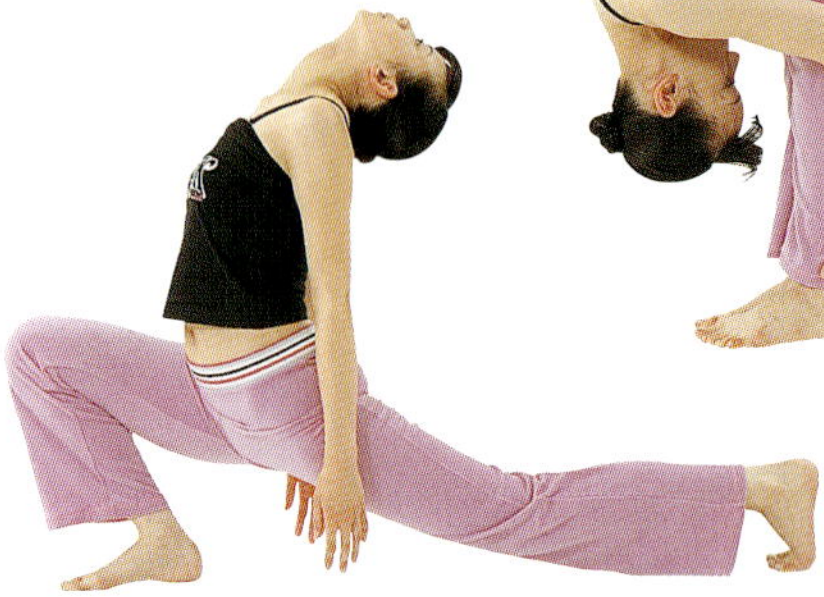

④ サル

自然な呼吸でその場にしゃがみこみ、左足を大きく一歩後ろに引く。息を吸いながら上体を反らせる。

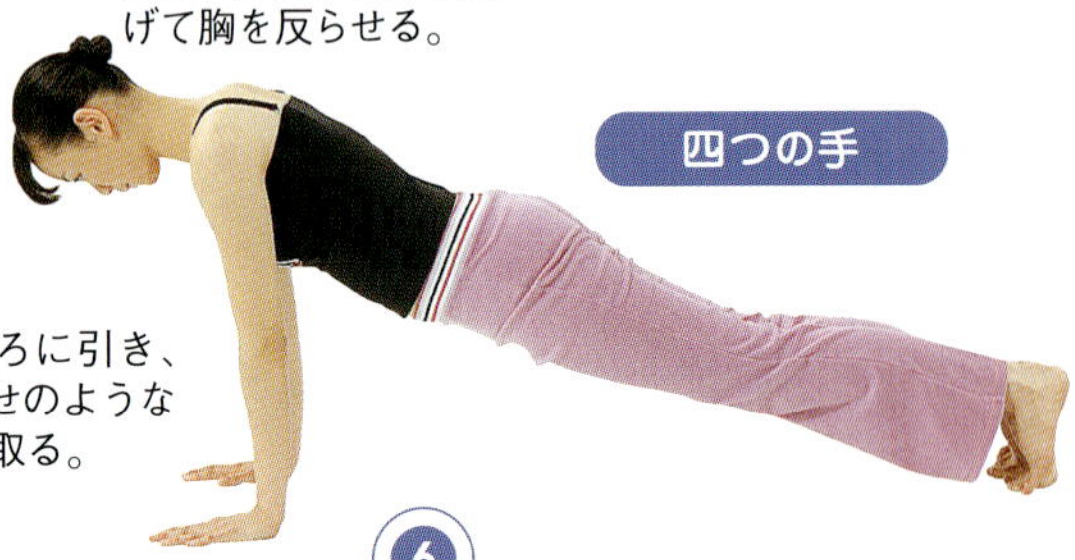

⑤ 四つの手

右足を後ろに引き、腕立て伏せのようなポーズを取る。

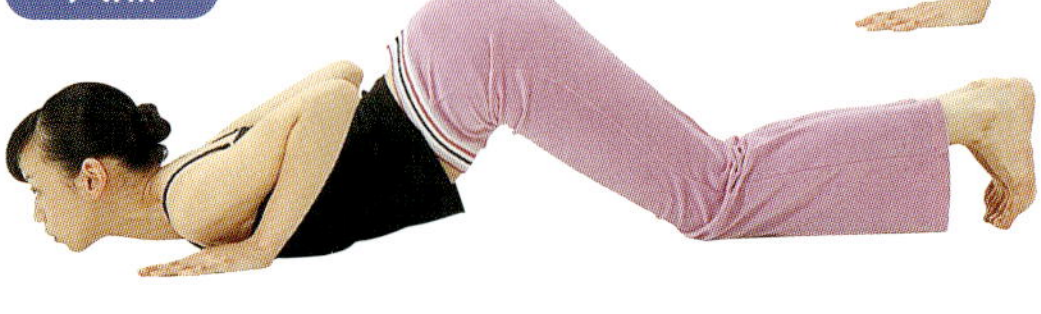

⑥ 八点

息を吐きながらひじを曲げ、胸と両ひざを床につける。

ポーズ 30秒 自然呼吸

上を向いた犬

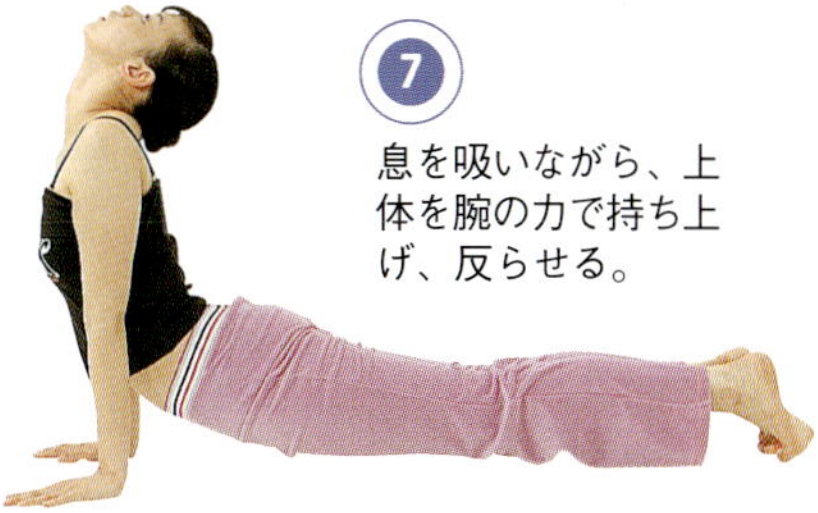

7 息を吸いながら、上体を腕の力で持ち上げ、反らせる。

下を向いた犬

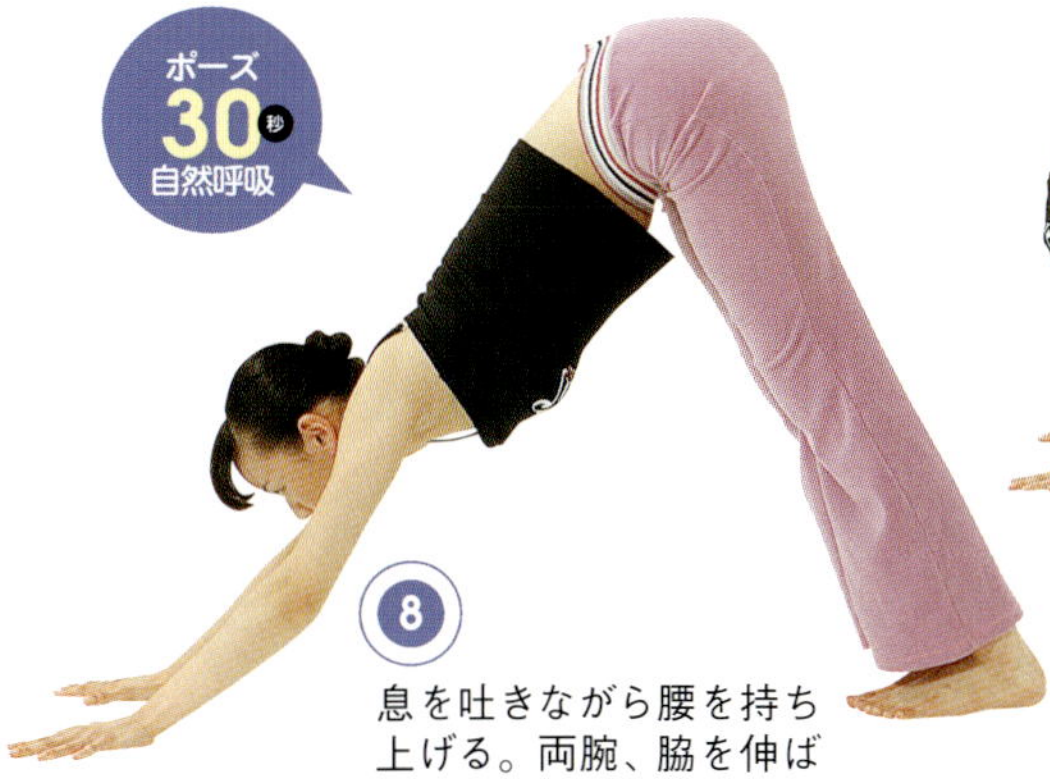

8 息を吐きながら腰を持ち上げる。両腕、脇を伸ばし、きれいな山形をつくる。

サル

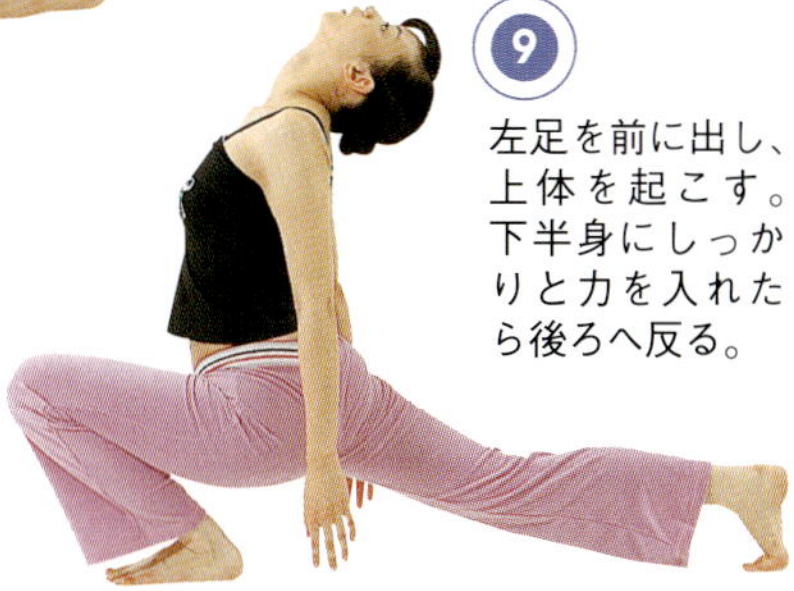

9 左足を前に出し、上体を起こす。下半身にしっかりと力を入れたら後ろへ反る。

足と手

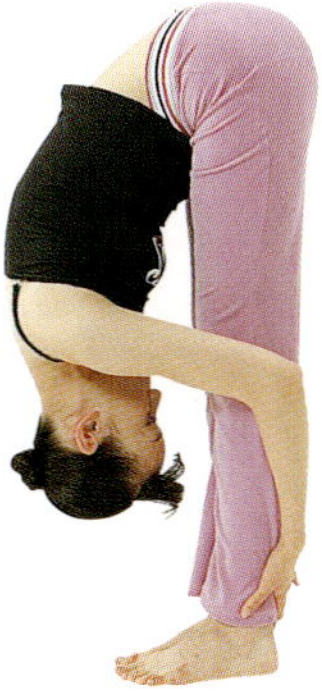

10 息を吐きながら上体を戻し、右足を一歩前に踏み出してからひざを伸ばし、両足を抱きかかえる。

太陽を仰ぐ

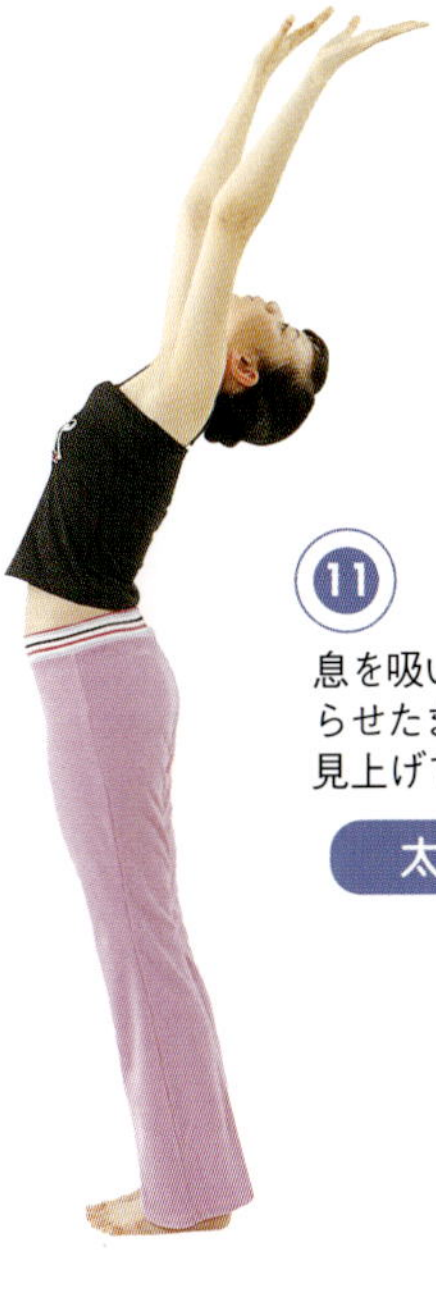

11 息を吸いながら上体を反らせたまま起こし、上を見上げて胸を反らせる。

合掌

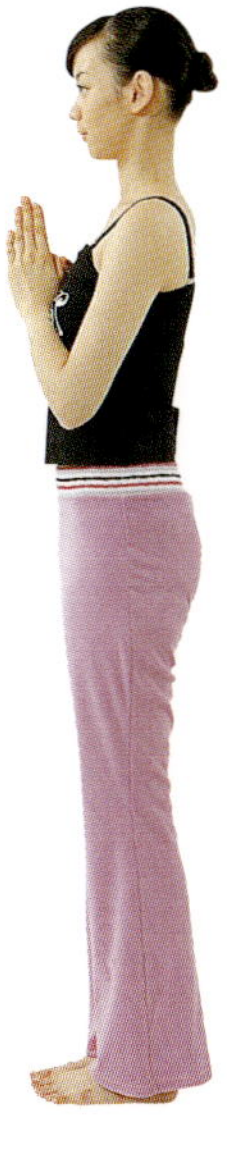

12 息を吐きながら、上体を中央に戻して合掌に戻る。

POINT

息を止めずに行うこと。

創造力をアップする

上級ポーズ編 1
>>頭立ち

**全身を逆転させて頭をからっぽに！
頭の中が整然としてひらめきが生まれます**

What pose?

全身を逆転させることで血行を促進し、老廃物やむくみを速やかに取り除きます。また、逆転によって頭の血液が入れ替わり、頭をスッキリさせると同時に、頭頂にある百会のツボを刺激して大脳を活性化します。

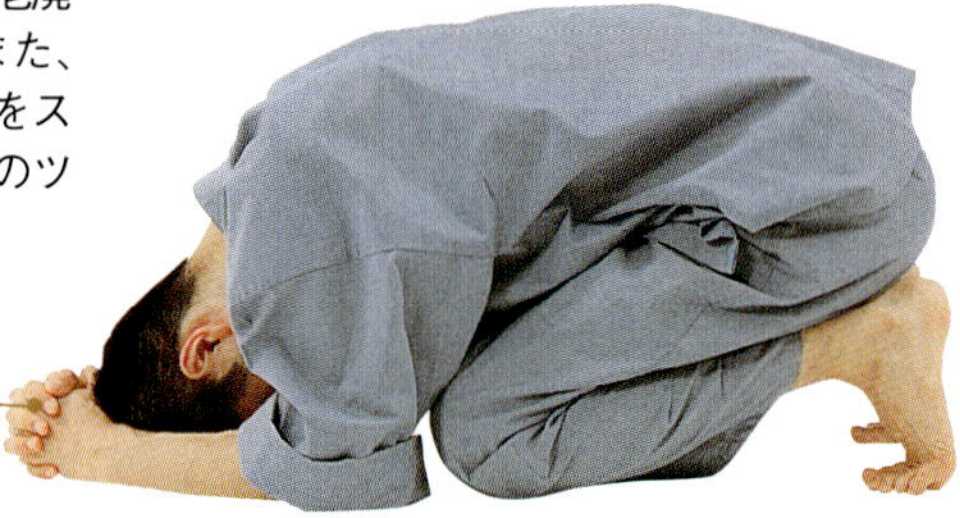

[手]
手が痛いときは、組まなくてもよい

1
正座をして、つま先を立てる。上体を前へ倒し、両手を組んで頭を抱え込むようにする。

2
しっかりと腕で体重を支え、あまり頭に体重がかからないようにする。

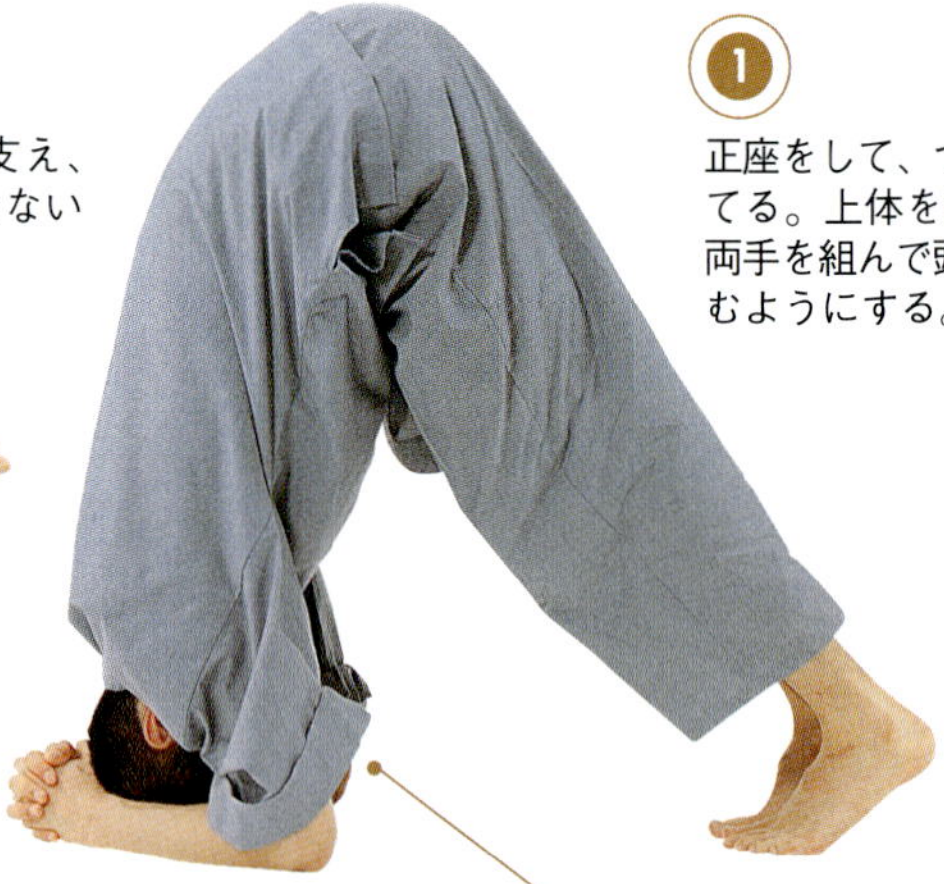

一点を見るようにし、視線を動かさないこと

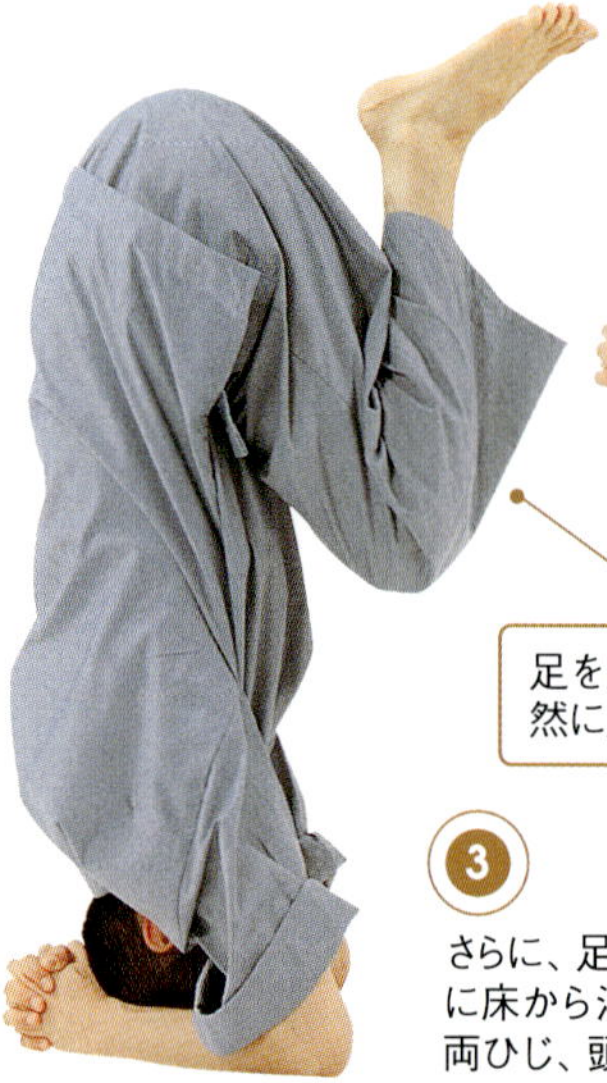

足を跳ね上げない。自然に足が浮くのを待つ

3
さらに、足を近づける。足が自然に床から浮いたら、膝を曲げて、両ひじ、頭でバランスをとる。

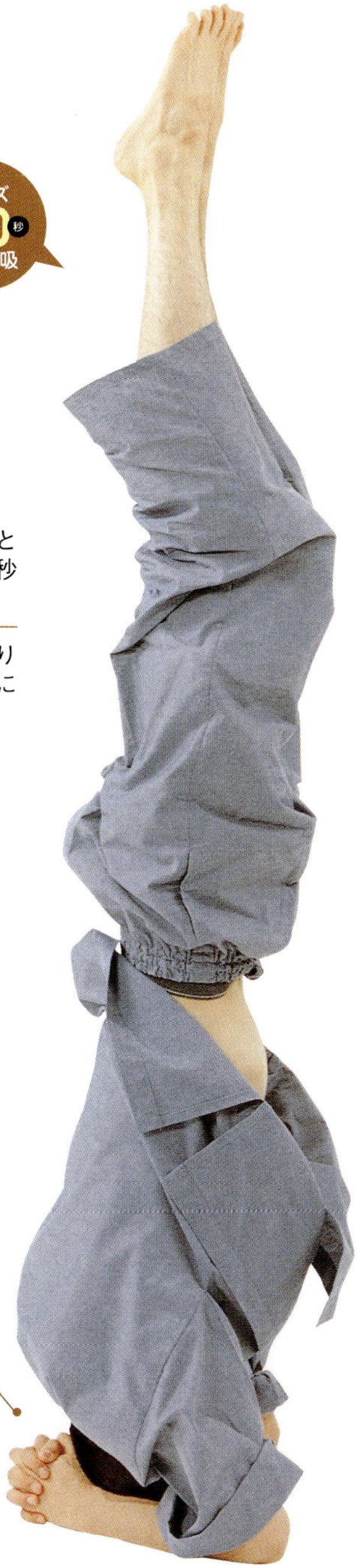

ポーズ 30秒 自然呼吸

4

膝をゆっくり伸ばし、体を床と垂直になるように立てて、30秒ほどキープする。

息を吐きながら、足をゆっくりと下ろし、3→2→1の姿勢に戻る。

決して無理をしないで、まずは3の姿勢でキープできるように練習する

背筋を首までしっかりと伸ばし、正確に頭頂を床につけること

POINT

精神を統一して呼吸を調え、バランスをとる。

ストレスに負けない心をつくる

上級ポーズ編 2
>>一本足

**バランスをとることで集中力を高め、
下半身を引き締めることで精神力を培います！**

What pose?

バランス感覚、筋トレ、ストレッチの要素を取り入れた、上級者向けのポーズ。初心者には練習が必要ですが、精神力向上とシェイプアップ効果にはすぐれているので、チャレンジする価値は大。

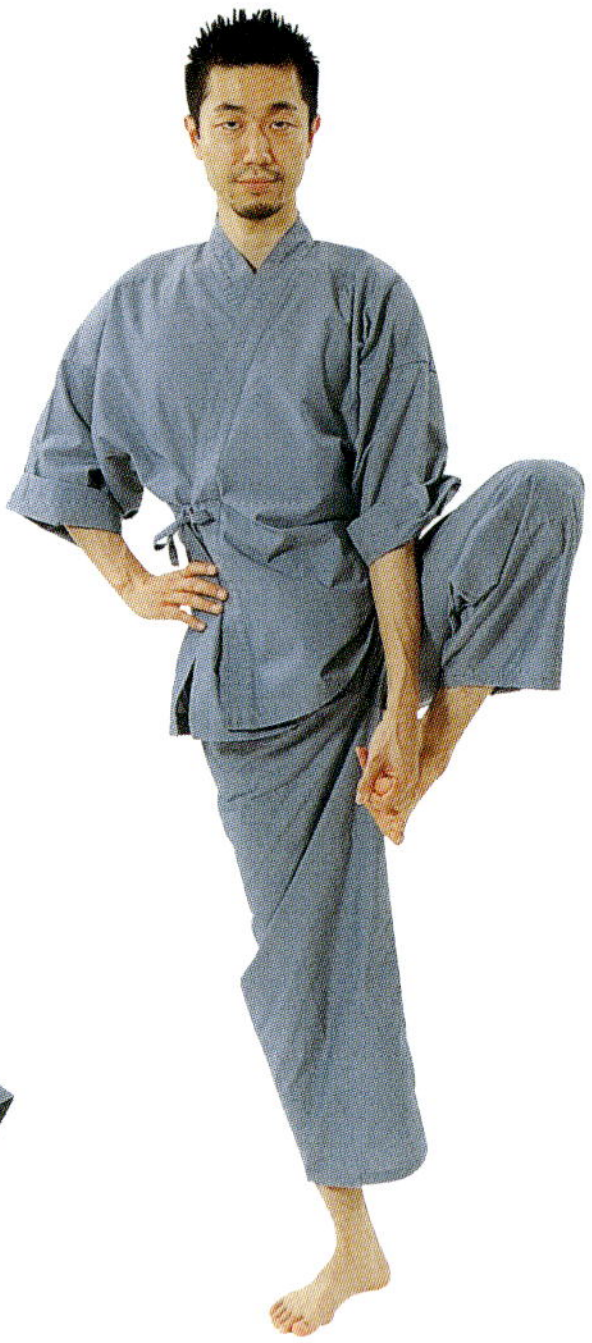

1

両足をそろえて立ち、右手を腰にあて、左ひざを曲げ、その足指を左手で持つ。

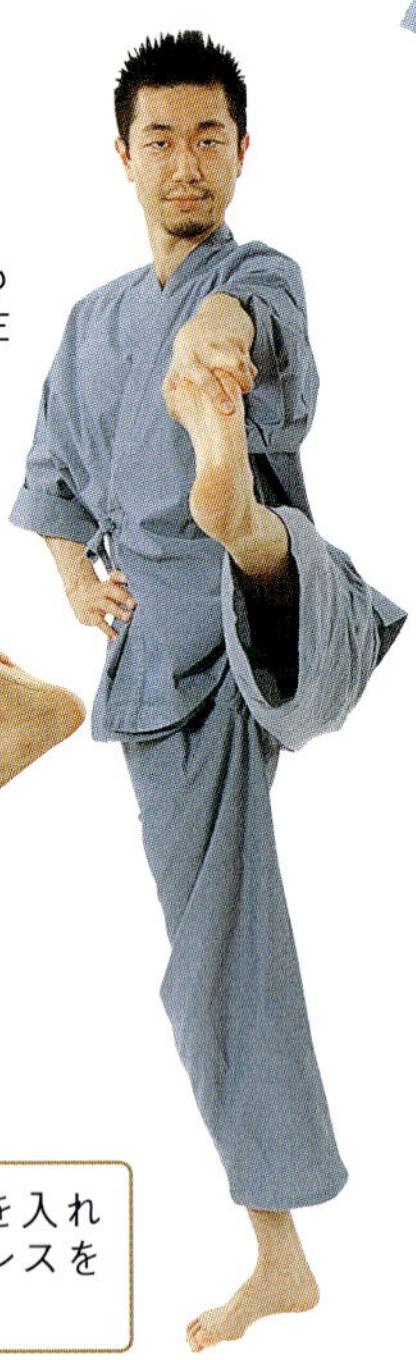

2

息を吸いながら、両ももにしっかり力を入れ、左足を前方へ伸ばす。

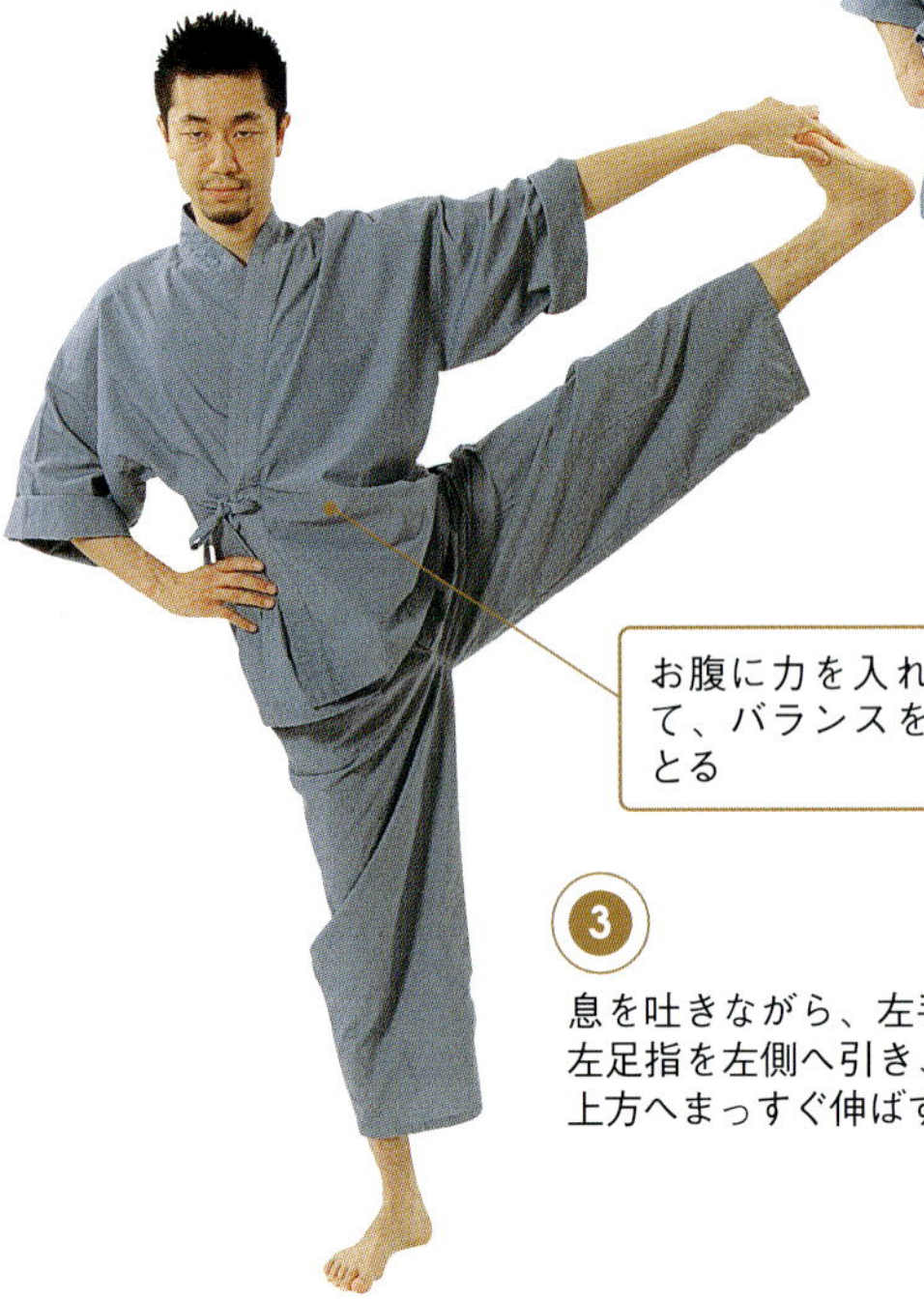

お腹に力を入れて、バランスをとる

3

息を吐きながら、左手で左足指を左側へ引き、左上方へまっすぐ伸ばす。

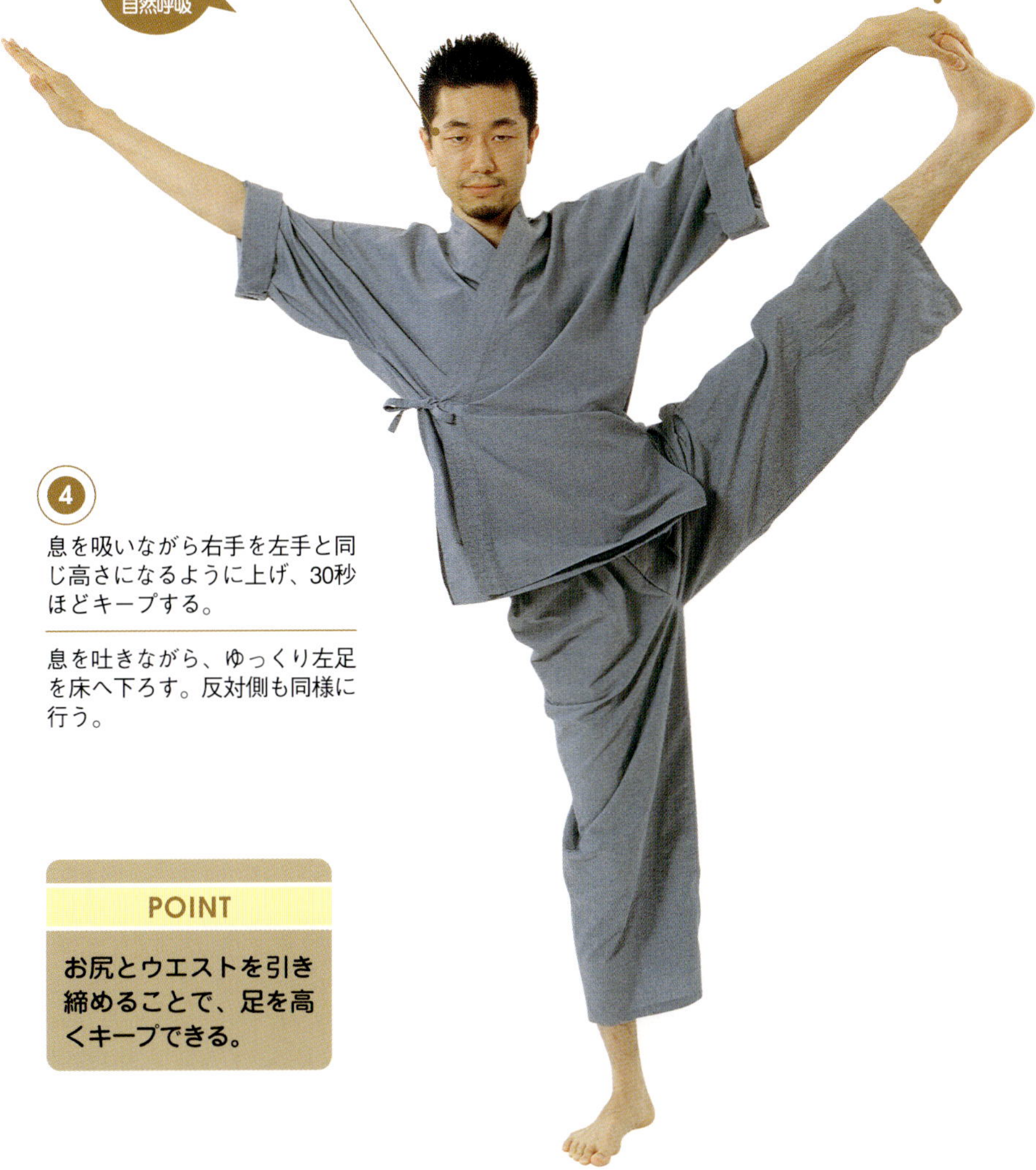
ポーズ
30秒
自然呼吸
[視線]
一点を見つめ、できるだけ上半身に力を入れないでキープする
両手・両足をまっすぐに伸ばす

4

息を吸いながら右手を左手と同じ高さになるように上げ、30秒ほどキープする。

息を吐きながら、ゆっくり左足を床へ下ろす。反対側も同様に行う。

POINT

お尻とウエストを引き締めることで、足を高くキープできる。

集中力をアップする

上級ポーズ編 3
>>カラス

ポーズの決め手は、筋力と集中力。
腕、お腹、太ももの筋力アップと集中力向上に最適！

What pose?

腕の筋肉、腹筋を使って行うポーズ。筋トレの要素があり、代謝も活性化されるので、全身の引き締めに効くが、初心者にはかなり難しい。いろいろなポーズをマスターしてから挑戦を。

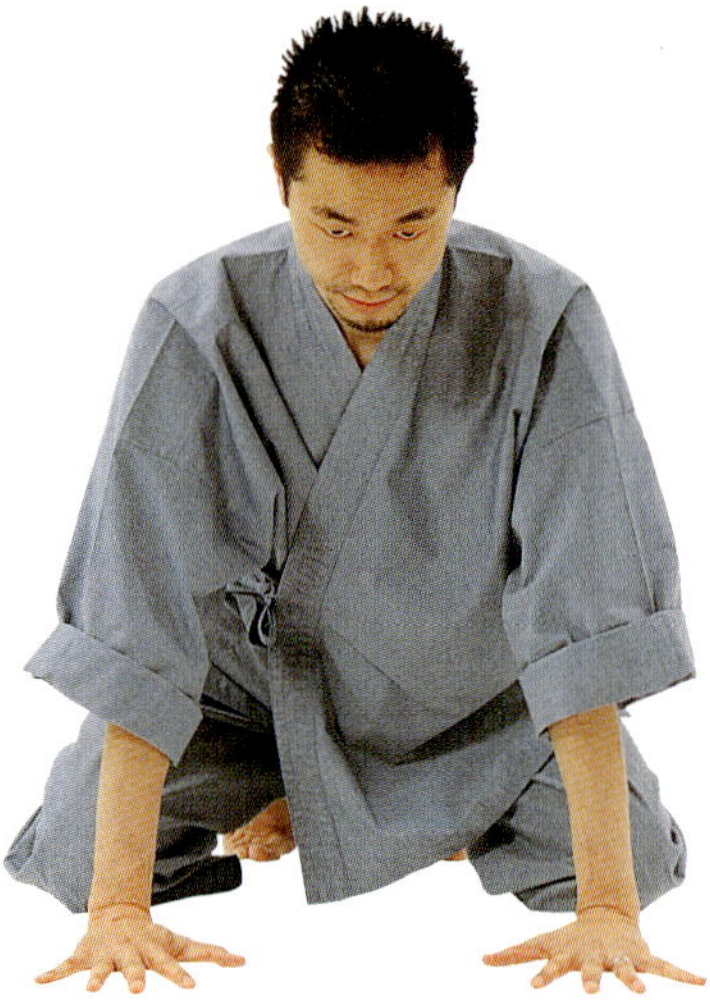

1

正座をして、ひざを肩幅に広げ、手も肩幅に広げて、手のひらを床につける。

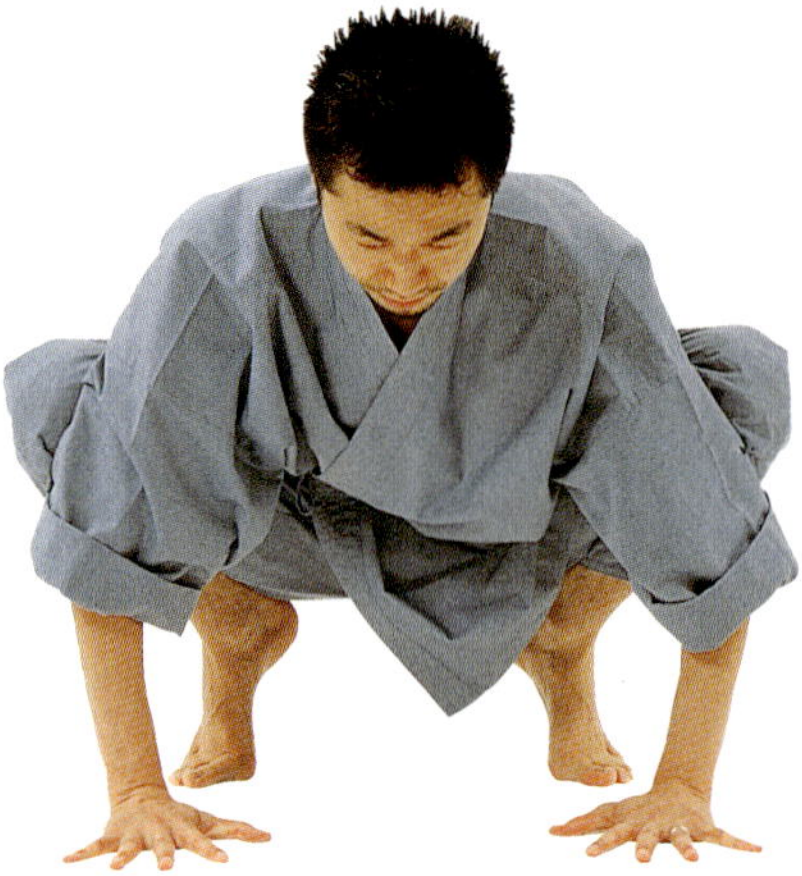

2

つま先を立て、お尻を持ち上げ、両ひざの内側を各々のひじの外側に押しつける。

POINT

神経を集中させ、呼吸を調えて行う。

ポーズ 30秒 自然呼吸

③

上体をゆっくりと前方へ移動させ、自然と足が浮き上がる位置を見つける。両ひじ、腕の力でバランスをとり、呼吸をゆったりと保ち30秒キープ。

息を吐きながら、足をゆっくり下ろし、床につける。

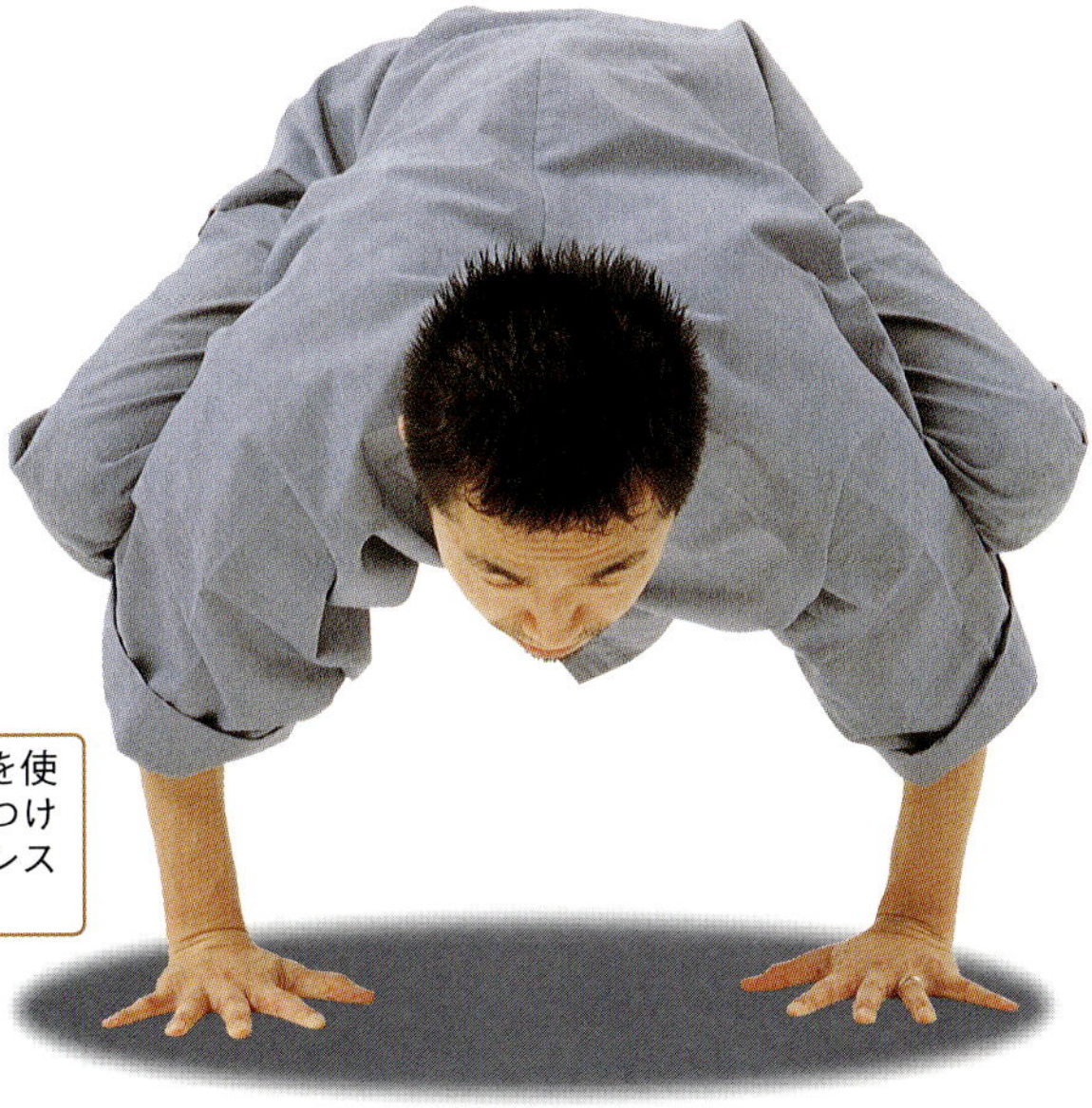

できるだけ筋力を使わない位置を見つけて、そこでバランスをとる

Upper POSE ●アッパーポーズ

上記のポーズが楽にできる方はこのポーズに挑戦。1の姿勢から両足を左に流し、右足を左足の上に乗せてからめる。左ひじの上に右のももを乗せ、上体を前に移動させる。両足が浮いたところでバランスをとり30秒キープ。

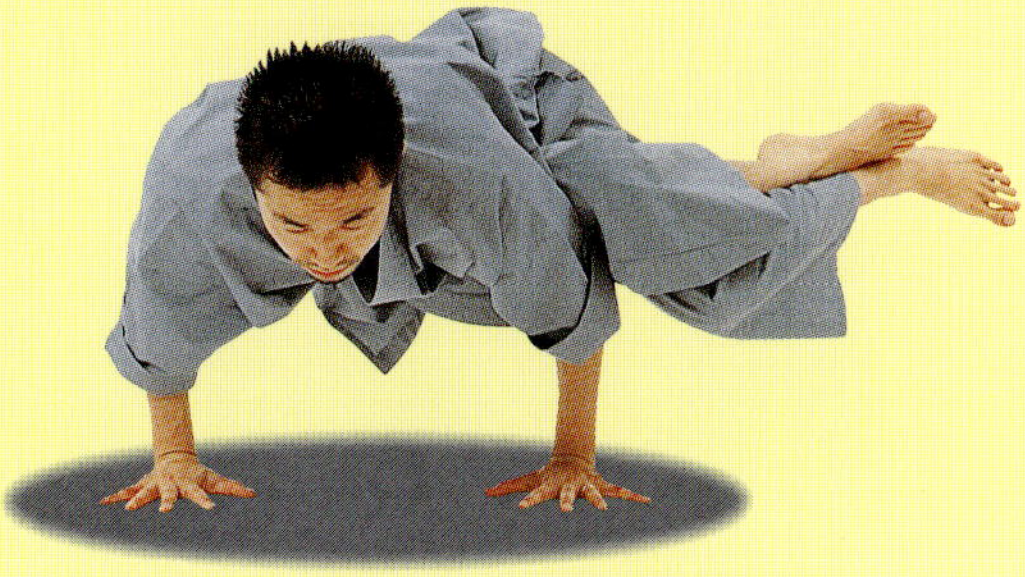

柔軟な心をつくる

上級ポーズ編 4
>>ハト

**身体が硬いと心も硬くなる。
ハイレベルな柔軟ポーズで心を柔軟に！**

What pose?

何よりもハイレベルな柔軟性を追求することで、心の緊張を解きほぐし、柔軟性を取り戻してくれるポーズです。

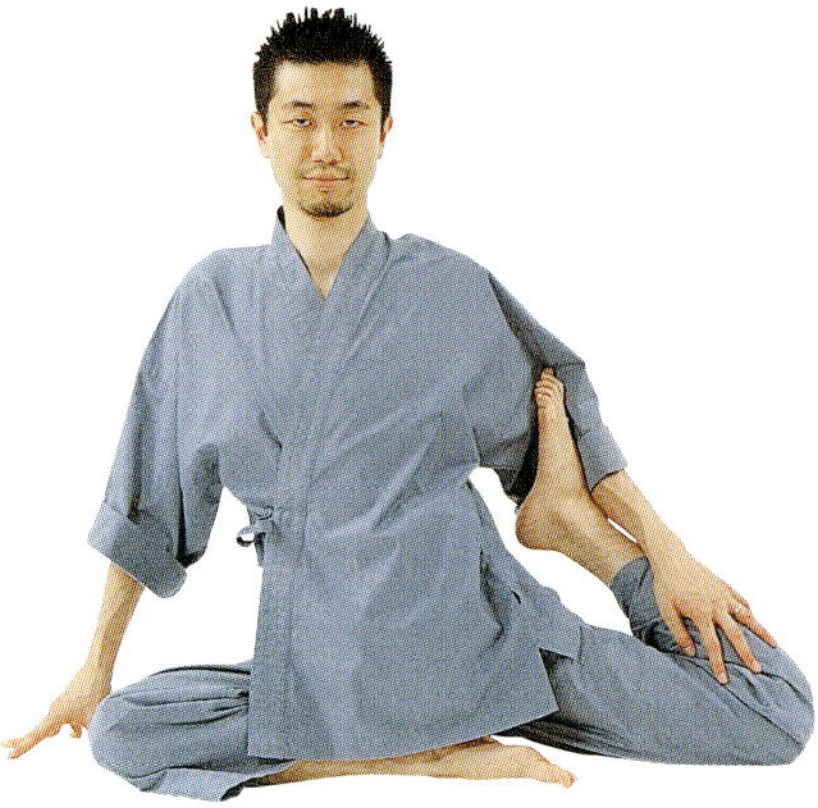

1

正座をして、両足を左へ崩し、横座りになる。このとき左ひざを十分後方へ引いておく。

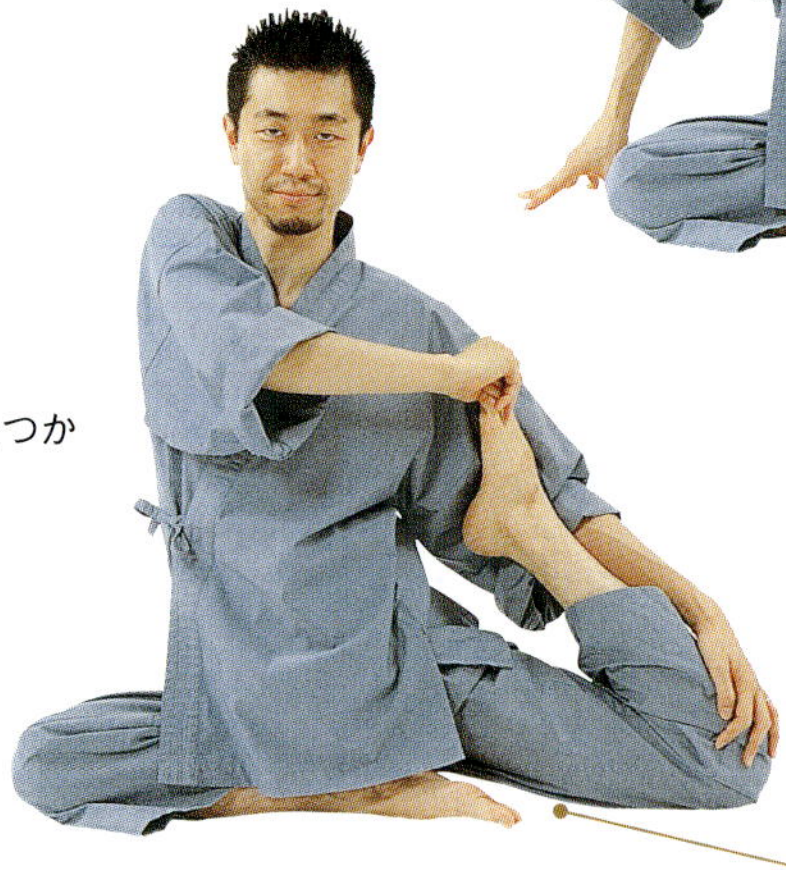

2

右手で左足つま先をつかむ。

［足］
左右の太ももが一直線になるように、左手でひざを引く

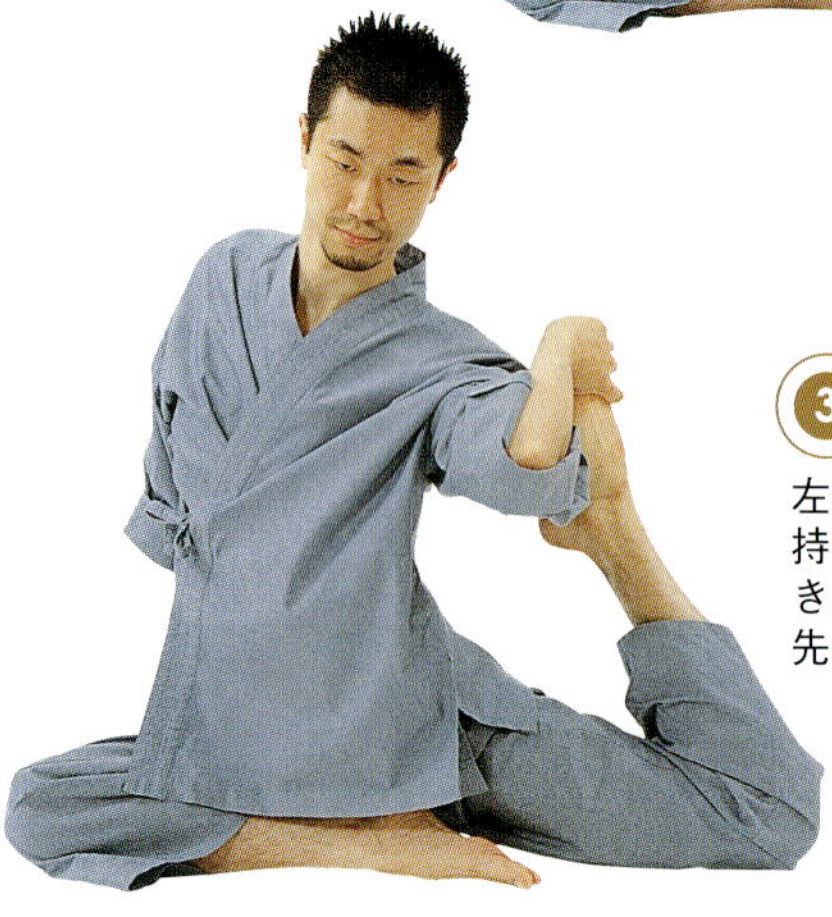

3

左手を右腕の下を通して前に持ってきて、左ひじを前に突き出すようにして左手で左足先を持つ。

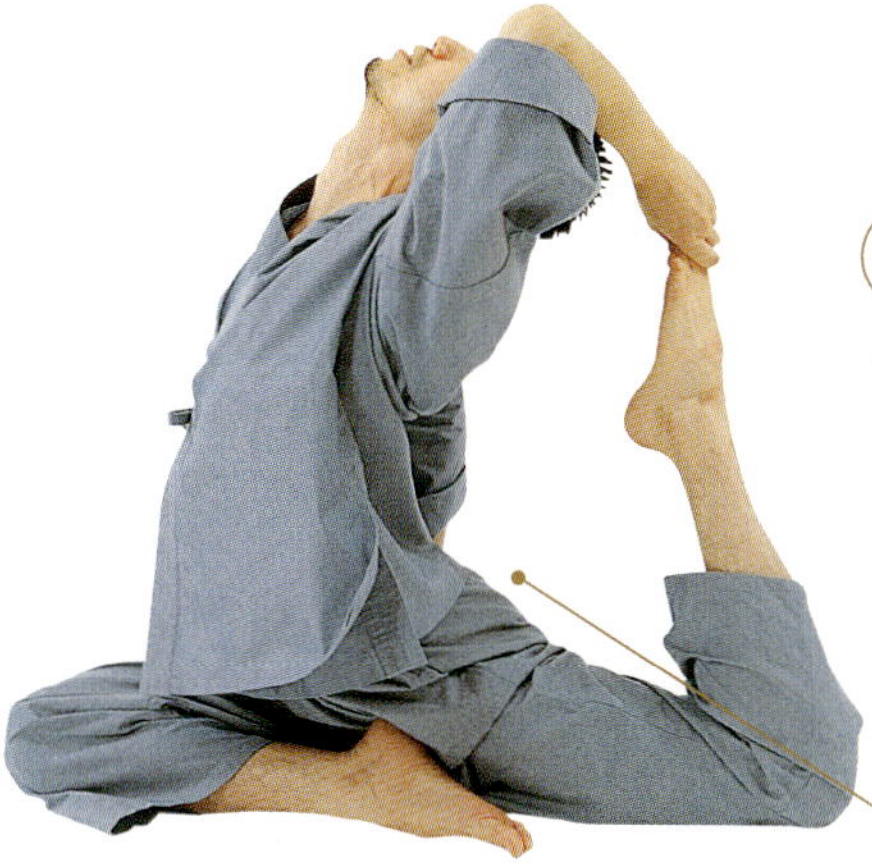

4

息を吐きながら、腰を右にねじり、胸を反らせる。

お尻を引き締め、背筋を伸ばし、胸をはる

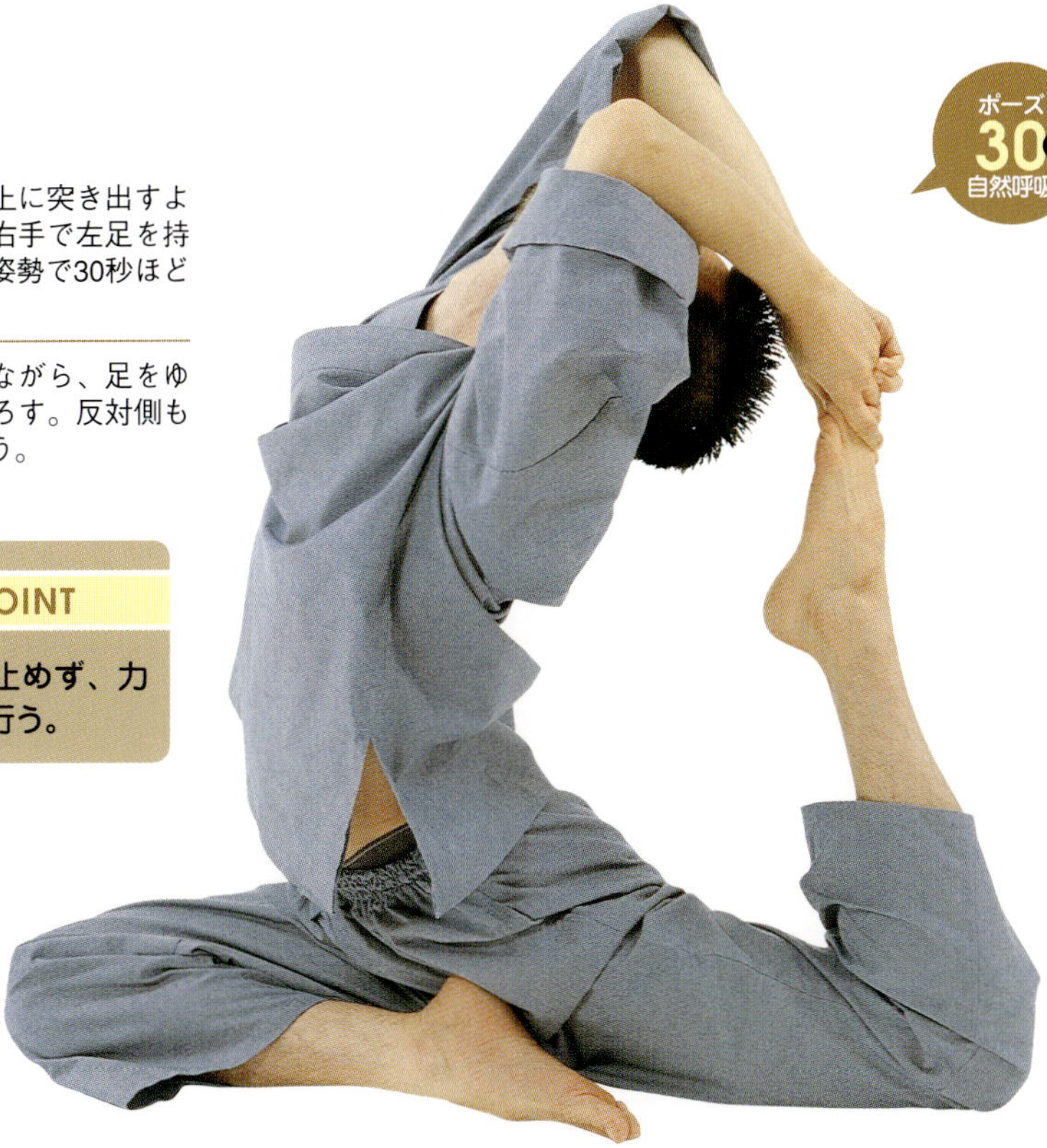

ポーズ 30秒 自然呼吸

5

右ひじを上に突き出すようにして右手で左足を持ち、この姿勢で30秒ほどキープ。

息を吐きながら、足をゆっくり下ろす。反対側も同様に行う。

POINT

呼吸を止めず、力まずに行う。

column

瞑想法のミニ知識 ❸

トラタク瞑想法

　ヨーガの最も古典的で有名な一点凝視の瞑想法です。敢えて涙を出すことによって眼球を浄化する浄化法として行なう場合がありますが、ここでは瞑想法としての行ない方を紹介します。

［**行い方**］

❶ 一点凝視を行う対象を用意して、坐ったときに目の高さにそれがくるよう調整します。古典的な対象としては、蝋燭の炎、梵字、神像・仏像などがありますが、集中しやすいものであれば何でもかまいません。
❷ 好きな坐法で坐り、対象を一点凝視します。目が疲れるときは、集中のしかたがよくないとき。リラックスして行うか、基本的なポーズ中の瞑想のしかたを練習し直します。
❸ 十分な集中ができてきたら、目を閉じてまぶたの裏や心に映し出されるその対象をじっと感じ続けます。

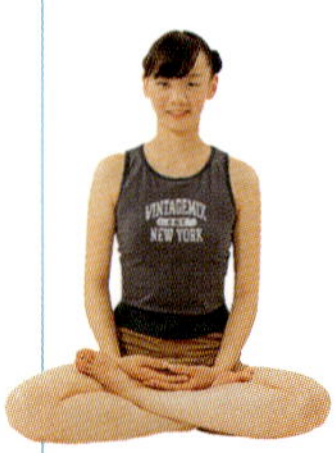

ポーズの効果を深める呼吸法

Part 4

［呼吸はなぜ大切なの？］

心と呼吸が深く結びついていることを知っておきましょう

無意識にしている呼吸は、ヨーガではとても大切なメソッドです。呼吸と心、それに身体の関係を理解して、心身に効果的に働く呼吸法をマスターしましょう。

心と呼吸はつながっている

ヨーガでは、ポーズの動作や完成ポーズでの静止中、そして瞑想の際の呼吸法をとても大切なものと考えています。そのわけは、呼吸には自律神経を調整して精神を安定させる働き、そして体内各部の圧力を変化させ、心身の状態をコントロールする働きがあるからです。これらを順に詳しく見ていきましょう。まずは呼吸と自律神経調整の関係から。

私たちの呼吸は、気持ちが落ち着いているときは、ゆったりと深く、イライラしたり不安を感じたりすると速くなったり止まったりします。逆に、呼吸をゆっくりと深く行うと気持ちが落ち着き、意識的に速くしたり止めたりすると、精神的にも興奮したり緊張したりします。

これは心と呼吸が自律神経を介してつながっていて、どちらかが変化すると、もう一方も対応して変化するという、互いに影響し合う関係にあるからです。

呼吸をコントロールして心をコントロールする

自律神経とは、自動的に身体の各器官を動かしたり、動きを止めたりしてくれている神経で、内臓の運動や呼吸器などを支配しています。私たちは、この自律神経のおかげで、いちいち意識しなくても消化のために内臓を動かしたり、酸素を補給するために呼吸したりできているのです。

基本的に自律神経の支配を受けて

いる器官は、たとえば内臓のように意識的に動かすことができず、心のコントロール作用に直接は結びつきません。ただ、呼吸器は自律神経以外にも、運動神経の支配も受けているため、意識的にその深さやリズムを変えることができ、自律神経を調整して、結果として心の状態をコントロールすることができるのです。

このような、呼吸器が持つ特殊な性格を利用して、ヨーガでは様々な呼吸法で心を理想的な状態へとチューニングしていくのです。

正座をしたり、“あぐら”のように足を組み、全身をリラックスさせて腰と背筋を伸ばすと、身体と心が安定し、正しい呼吸を行いやすい。

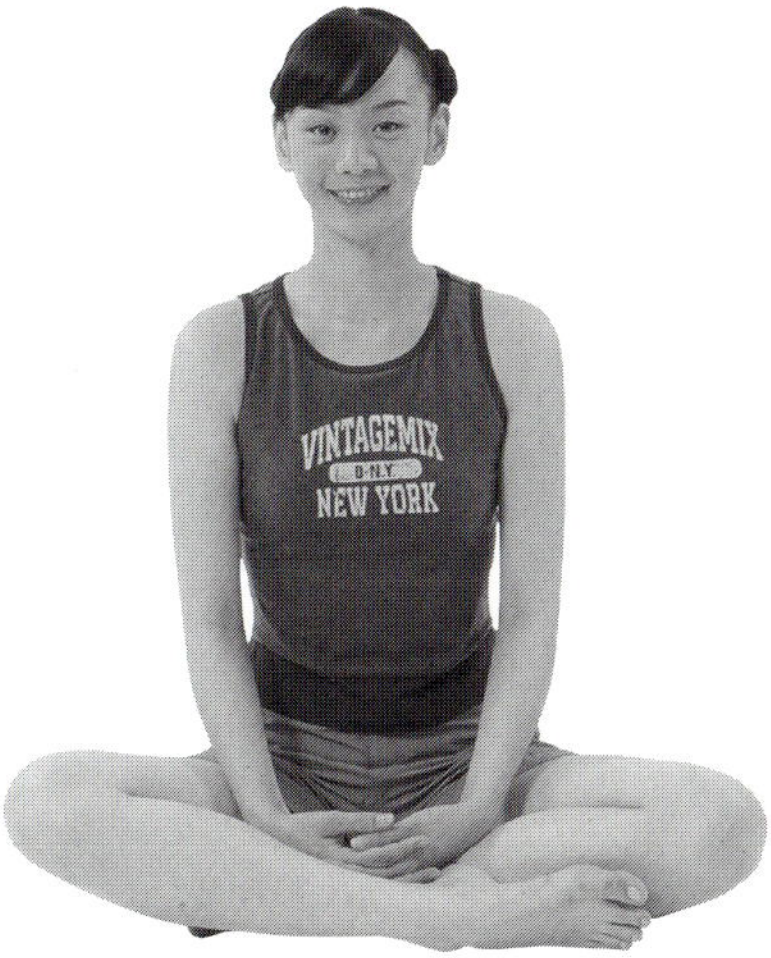

両足を組まない座り方。最も行いやすい

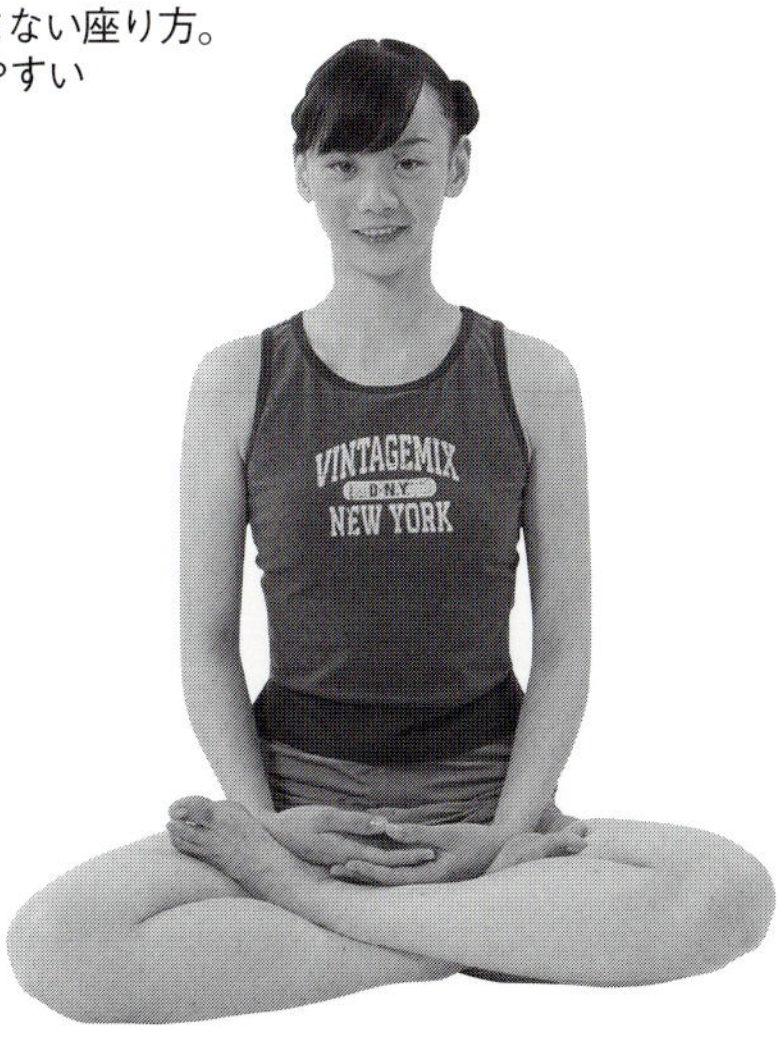

両足を組む座り方。かかとを太ももの上にのせたり、そけい部につけたりする座り方がある

［ヨーガ式呼吸法は何のため？］

呼吸しながらお腹を引き締めるだけで、いいことがたくさん！

呼吸のしかたしだいで、心と身体をベストな状態にもっていくことができます。そのための呼吸のルールを知っておきましょう。

理想的な圧力バランス

ヨーガで呼吸法を重視するもう一つの理由は、呼吸が身体の各部の圧力を変化させる点にあります。

私たちの身体には、三つの大きな部屋があるのですが、各部屋の圧力バランスが体調や心のコンディションに大きな影響を与えることがわかっています。

頭蓋骨に囲まれた頭腔、肋骨と横隔膜に隔てられた胸腔、そして横隔膜から下の骨盤に囲まれた腹腔の三つがこれで、腹腔の圧力＝腹圧が高く、それ以外の圧力が低いとき、心身の調子がとても良い状態をキープすることができます。

腹圧が高いと力を発揮できる

お腹には身体の重心があるため、ここの圧力が高く、力強い感じが作られていると、様々な運動を行う際に、とても大きな力を発揮することができます。精神的にも腹のすわった感じがして、意欲に満ちた、強い精神力を培うことができます。

胸や頭の圧力が高い場合、これは上半身に緊張があることを意味するのですが、様々な運動を行う際に、ぎこちない身体の動きを引き起こし、精神的にも落ち着かない、緊張した状態を招きます。

ですから、胸や頭の圧力は低く、上半身がリラックスしていることが、良い心身の状態をキープする上でとても大切なことになってくるのです。

呼吸法で体内の圧力バランスを調整

このような圧力のバランスをひと言で表すと「上虚下実」という言葉になります。つまり、上半身がリラックスしていて（虚）、下半身が充実している（実）、心身のベストコンディションを表しています。

そしてヨーガの呼吸法は、このような上虚下実の状態をつくり出すという働きがあるのです。

息の吐き方や吸い方を少し変えるだけで、下半身がとても充実していて、上半身の力が抜けてリラックスできている。そんな状態をつくり出すことができるのです。

このような素晴らしい状態に心身の状態を調整してくれる呼吸法。ヨーガの中でとても大切に考えられているのも確かにうなずけます。

呼吸による身体の圧の変化

［呼吸のリズム］ ゆったり

［呼吸の深さ］ 深く

［頭や胸］
頭や胸の圧力が低く、肩や腕、首の力が抜けている状態が理想的

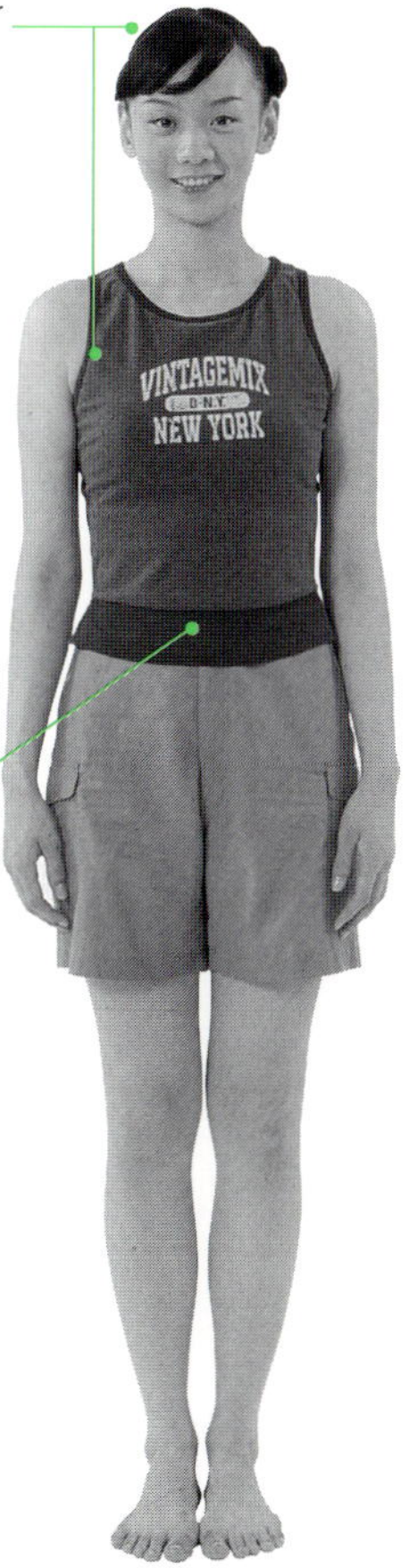

［お腹］
骨盤で囲まれたお腹の圧力が高く、気が満ちている状態が理想的

［ヨーガ式呼吸法の練習のしかた］

完全なる呼吸法で理想的なコンディションをつくり出しましょう

ゆったりした服に着替え、意識を呼吸に集中して。究極のリラックス法で、疲れた心身をいたわってください。ベストな自分になるための呼吸法です。

完全呼吸法の3ステップ

完全呼吸法とは、ヨーガの最も基本的な呼吸法で、気を充実させ、その流れを調える働きがあります。

この呼吸法は、次の三つのステップからなり、心身を理想的な状態に調整し、さらにお腹をすっきりと引き締める効果もあります。

ステップ1

ゆったりと息を吐き始めます。

全身の皮膚がゆるみ、重力にしたがって流れ落ちていくようなイメージで息を吐いていきましょう。

肩に力が入るほどゆっくりと吐く必要はなく、心身がリラックスする程度にゆったりと吐いていきます。

【気の流れ】

氷のように固まって滞っていた気の流れが、頭頂から順に溶けて体表を通り、下へ下へと流れ落ちていくイメージを描きます。シャワーを浴びているようなイメージで気が流れ落ちていく様子を感じましょう。

ステップ2

息が終わりに近づいてきたら、腹圧をかけながら息を吐き切ります。あばら骨をおへその方へ引き下げるようにし、お腹をへこませながら下腹部を圧迫し、会陰部を引き締め、さらにつり上げるようにしながら息を吐き切ります。

このとき下腹部がとても力強い感じになってきます。ただし、上半身はほとんど力を入れないように行いましょう。

【気の流れ】

ゆるんで流れ落ちた気が会陰部に向けて集まって凝縮し、その圧縮された気が上に向かって下腹部に充実してきます。

ステップ3

背骨を伸ばしながら、胸で息を吸っていきます。お腹はへこませたまま、背骨を下の方から順に伸ばしていき、胸を開くようなイメージで息を吸っていきましょう。


【気の流れ】

圧力が最大まで高められた気が背骨の中を通って上昇していきます。息を吸うごとに下から上へと気が上昇し、息を吸い切るときにつむじのあたりから気が抜けていく感じです。

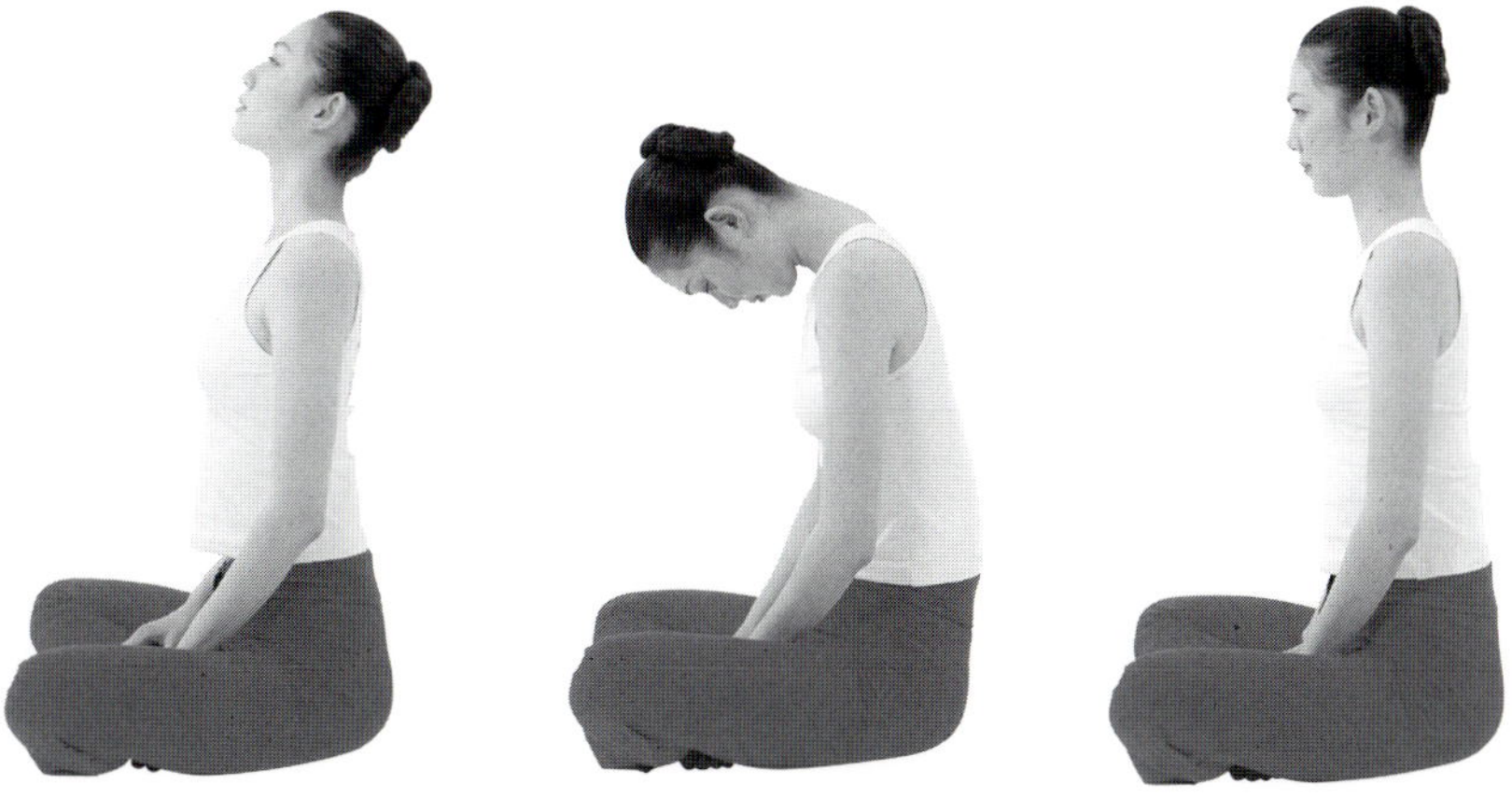

ステップ3　ステップ2　ステップ1

［ポーズ中の呼吸のしかたは？］

ポーズを行うときは、ゆったりと、深く息を吸い、吐く

ポーズに慣れないうちは、呼吸を止めてしまいがちです。はじめはとにかく、息を吸い、吐くことを心がけましょう。しだいにヨーガの呼吸法が身についていきます。

初心者は息を止めないことを目標に

初心者はポーズの最中に、とにかく「呼吸を止めない」ことを心がけるようにしましょう。慣れないうちは動作の途中や少しきついポーズをとるごとに息を止めてしまいがちです。これを避けるために、すべての動作を呼吸とともに行い、ポーズが完成したら、浅くても短くても呼吸を行うように心がけましょう。

息を止めることなくポーズが行えるようになったら、ヨーガの呼吸法を身につける第一段階は終了です。

さらに息をゆったり、深く

第二段階では、ポーズ中に「ゆったりと呼吸する」ことを目指します。息がつまるような辛いポーズ中でも、しっかりと会陰部を中心に下半身を引き締め、のどやみぞおちの力を抜いてゆったりとした呼吸ができるよう練習していきましょう。

第三段階では、ポーズを行いながら「深い呼吸をする」ことを目指しましょう。前のページでご紹介したような、お腹で深く吐き、背骨を伸ばして胸で気持ち良く吸う呼吸です。

第四段階では、ポーズを行いながらゆったりと深い呼吸をし、「気をコントロールする」ことを目指します。肛門や会陰部のあたりに力がぐっとみなぎり、その力で背骨がすっと伸び、身体の余分な力が抜けて呼吸はさらに深まり、よりいっそう肛門や会陰部が引き締まって、気が身体を循環しているような状態です。

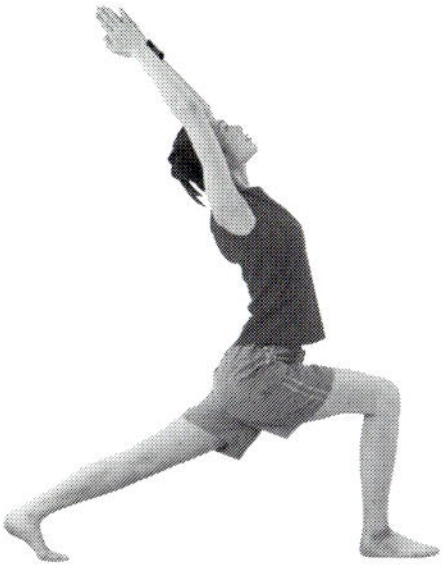

[第一段階]

ポーズ中にとにかく「呼吸を止めない」ことを心がける。すべての動作を呼吸とともに行い、ポーズが完成したら、浅くても短くても呼吸を行うように心がける。

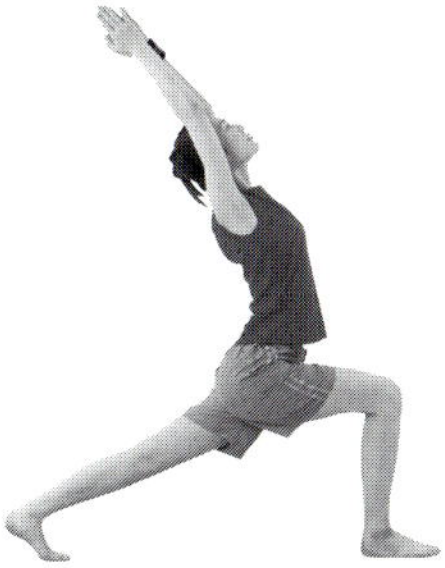

[第二段階]

ポーズ中に「ゆったりと呼吸する」ことを目指す。息がつまるようなポーズ中でも、会陰部を中心に下半身を引き締め、のどやみぞおちの力を抜きゆったり呼吸できるようする。

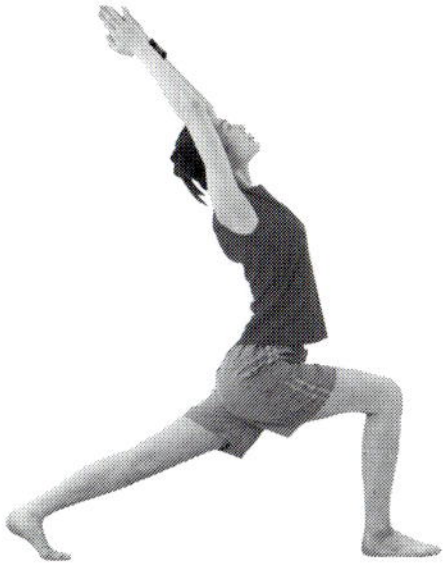

[第三段階]

ポーズ中に「深く呼吸をする」ことを目指す。お腹で深く吐き、背骨を伸ばして胸で気持ち良く吸う呼吸を行う。

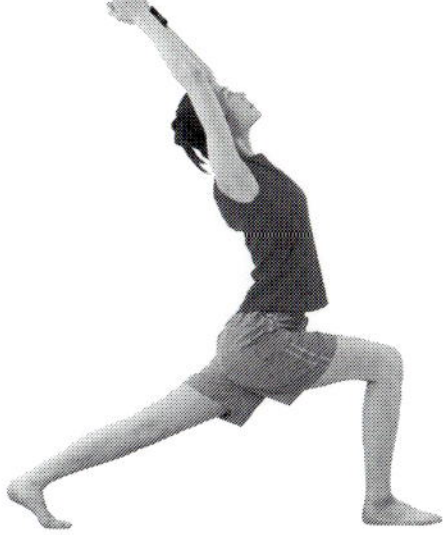

[第四段階]

ポーズ中に「気をコントロールする」ことを目指す。肛門や会陰部が引き締まって力がみなぎり、その力で背骨が伸び余分な力が抜け、いっそう肛門や会陰部が引き締まって気が身体を循環しているような状態。

［どんな呼吸法があるの？］

ヨーガには心をしずめ、気を高める呼吸法がいろいろ。

ポーズ中に深い呼吸ができるようになったら、様々な呼吸技法にチャレンジしてみましょう！マスターするのは難しいけど、魅力的な呼吸法がたくさん。

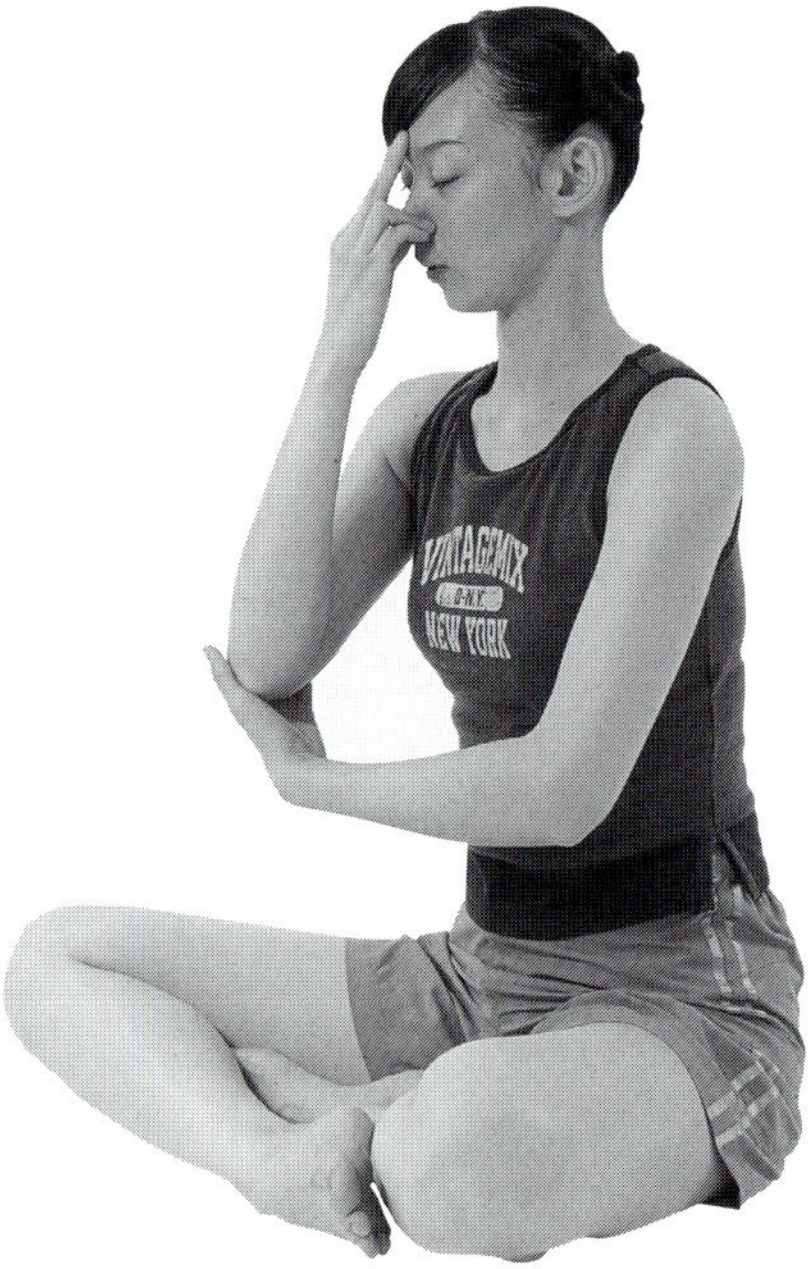

ヨーガにはさまざま呼吸法があります。代表的な呼吸法をみておきましょう。

【ハタ呼吸法】

ハタのハは太陽を、タは月を意味し、ハタ呼吸法は心身の太陽（陽）と月（陰）のバランスを調整してくれる呼吸法です。ヨーガでは右鼻は太陽、左鼻が月の気道とつながっていて、左右の鼻からの呼吸バランスを調えることで、陰と陽のバランスが調うと考えています。

【行い方】

❶右手の親指を右の小鼻、薬指と小指を左の小鼻に当て、人差し指と中

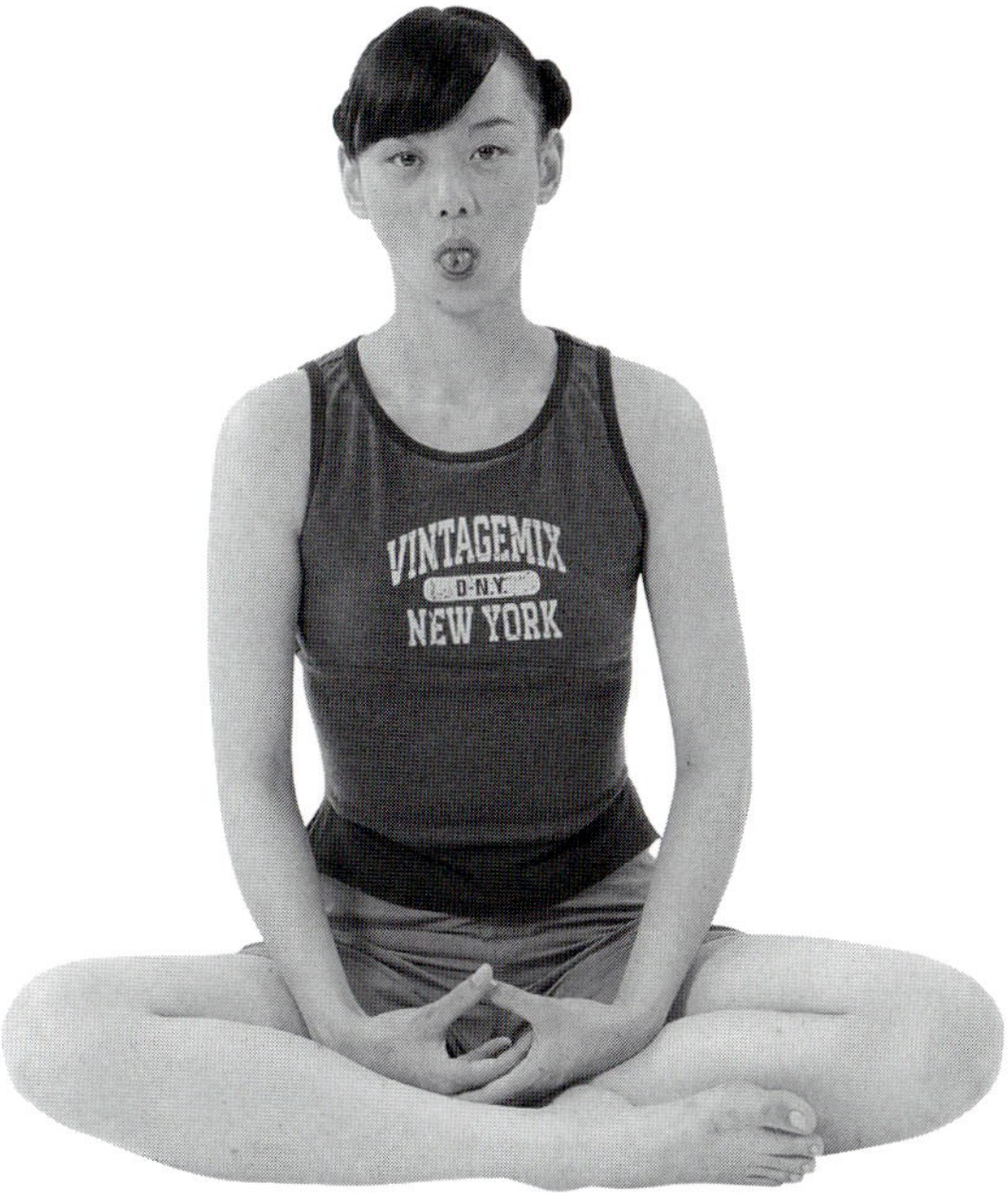

指は軽く眉間を押さえる。右ひじを左手で支えて安定させる。まず両鼻から息を吐き切る。
❷親指で右の小鼻を押さえ、左鼻から息を吸っていく。
❸薬指と小指で左鼻を押さえ、右鼻を開放して息を吐いていく。
❹右鼻から息を吸っていく。
❺親指で右の小鼻を押さえ、左鼻を開放して息を吐いていく。2に戻り5分ほど続ける。

【シータリ呼吸法】

シータリとは涼しいという意味で、心身の気を鎮め、体温を下げリラックスする呼吸法です。

【行い方】

❶舌を丸い筒のような形にして、ストローで息を吸うようなイメージで息を吸っていく。
❷口を閉じ、鼻から温かい空気をゆっくりと吐いていく。1に戻り、10回ほど繰り返す。

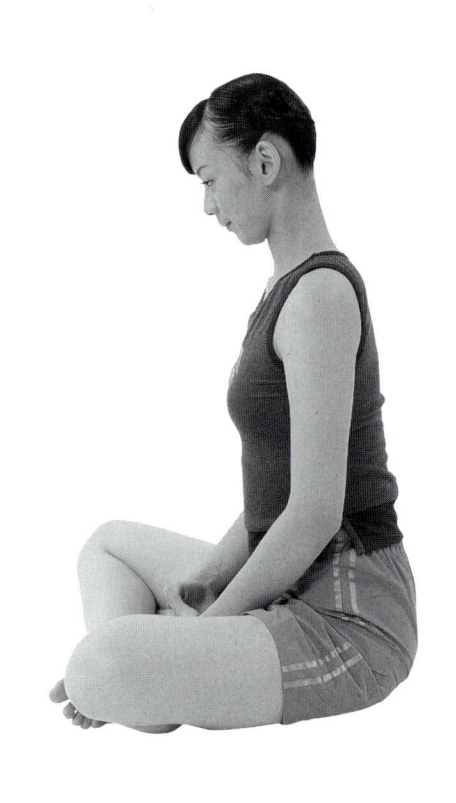

【ウジャイ呼吸法】
ウジャイとは力の支配を意味し、気の流れをコントロールする大切な呼吸法。のどを狭めて呼吸に負荷を与え、腹圧を高めて気の流れを強化し、同時に呼吸機能を高めます。ただし、上半身の緊張が精神的な不安定を引き起こすおそれがあるため、のどの力を完全に抜きながら狭めることが、この呼吸法の前提です。

【行い方】
❶のどに意識を集中し、眠りに入る直前のイメージで、のどの力を完全に抜きながら少し狭める。
❷完全呼吸法を行う。のどが狭まっているため、空気の摩擦音が出るので、この音に意識を集中しながら呼吸を繰り返す。
❸上半身に力が入っているようであれば、ただちに中止し、完全に上半身の力を抜いて行えるようになってから練習すること。

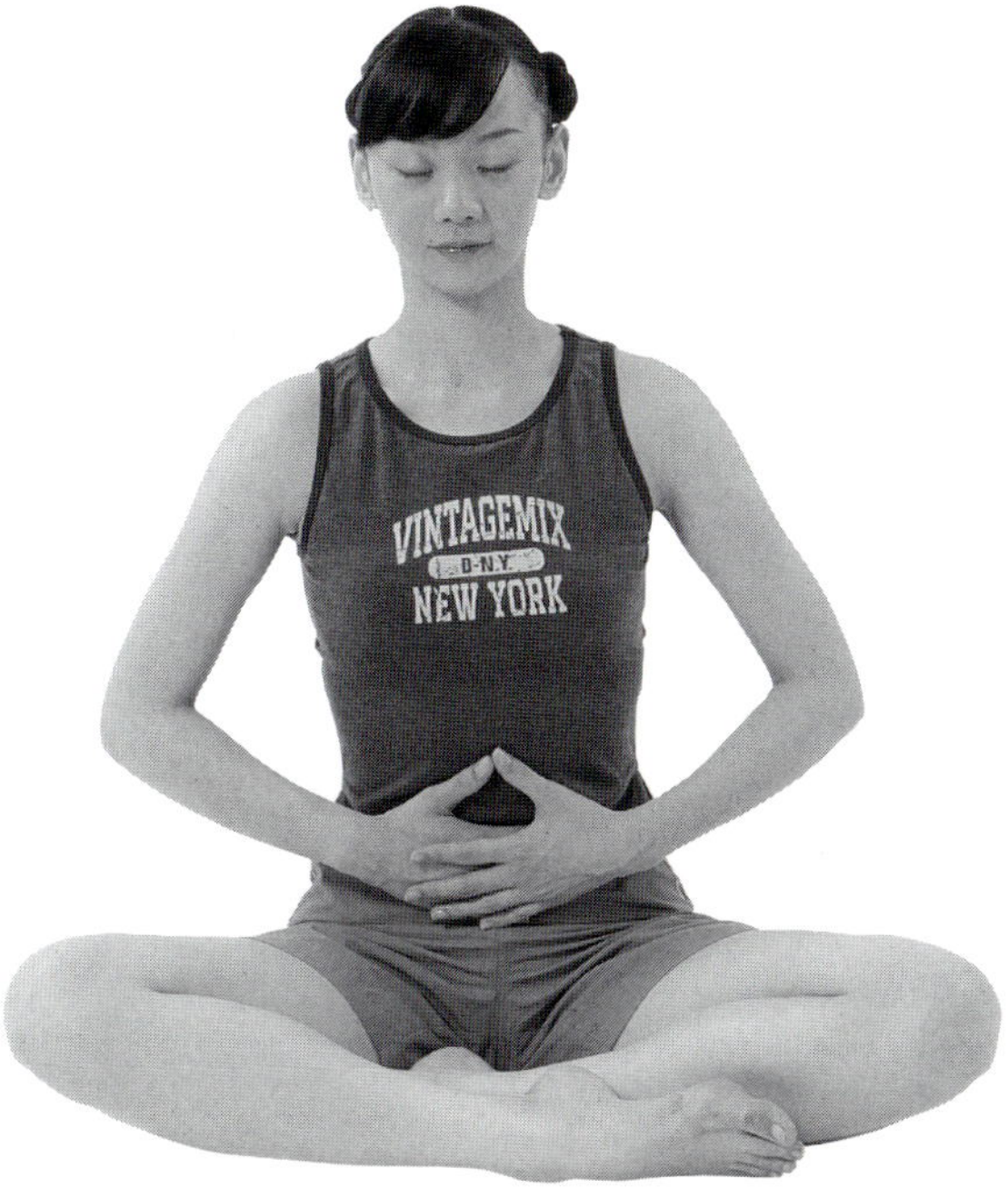

【カパラバティ呼吸法】

光る頭蓋骨という意味の呼吸法。腹筋や横隔膜、内臓を強化します。肺や頭の淀んだ空気が換気され、すっきりする感じが名称の由来です。完全呼吸法や腹式呼吸法を、上半身に力を入れないでゆったりとできる方だけにおすすめ。首や肩などが力んできたり、疲れてきたり、気分が悪くなったら、この呼吸法を行う下地ができていないものと考えましょう。最初は少ない回数から、最終的には1分間に120回ほどのペースで行えるようになると理想です。

【行い方】

1. 背筋を伸ばして座り、お腹の動きがわかりにくい場合は、お腹に手を当てておく。
2. お腹に力を入れて瞬間的に引き締め、鼻から空気を抜く。
3. お腹の力を抜いて、自然に息を吸い、テンポよく10から20回繰り返す。

column

瞑想法のミニ知識 ❹

クンダリーニ

クンダリーニは 本来、単なる瞑想法ではなく、総合的な行法ですが、ここでは一つの瞑想法として紹介します。ヨーガでは、会陰部の周辺にヘビに象徴されるようなエネルギーがとぐろを巻いて眠っていると考えられています。そのヘビを覚醒させて、背骨の中を上昇させることで、エネルギーの流れを正常化し、余分な力みを解放して大らかな気持ちを作り出すという行法です。

［**行い方**］

❶ 好きな坐法で坐ります。
❷ 肩の力を抜き、気持ちをリラックスさせ、会陰部の感覚を意識します。
❸ 会陰部周辺に活力が満ち、それが背骨の中を通り上昇していく様子を感じます。

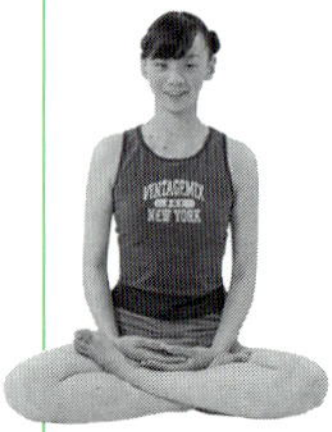

人生をプラス方向に！
ヨーガの瞑想法

Part 5

［瞑想するといいことがある？］

ヨーガの本質ともいえる瞑想で人生を変える！

ヨーガのポーズで思い浮かべるのが、足を組んでの瞑想シーン。身体と心にさまざまな効果がありそうだけれど、難しいのでは？　そんな疑問を解消！　瞑想のルーツから方法まで。

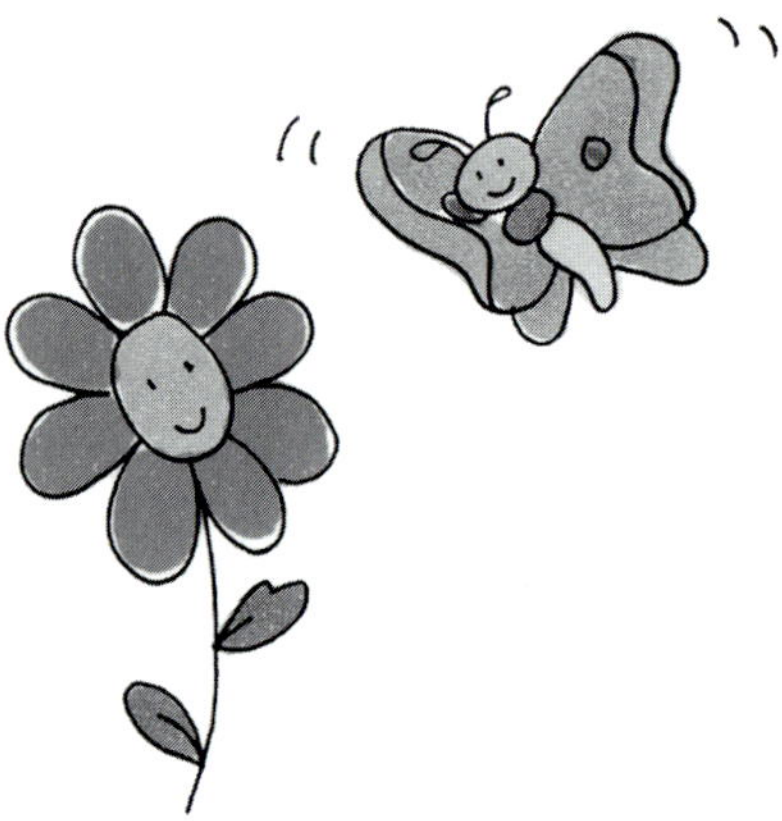

ヨーガで人生が変わるその秘密とは

「ヨーガに出会ってから考え方や人生が変わった」というハリウッド女優やスーパーモデルのコメントをよく耳にします。ヨーガが単なる身体的なエクササイズなら、ストレスが解消されるくらいがせいぜいで、大物女優たちの「人生が変わる」というようなことにはならないはず。彼女たちの人生を変えるほどのパワーが、ヨーガのどこに秘められているのでしょうか。

その秘密は、どうやらヨーガの本質である「瞑想」にあるようです。瞑想を行うことで、私たちはつらい状況でも精神を穏やかに保ち、身体をベストな状態にキープできるようになります。周囲の人とのコミュニケーションのとり方や物事の受け止め方、そして接し方を変えるパワーを秘めていることから、やはりこの「瞑想」こそが、ヨーガの底知れぬ魅力を支えるキーポイントになっていることは間違いないようです。

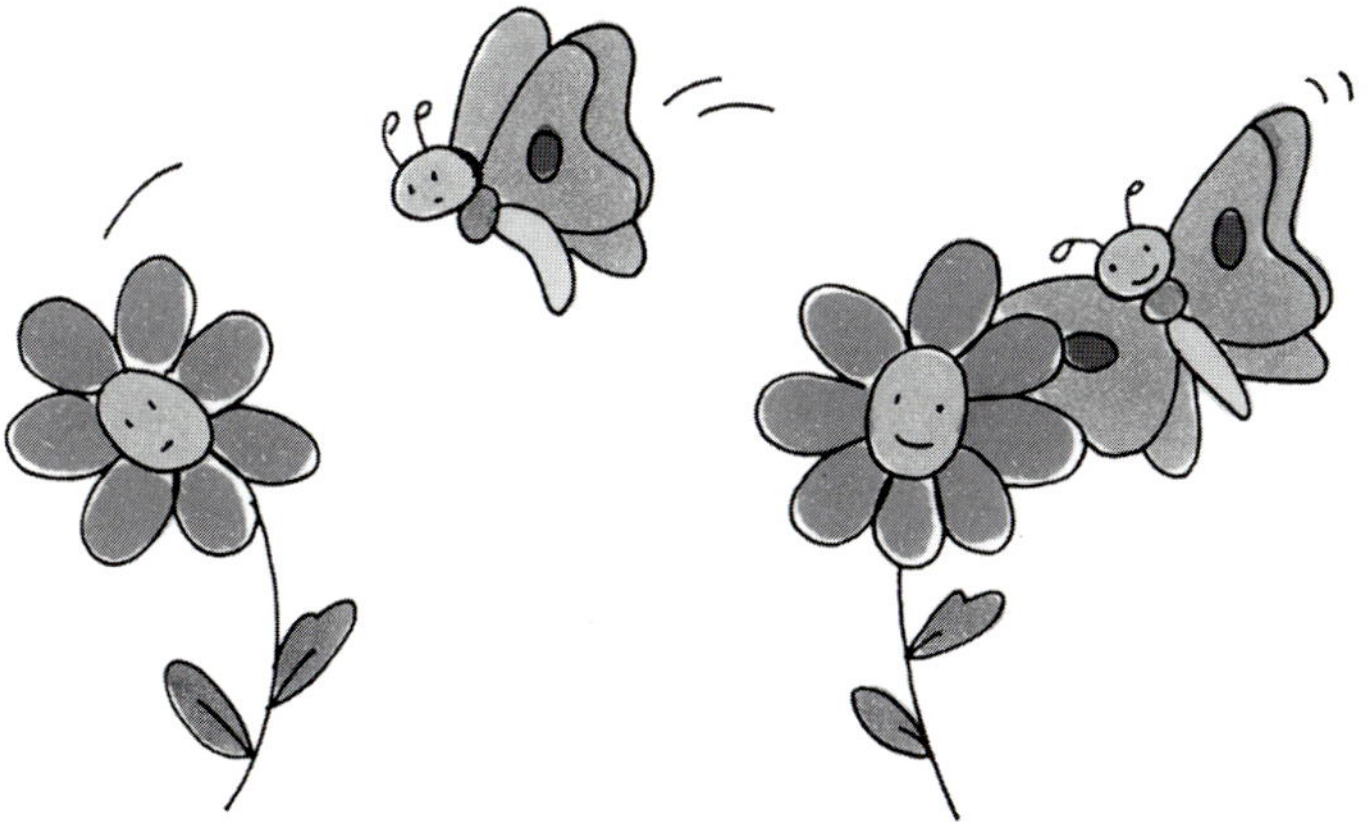

瞑想のエッセンス 柔の心を知ろう！

瞑想を詳しくご紹介する前に、そのエッセンスである「柔」の思想について触れておきましょう。

「柔」とは、柔軟、柔道、柔術など、私たち日本人にはとても親しみのある言葉ですが、実は、東洋的コミュニケーションの真髄をひと言で言い表した、とても大切な言葉なのです。コミュニケーションの摩擦を減らし、物事をスムーズに進めるための考え方。また弱者が強者に勝つための思想でもあります。

柔をもう少しわかりやすい言葉でいい換えると「調和」になります。つまり、自分と相手を分離して、力と力でぶつかり合って消耗し合うのではなく、相手との間に一体感を築き、力と力を合わせてひとつの目的を達成するというイメージです。

たとえば、ある人が自分の思い通りに動いてくれなかったとしましょう。この人を自分の意に添わせるために強引に動かそうとすると、多くの場合、相手は拒絶反応を示します。仮に、一時的に力でねじ伏せて動かしたとしても、長期的には良い関係が築けず、二人は消耗していくことになるでしょう。

ところが逆に、まず相手の言い分をよく聞き、相手の立場に立ってその気持ちをよく理解し、信頼関係、一体感を築くことができれば、相手を強引に動かそうとしなくても、むしろ心を開いた相手の方から動いてくれるようになる、結果として思い通りに物事が運ぶようになります。

力ずくで物事を進めず、思い通りにしたいからこそ、まず対象を観察し、理解する。これが「柔」の心であり、この「柔」の心こそ、瞑想そのものといえる考え方なのです。

相手に「こうしてもらいたい」と思っていることがあるとき、無理強いしても相手はそのようには動いてくれない

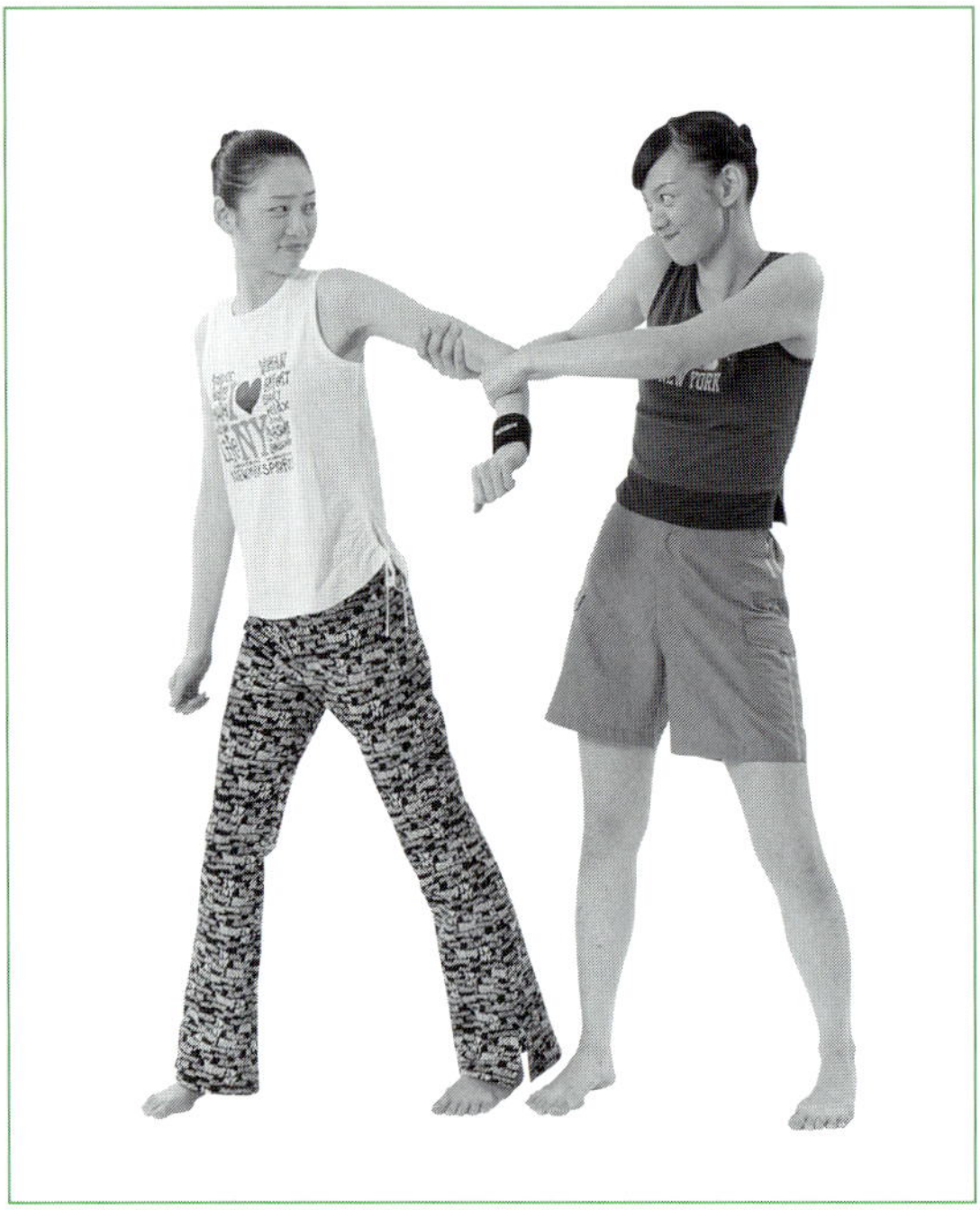

相手の立場にたって気持ちをくみ取り、信頼感や一体感が生まれれば、相手は自分が望んでいたような行動をとってくれることが多くなる

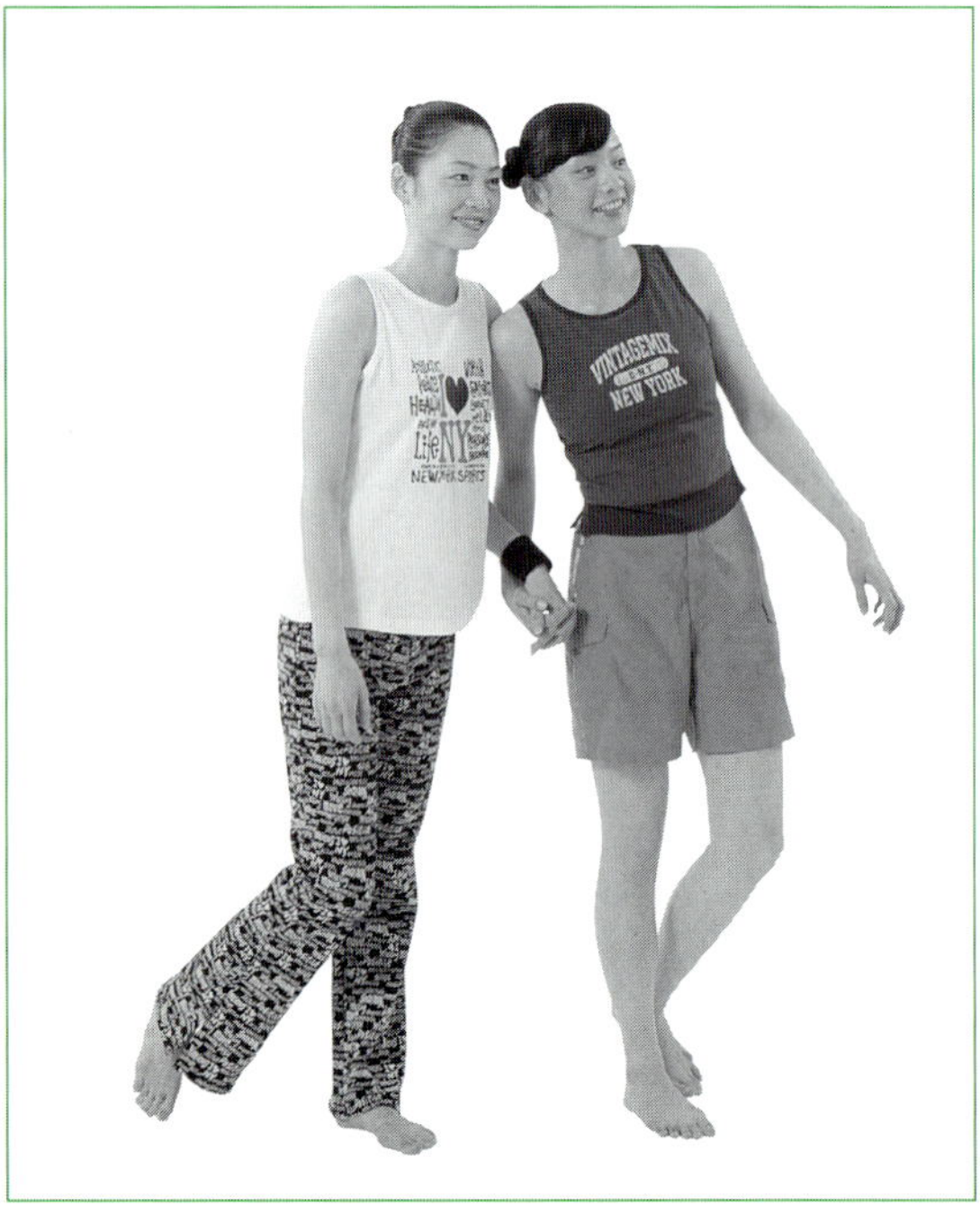

瞑想とは!?

瞑想とは、集中の対象と一体になるほどに集中を深めること。これをヨーガでは「主客合一」といいます。ただ、簡単に想像がつくように、「集中するぞ」とやっきになってみても、対象と一体になるほど集中が深まるものではありません。そこで大切なポイントとなってくるのが「柔」の心なのです。

対象が人であれ物であれ、力づくで動かそうとするのではなく、まずその対象を思いやりをもって感じ、親身になって耳を傾けて理解しようとし、そして共感すること。

このように、対象が何であれ、愛情をもって信頼関係を築く「柔」の心があってこそ、はじめてその対象との一体感がつくれ、集中が深まるのです。そしてその状態が瞑想なのです。

「柔」の心で瞑想を極める

実際の瞑想の場を想定して、もう少し詳しく瞑想の本質をみていきましょう。

何かしらの対象への集中を行って瞑想しようとすると、必ず雑念がわいてきます。心は欲望のカタマリなので、次から次へと雑念がわき起こってくるのです。

そして多くの場合、私たちは集中を妨げるその雑念に対してネガティブな印象を抱き、早く消えろと願ったり、精神力で振り切ろうとしたり、柔とはほど遠い取り組み方で乗り切ろうとします。ところが、そうすればするほど雑念は増大し、手に負えなくなります。

雑念をコントロールするには、心の叫び声に耳を傾け、悩みを聞き、相談に乗るような気持ちで接すること。そして雑念がどう変化しようと大きな気持ちで見守っていること。

これが十分にできたとき、雑念は自然に消滅します。結果として瞑想は深まっていくのです。

やはり実際の瞑想の場面でも、大切なのは「柔」ということです。

何から始めればいいの？ 瞑想のトレーニング

結局「柔」の心で瞑想することが、対象との一体感を築く上でも、雑念をコントロールする上でも大切なことがわかりましたが、そもそも「柔」の心が作れないので、瞑想が深まらないという方も多いはず。

そこで切り札になってくるのがヨーガのポーズ。次にご紹介するように、ポーズを瞑想のトレーニングとして行うことで、飛躍的に柔の心を培うことができ、ヨーガの本質である瞑想を深めることができるようになるのです。

［ポーズを瞑想的に行うって？］

ヨーガの醍醐味。ポーズを瞑想的に行ってみましょう

ポーズが上手にきまっても、その中に瞑想的な要素がなくてはヨーガの醍醐味が未体験に終わってしまう…。つねに「柔」の心を培う練習を行うことが大切です。

ストレッチ系のポーズ

瞑想の練習として最も行いやすいのが、ストレッチ系のポーズです。開脚や前屈など、身体が硬くてポーズが完成しないという場合こそ、絶好のチャンス！です。

多くの場合、力まかせにポーズを完成させようとすると、伸ばすべき筋肉は傷つくのを避けようとして緊張しはじめ、強引に伸ばそうとする意志の力と拮抗して余分な力みが生じます。

［合せき］

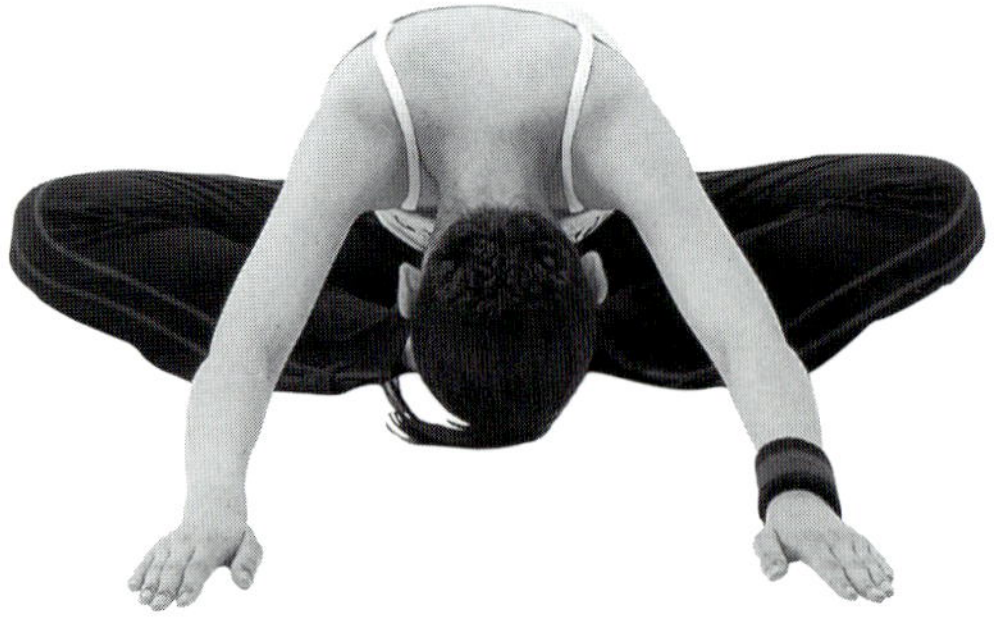

股関節を開き、前屈するポーズ。
腰まわりのストレッチ効果が高い

この悪循環から抜け出すためには、身体の声に耳を傾けること。痛み、緊張、こわばり、あるいは逆に心地よい感じ。これらの感覚を見守るように、優しい気持ちで十分に意識し味わいます。

そのためにも、ゆったり深く呼吸すること。身体の深部まで意識できると、身体の硬さとして意識されていたもののほとんどが、余計な力みであったことに気づくはずです。

そして、そこに見守るような意識が向けられると、こわばりが自然にゆるんでいくことがわかります。

つまりストレッチ系のポーズは、力ずくで筋肉を伸ばす練習ではなく、伸ばすべき筋肉とよいコミュニケーションをとるための練習であるといえます。

[押し上げ]

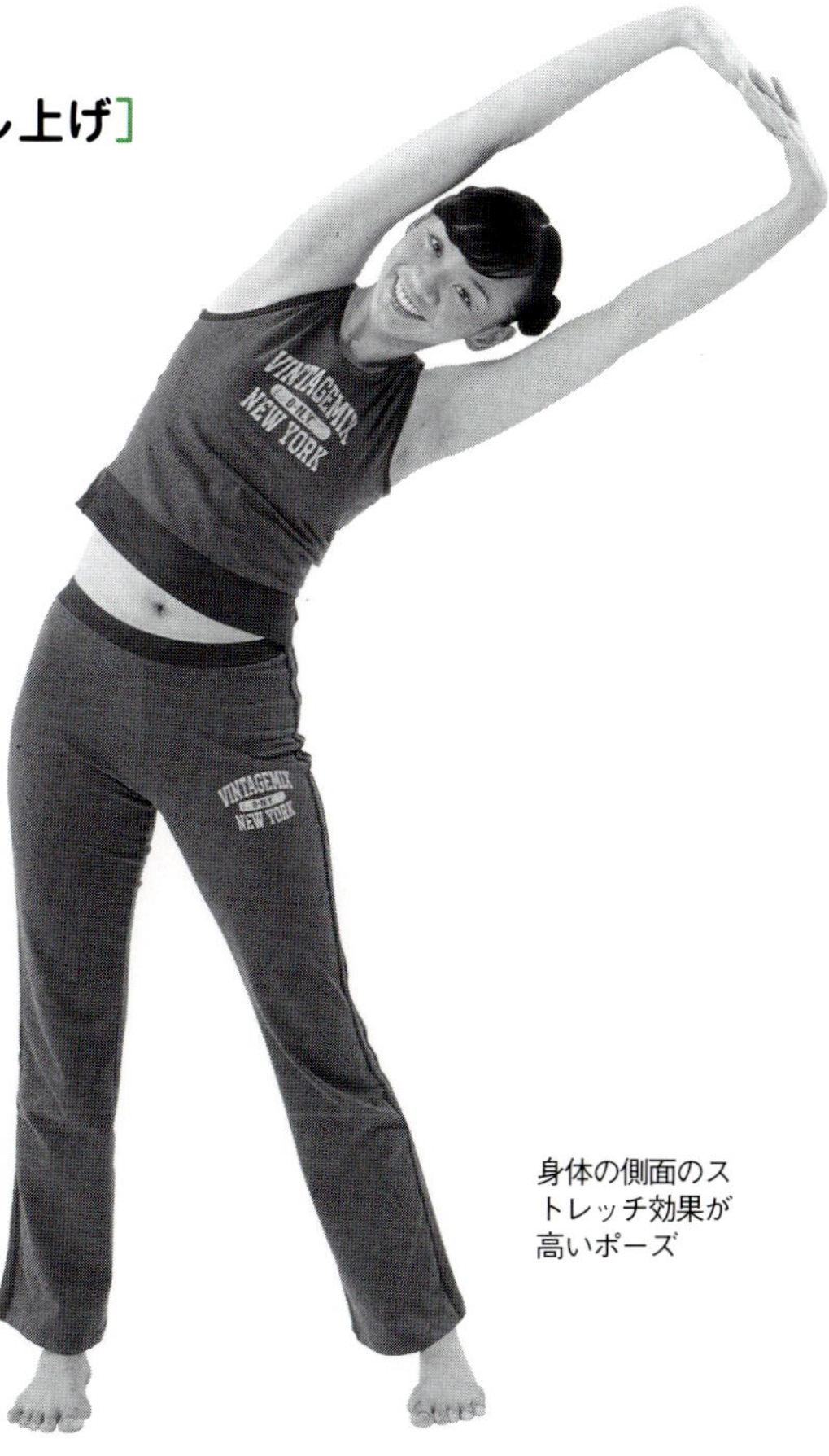

身体の側面のストレッチ効果が高いポーズ

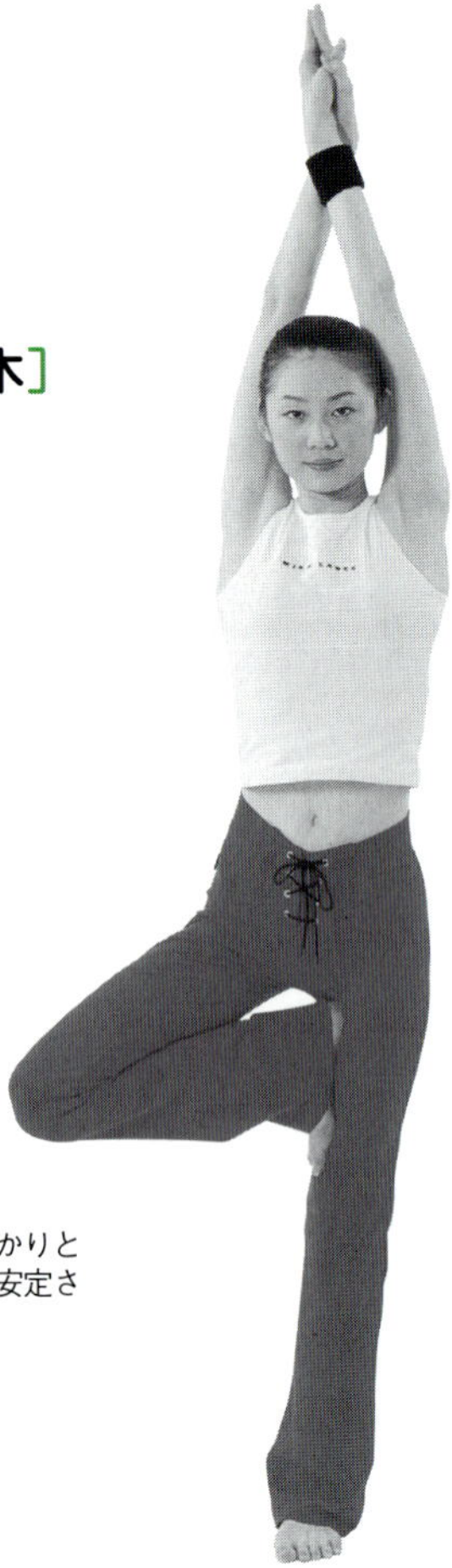

［立ち木］

太ももとお尻をしっかりと引き締め、下半身を安定させることが大切

バランス系のポーズ

次に瞑想の練習として行いやすいのがバランス系のポーズです。

多くの場合、バランス系のポーズを行うときには、バランスをとろうとして必死になります。しかし、これでは「剛」のやり方です。「柔」のやり方では、バランスは身体が勝手にとってくれるものと考えます。視線を一点におき、風景をただ目に映しながらゆったりと呼吸する。そして、重心のズレに反応して、自ら微妙に調整している身体を感じ、その様子を大きな気持ちで見守っておくと、バランスは自然にとれます。

ストレッチ系のポーズで筋肉が楽々伸びてしまうと瞑想の練習にならないように、バランス系のポーズも慣れてきてしまうと瞑想の練習としては不適。より高度なポーズで練習することが必要になります。

［腰かけ］

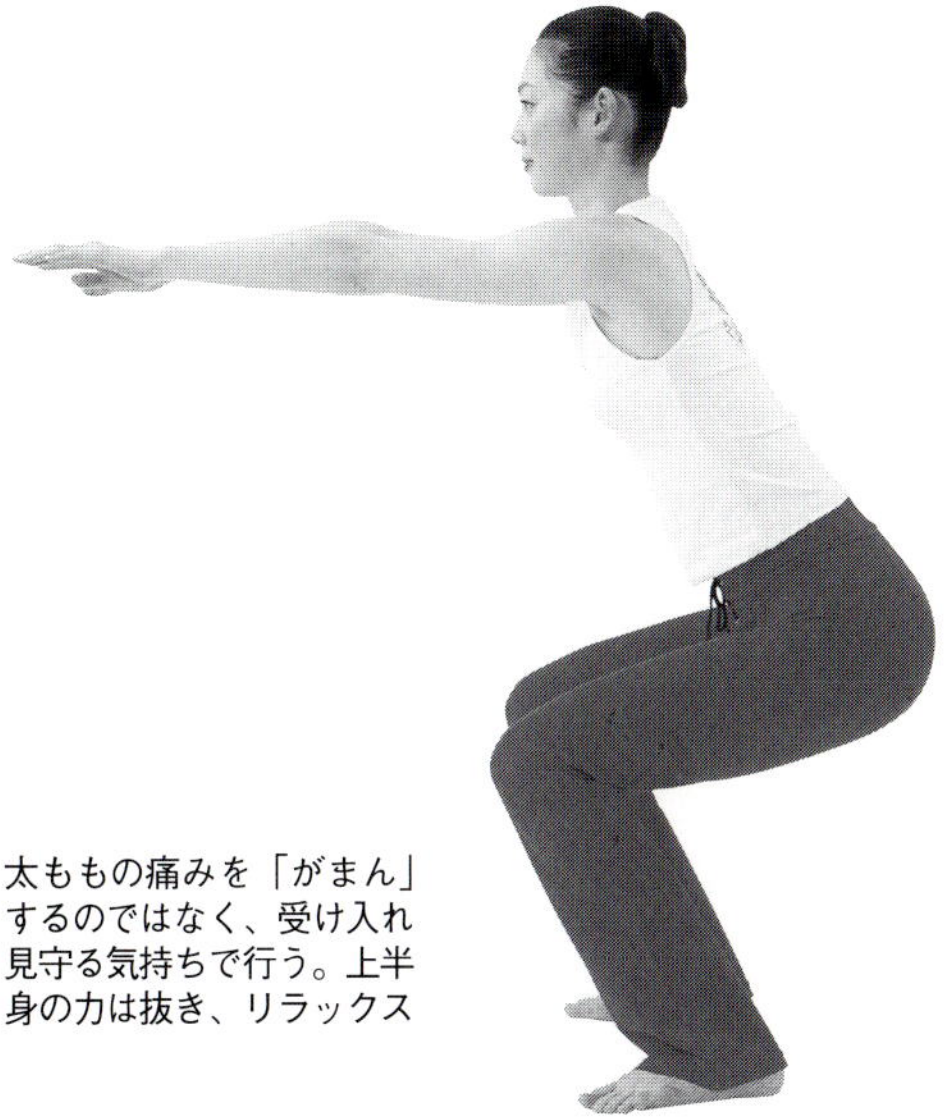

太ももの痛みを「がまん」するのではなく、受け入れ見守る気持ちで行う。上半身の力は抜き、リラックス

筋力トレーニング系のポーズ

最終的にマスターしたいのが、この筋トレにおける瞑想です。筋力が鍛えられればキープ時間を伸ばすことができますが、それでは「剛」に過ぎません。大切なのは、苦しいという状況の中で、いかにその感覚と「柔」で接することができるか、ということ。

不快な感覚、都合の悪い感覚に対して聞く耳を持ち、身体の叫びに共感することができると、まず呼吸がゆるんできます。余分な力みがとれ、苦痛の感じ方が変わり、辛いけれど嫌じゃないという感覚に変わるのです。そうすると身体はパワーを発揮し、しかも余分なエネルギー消費がないので、筋力の最大の能力を引き出すことができるのです。

column

瞑想法のミニ知識 ⑤

アナパーナ・サティ

お釈迦さんが用いたとされる古典的瞑想法です。呼吸法のように呼吸を深めたり操作したりするのではなく、ただ呼吸の流れを見守っておくというシンプルな瞑想法です。シンプルなだけにとても難しく、十分な練習が不可欠となります。

［**行い方**］

❶ 好きな坐法で坐ります。
❷ 肩の力を抜き、気持ちをリラックスさせ、今行っている呼吸を意識します。
❸ 呼吸を深めるでもスローダウンするでもなく、ただそのまま呼吸の出入りを見守っておきます。

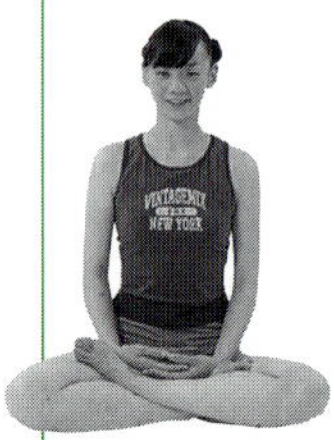

Part 6

毎日の生活にヨーガを活かそう

［いつ、どのポーズをやればいい？］

ぜひ、毎日の生活の中にヨーガを取り入れましょう

ヨーガは最高！ということを知識として持っていても役には立ちません。毎日の生活の中にどう取り入れていくかが大切なポイント。まずは、自分の身体がキモチいい！というポーズを見つけましょう。

身体がキモチいい！ポーズを行う

ヨーガを日常生活にどのように取り入れていったらいいのか考えてみましょう。

まず、はじめに、どのポーズを実習すればいいのでしょうか？　その答えは人それぞれ。適切なポーズは指導者ではなく、身体が教えてくれるものだからです。

まずは、自分で様々なポーズを行ってみましょう。その際に気持ちがいいと思えるポーズ、動きがあるはずです。そのポーズを毎日行うことです。

動かすとスッキリする、キープしていて気持ちがいいというのは、身体が欲している動きです。それは、普段の運動不足や姿勢の偏りなどで生じたひずみを解消するために身体が必要とするものだからです。

まずはCDを流してみて、あるいは本書を見ながら興味ある数ポーズを行ってみて、一番気持ちがよいと感じるポーズを行ってみてください。それが長続きする秘訣でもあり、最も効果が期待できるポーズだといえます。

朝のヨーガが人生を変える！

では、気持ちよく感じられるポーズをいつ、どの程度やればいいのでしょうか。これはPart2でも簡単にご紹介しましたが、ベストは朝です。

朝は代謝が低下しているため、身体を動かすのが億劫で、なかなか思

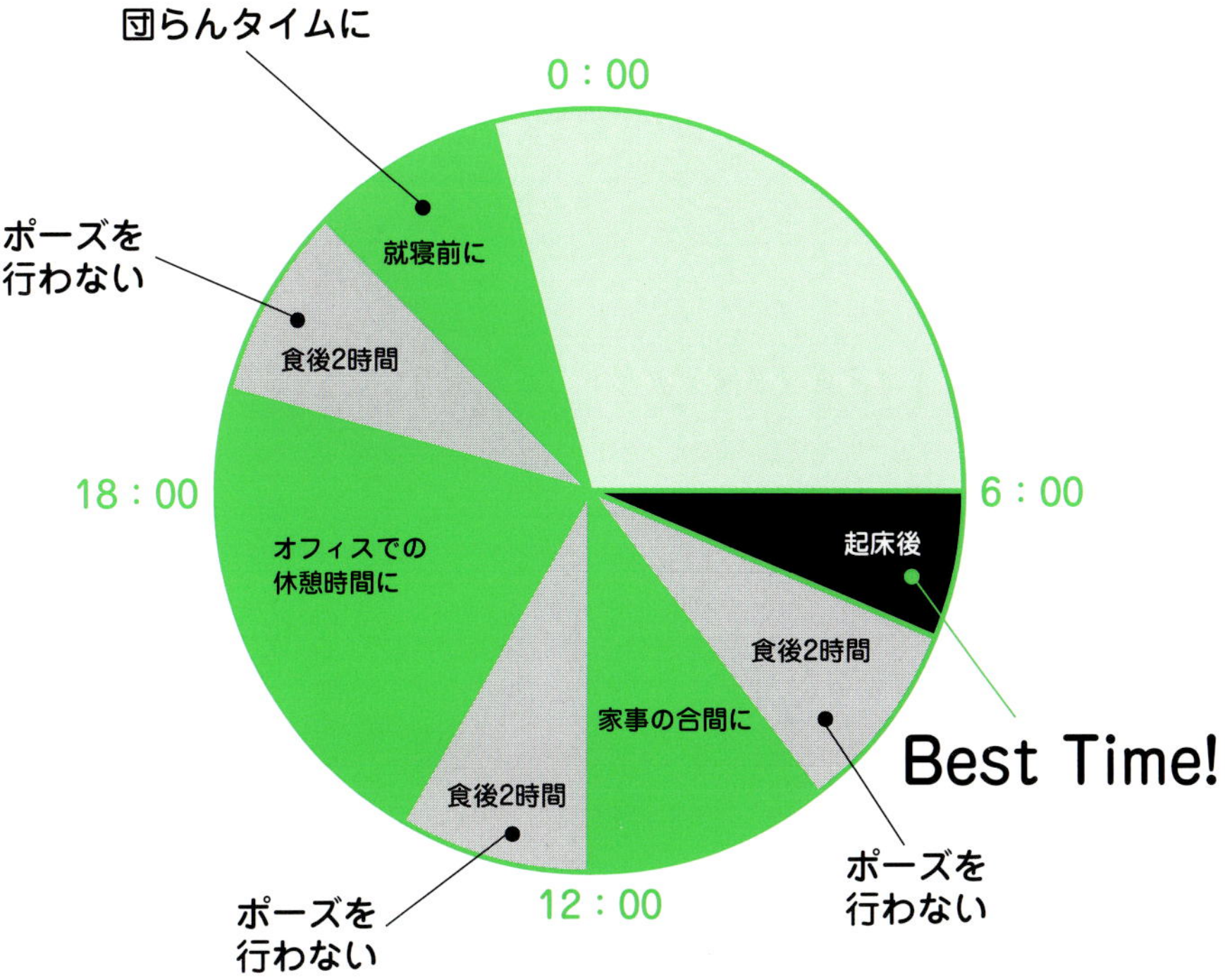
団らんタイムに
0：00
就寝前に
ポーズを行わない
食後2時間
18：00
6：00
起床後
オフィスでの休憩時間に
食後2時間
家事の合間に
Best Time!
食後2時間
ポーズを行わない
12：00
ポーズを行わない

うようにポーズがつくれません。だからこそ朝がいいのです。1日1ポーズでもいいので、朝、起きたら、瞑想的にポーズを行う。これだけで身体にはいい刺激が加えられ、頭がシャキッとします。

一日の始まりといえる朝が変われば午前中が変わり、午前中が変われば一日が変わる。その積み重ねでハリウッド女優が言うように人生だって変えられるのです。

とはいっても、朝はやはり苦手…という場合は、食後2時間を避ければいつでもヨーガを行うことができます。オフィスや家事の合間など、1ポーズなら簡単に行えるはずです。とにかく毎日時間を決めたり、身体が疲れたときに行うなど、手軽なところから毎日ヨーガを生活に取り入れることから始めてみてはいかがでしょうか。

[ヨーガ的イキイキ生活って？]

美しい姿勢をキープするのもヨーガのテクニックを使えばカンタンです

「毎日、3分」の時間をとらなくても行えるヨーガもあります。つまり、瞑想的な心をつくるためポーズや呼吸法が生まれたのであれば、逆に普段のポーズや呼吸を瞑想的に行えば、ヨーガが実践できるということ。

おしりを引き締めれば、心身ともにスッキリ

ヨーガのポーズはすべて瞑想のための姿勢作りです。だから普段の姿勢を調えるだけでもヨーガのポーズを行うのと同じ意味があります。しかし、単に姿勢がよいというだけでは瞑想的な姿勢であるとはいえません。正しい力の入れ方と抜き方、そして背骨を伸ばす方向が大切です。

その具体的なポイントは、首やのど、肩、胸、みぞおちの力がゆったりと抜けていること。上半身に余分な力を入れないことです。上半身の力みは呼吸を緊張させ、精神的な緊張を引き起こしますから、極力リラックスさせておきましょう。

また、背骨を気持ちよく伸ばすために重要なのが下腹部の充実感です。お腹や腰回りに安定感があり、このエリアに引き締まった感覚、力強い感覚があれば、背骨は自然に気持ちよく伸びていきます。

そして、その下腹部の充実感のベースとなるのが会陰部の引き締め。この感覚を体得するためにも、ポーズを練習する必要があるのです。

よい姿勢をキープするのにそれほど力は入りません。腰を背もたれにもたせかけ、下半身をゆるめるのが楽だと思うのは実は錯覚。会陰部へのほんの少しの引き締めで骨盤は起き、それによって背骨が気持ちよいくらいに伸びるものなのです。ほんの少しの力で姿勢が正せる、この感覚をつかむことが、通勤時や仕事中の姿勢をがらりと変え、心身ともにすっきりと過ごすためのカギとなるのです。

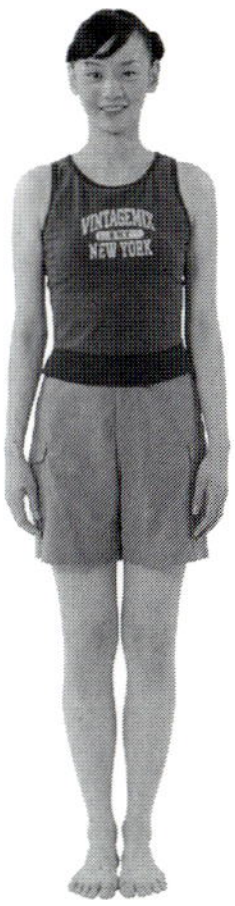
VINTAGEMIX
NEW YORK

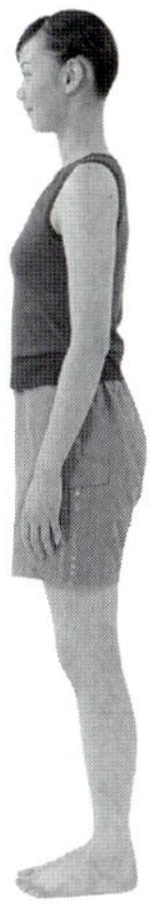

立つときも座るときも、下腹部を引き締め、背骨を伸ばすことが大切

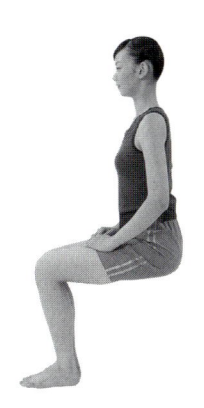

●姿勢をサポートする呼吸

正しい姿勢を身につけるには、呼吸の行い方がとても重要になってきます。ヨーガの基本的な呼吸法を行うことで、身体の各パーツに余分な力を入れず、最小限の力で理想的な姿勢をつくり出すことができるのです。

この呼吸法による姿勢矯正は、満員電車の中や仕事の息抜きとしてもおすすめ。心身の疲れ具合や外見的な美しさがガラリと変わるはずです。

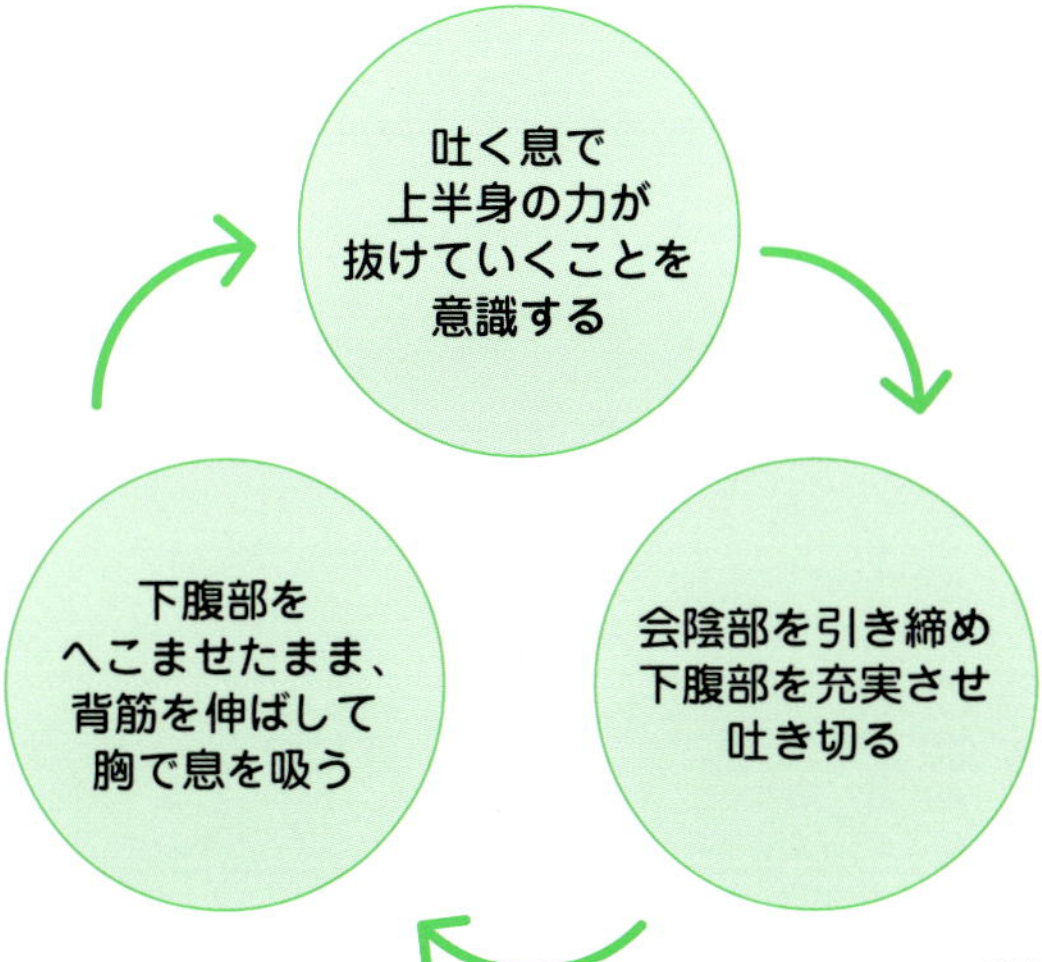
吐く息で
上半身の力が
抜けていくことを
意識する
会陰部を引き締め
下腹部を充実させ
吐き切る
下腹部を
へこませたまま、
背筋を伸ばして
胸で息を吸う

※P116に詳しい行い方が出ています。

［ヨーガで毎日が快適になる！］

1日3分のヨーガ・タイムで毎日の生活が豊かになります

毎日の生活の中で、気の持ち方が変わり、物事のとらえ方が変わるとき、ヨーガは本当の効果を発揮します。苦しい状況もとらえ方しだいで気分がグンと楽になり、充実感や幸福感が広がります。

コミュニケーションは「柔」の心で

ヨーガが目指すのは、瞑想的に、つまり「柔」の心で日常生活を過ごすこと。

「禅」は瞑想そのもの、といえるものですが、その教えのひとつに「十牛図」があります。禅を通して心を鍛錬していく過程を10のステップで図に表したもので、この中に、瞑想が成就して心を空にする図は8枚目に現れます。そして、最終的な境地である10枚目の図には、日常生活の中で人と接し、会話している図が描かれています。

つまり、坐禅で瞑想するのはプロセスに過ぎず、日常生活の中で瞑想的な「柔」の心をキープして過ごすことこそが大切であると教えているのです。

日々接する人々や自分がおかれている状況をどれだけ広い心でとらえていくことができるか、ということが大切になってくるのです。

1日3分からスタート！

とはいっても世の中には不快なことも多く、「柔」の心をキープするのは相当に大変なことです。だからこそ、ヨーガのための特別な時間を1日のうちに3分だけでもつくり、その自分だけの時間の中で、「柔」の心をつくる練習を続けたいものです。

ポーズの形を完成させるためだけにではなく、「柔」の心で過ごせるようになるために、ヨーガの時間だけは誰にも邪魔されずに、瞑想的にポーズを行う。そういうエクササイズを行ってみましょう。きっと、少しずつ「柔」の心が身につき、日常生活も少しずつ豊かになっていきます。

1日3分からのスタート。ぜひ気楽にヨーガに取り組んでみてください。

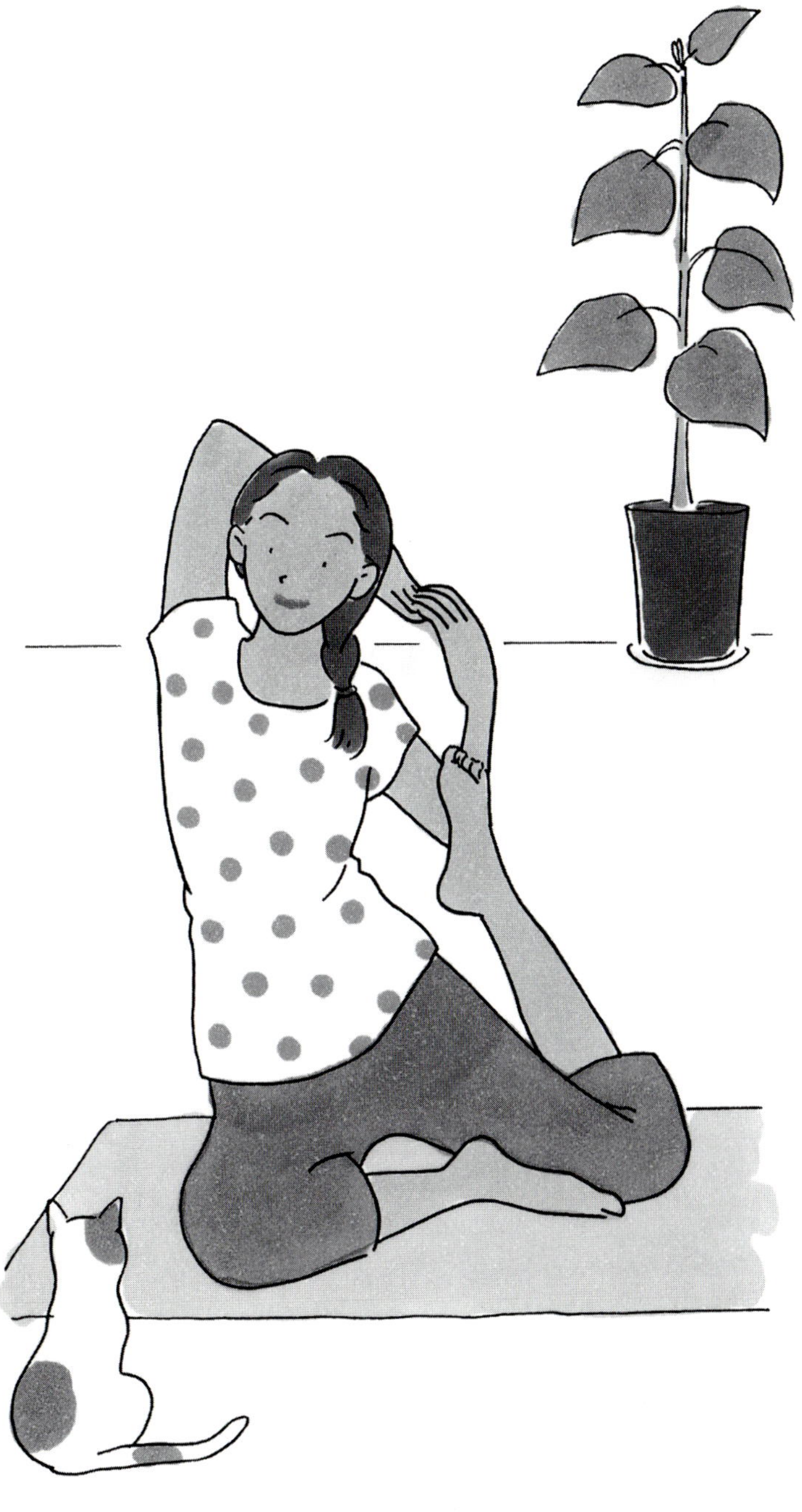

■日本ヨーガ瞑想協会 ホームページ　http://www.yoga.ne.jp/
■綿本パワーヨガスタジオ ホームページ　http://www.poweryoga.jp/

中部支部	
富岡公民館	岐阜県山県郡高富町西深瀬1113-1 ☎0581-27-3977　林 弘美
勤労青少年ホーム	岐阜県本巣郡北方町高屋条里2-22 ☎0581-27-3977　林 弘美
富士校 スタジオ シャンティ	静岡県富士市中央町1-6-6 晃永舎ビル2F ☎0545-53-2898　菊池 美智子
北陸支部	
Yoga with Yuriko（English）	Teramachi, Joetsu, Niigata ☎090-6687-4108　高橋 百合子
関西支部	
松原校	大阪府松原市上田1-4-1 松野ビル4F ☎072-331-5984　末広 生子
高石ふれあいゾーン	大阪府高石市綾園4-5-28 ☎0722-61-3831　飯田 裕子
光明健康倶楽部	大阪市中央区難波4-2-1 ☎06-6643-7757　岩井 啓子
よみうり文化センター天満橋	大阪市中央区天満橋京町1-1 松坂屋大阪店8F ☎06-941-1112　河野 悦子
よみうり文化センター堺校	大阪府堺市戎島町4-45-1 ポルタスセンタービル7F ☎0722-22-2030　飯田 裕子
東急スポーツオアシス 江坂	大阪府吹田市1-22-12 亀田東急ビル ☎06-330-6780　河野 悦子
元町カルチャー倶楽部	神戸市中央区元町通3-9-4 元町カルチャー倶楽部 ☎078-333-5321　岡田 千代
九州支部	
福岡校 スタジオ ナーシャ	福岡市中央区大名2-1-37清水大名ビル2F ☎092-737-456　吉田ナーシャ
延岡 出北町校	宮崎県延岡市出北3-31 出北公民館 ☎0982-21-9388　牧野 恭子
延岡 旭ケ丘校	宮崎県延岡市旭ケ丘5-9-16 ☎0982-21-9388　牧野 恭子
ヨーガ健康教室	鹿児島県曽於郡末吉町二之方6373-3 ☎0986-76-2270　上和田 ヤエ子
小松原公民館ヨーガ教室	宮崎県都城市大王町 ☎0986-23-9545　上和田 ヤエ子
韓国姉妹校	
六和院	全南和順郡道谷面信徳里二区 ☎061-371-4718　安洊鏞
アルゼンチン姉妹校	
Instituto De Yoga Mirta De Fussi	Presidente Roca 2176, 2000- Rosario, ARGENTINA ☎0341-481-5321　Mirta Fussi

日本ヨーガ瞑想協会　加盟校リスト

本部	
綿本ヨーガスクール 綿本パワーヨガスタジオ	東京都中央区京橋3-3-13 平和ビル2～4F ☎03-3561-4947　綿本 彰
関東支部	
群馬校	群馬県前橋市南町3-68-1 郵政会館 ☎027-234-3686　細渕 貴美子
栃木校	栃木県小山市駅東通り2-19-12 ☎0285-25-5199　佐藤 菁子
高島平校	東京都板橋区高島平3-11-1集会所 ☎03-3561-4947　田村 美智子
東伏見校	東京都西東京市東伏見2-8-25 ☎0424-68-6653　山形 京子
自由が丘 産経学園	東京都目黒区自由が丘1-30-3 自由が丘東急プラザ5F ☎03-3718-4660　山形 京子
綾瀬 産経学園	東京都足立区綾瀬3-4-8 イトーヨーカドー綾瀬店6F ☎03-3629-4953　田村 美智子
よみうり文化センター 北千住	東京都足立区千住旭町42-2 北千住駅ビル「ルミネ」9F ☎03-3870-2061　田村 美智子
よみうり文化センター 町田	東京都町田市森野1-37-1 POPビル7F ☎0427-22-4030　吉岡 瑛子
よみうり文化センター 大宮	埼玉県さいたま市錦町682-2　JACK大宮ビル 2F ☎048-640-1110　藤崎 辰則
よみうり文化センター 宇都宮	栃木県宇都宮市宮園町14 東野第5ビル ☎0286-36-1818　鳥羽 圭子
サンシャイン文化センター	東京都豊島区東池袋3-1-3　サンシャインシティ三越9F ☎03-3987-2381　荒木 節子
NHK学園	東京都国立市富士見台2-36 ☎042-574-0570　吉岡 瑛子
中部支部	
栄中日文化センター	名古屋市中区栄4-1-1 中日ビル4F ☎052-263-7111　林 弘美
美浜ヨーガ教室	愛知県知多郡美浜町大字浦戸字落合123 ☎0569-82-1663　菰田 和代
川鉄スポーツクラブアスミル	愛知県半田市旭町4-21 ☎0569-24-2910　菰田 和代
操レディスホスピタル	岐阜市津島町6-19 ☎058-233-8811　林 弘美
岐阜市北部コミュニティセンター	岐阜市八代1-11-13 ☎0581-27-3977　林 弘美
岩野田北公民館	岐阜市粟野2-33-3 ☎0581-27-3977　林 弘美

シンプルヨーガ

著　者　綿本　彰
発行者　富永靖弘
印刷所　慶昌堂印刷株式会社

発行所　東京都台東区 台東4丁目7　株式会社 新星出版社
〒110-0016 ☎03(3831)0743 振替00140-1-72233
URL http://www.shin-sei.co.jp/

ISBN4-405-09105-6